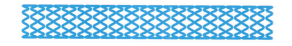

PCI㊙裏技
テクニック

伊藤良明

済生会横浜市東部病院
心臓血管センター長

MEDICAL VIEW

本書では，厳密な指示・副作用・投薬スケジュール等について記載されていますが，これらは変更される可能性があります。本書で言及されている薬品については，製品に添付されている製造者による情報を十分にご参照ください。

Secret Tips and Tricks of PCI
(ISBN 978-4-7583-1960-7　C3047)

Editor : Yoshiaki Ito

2019. 9. 30　1st ed.

©MEDICAL VIEW, 2019
Printed and Bound in Japan

Medical View Co., Ltd.
2-30 Ichigaya-hommuracho, Shinjuku-ku, Tokyo 162- 0845, Japan
E-mail　ed@medicalview.co.jp

はじめに

　筆者がPCIを始めてから20年以上の月日が経過しました。

　PCIはここ20年ほどで技術，知識，デバイスいずれも目覚ましい進化を遂げてきました。PCIの成功率は近年非常に高くなり，また合併症の発生率もかつてに比べると低くなりました。

　PCIの標準的な治療法はほぼ確立されたと思いますが，非典型的な病変や難易度の高い複雑性病変などではやはり術者の経験や技術の差がPCIの成否にかかわります。

　ライブなどを見ていると，実際には難しいはずの手技なのに，それをいとも簡単に治療する術者がいます。その際，術者は実はちょっとしたコツや裏技などを駆使していることがあります。筆者には，そのような技を駆使している点がよくわかります。コツや裏技のようなものを知っていれば，いつもつまずいてしまう局面や，難易度が高いと思われる治療でもそれを打破する手技ができるようになる可能性があります。もちろん，多くの症例を経験し学ぶことは重要なことです。しかし，コツや裏技を知らずにいくら同じ症例を経験しても上達しない可能性があります。

　そこでPCIのちょっとしたコツや裏技のようなものを紹介する書籍を刊行できればと思いました。

　執筆は当院のメンバーだけにしてなるべく筆者の考えを浸透させながら編集をしてみました。PCIの初級者から上級者までスキルをワンランクアップさせるために必要なコツや裏技を盛り込みたかったので，あえて初歩的な内容も含め構成を考えました。

　なお，本書ではリスクが高いと思われる裏技の記載は避けています。裏技を駆使しようとして行う手技で，逆に合併症を招いてしまっては本末転倒だからです。

　皆さんが普段つまずいてしまう手技や難易度の高い手技を乗り越えるために，本書のコツや裏技を使用していただくことで局面を打破できる1冊になることを願ってやみません。

最後に，たくさんの執筆依頼をこころよく受諾し，かつ短期間で書き上げてくれた当院のメンバー一同お疲れ様でした。また，本書の刊行を快諾していただいたメジカルビュー社　吉田富生様に感謝申し上げます。さらに締切を大幅にオーバーしつつ，何度も変更する校正に応じていただいた浦野直樹様，間宮卓治様，ありがとうございました。

令和元年8月

済生会横浜市東部病院心臓血管センター長

伊藤良明

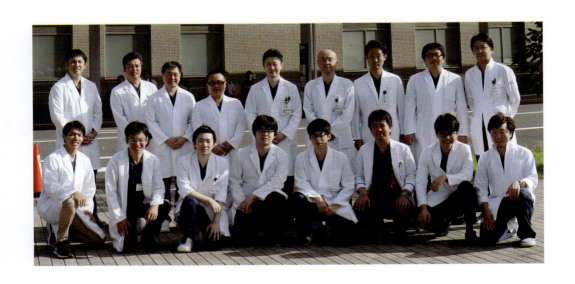

執筆者一覧

■ 編　集

伊藤 良明　済生会横浜市東部病院 心臓血管センター長

■ 執筆者（執筆順）

白井 重光　済生会横浜市東部病院循環器内科 医員
牧野 憲嗣　済生会横浜市東部病院循環器内科 医員
毛利 晋輔　済生会横浜市東部病院循環器内科 医長
阪本 泰成　済生会横浜市東部病院循環器内科 医長
本多 洋介　済生会横浜市東部病院循環器内科 医長
伊藤 良明　済生会横浜市東部病院 心臓血管センター長
荒木 基晴　済生会横浜市東部病院循環器内科 副部長
堤　　正和　済生会横浜市東部病院循環器内科 医長
小林 範弘　済生会横浜市東部病院循環器内科 医長
山脇 理弘　済生会横浜市東部病院循環器内科 副部長
平野 敬典　済生会横浜市東部病院循環器内科 部長

目　次

㊙裏技習得の心構え ………………………………………………………………… 1

Ⅰ. 穿刺のコツ　　2

①いかに早く，上手に穿刺をするか …………………………… 白井 重光　2

| 通常は | 穿刺の基本事項／通常の穿刺の流れ | 2 |

【ここが重要】橈骨動脈穿刺のコツ　4

【ここが重要】大腿動脈穿刺のコツ　6

| 裏技は | 緊急時の穿刺／エコーガイド穿刺 | 6 |

②穿刺部合併症に対応する（出血，血腫，仮性瘤など）……… 牧野 憲嗣　9

| 通常は | 患者側の要因／手技の要因／予防方法／止血方法 | 9 |

| 裏技は | バルーン圧迫止血，カバードステント挿入／経皮的トロンビン注入法／ | 11 |
Angio-Seal® を用いた仮性瘤止血法

③腸骨動脈の蛇行があるときの対処法 ………………………… 毛利 晋輔　17

| 通常は | 耐キンクロングシースを用いる／スティッフ型ガイドワイヤーを用いる／ | 17 |
カテーテルを併用する／アコーディオン現象に注意

| 裏技は | サポートの強力なガイドワイヤーを知っておく／ステントの挿入／症例呈示 | 18 |

④Ulner artery approachはできるのか？ ……………………… 毛利 晋輔　21

| 通常は | 適応は？／穿刺は？／Spasmが少ない／止血は？ | 21 |

⑤遠位橈骨動脈の穿刺のコツ ………………………………… 毛利 晋輔　24

| 通常は | 有用なのか？／穿刺法／長いカテーテルを準備／止血は？ | 24 |

| 裏技は | 症例呈示 | 26 |

Ⅱ. ガイディングカテーテルのエンゲージ　　29

①Amplatz left（AL）の操作法 ……………………………… 阪本 泰成　29

| 通常は | Amplatz left（AL）とAmplatz right（AR）／操作法 | 29 |

| 裏技は | ALの挙動／挙動を制御／入口部の操作は難しい | 30 |

【ここが重要】ALの挙動に注意　31

②バックアップの取り方 ……………………………………… 阪本 泰成　32

| 裏技は | 形状別バックアップの取り方／アプローチ部位による違い／症例呈示 | 32 |

③RAO viewを活用する ……………………………………… 本多 洋介　39

| 通常は | | 39 |

| 裏技は | バックアップを得る方法／同軸性を考える | 41 |

CONTENTS

④ガイディングカテーテル—特殊形状は知って使えてなんぼ ･･････････････ 伊藤 良明　43

通常は Judkins left（JL），Judkins right（JR）を知る／バックアップカテーテルは？／　43
ガイディングカテーテルの選択

裏技は LADは／LCXは／RCAは／サイドホールは／いろいろ使用してみる　44

COLUMN ガイディングカテーテルの特殊形状を熟知し，使い分けることが重要！　49

⑤ Anomaly のパターンを知る ･･ 荒木 基晴　50

通常は 正常冠動脈の定義／冠動脈起始異常，冠動脈走行異常の分類　50

【ここが重要】 Malignant course に注意！　53

裏技は　53

その他 冠動脈開口部狭窄（slit-like lumen of coronary ostium）　56

Ⅲ. ガイドワイヤーのシェイピング　58

① 一般的な PCI ガイドワイヤーの構造 ･････････････････････････････････ 堤　正和　58

通常は 一般的な PCI ガイドワイヤーの構造／一般的な PCI ガイドワイヤーの分類　58

② ガイドワイヤーの選択方法 ･･･ 堤　正和　61

通常は 1st チョイスワイヤーの選択／Tortuous vessel に使用するガイドワイヤーの選択／　61
分岐部病変の側枝へ挿入するガイドワイヤーの選択／デバイスの挿入に難渋する場合
のガイドワイヤー選択／石灰化病変に用いるガイドワイヤーの選択／慢性完全閉塞
（CTO）病変に用いるガイドワイヤーの選択

裏技は　64

③ シェイピングが命 ･･･ 荒木 基晴　66

通常は ガイドワイヤーのシェイピング方法／どのようなシェイピングをつけるか？　66

裏技は 症例呈示　68

④ Reverse wire の裏技的使用法 ･･･････････････････････････････････ 伊藤 良明　73

通常は ガイドワイヤー／シェイピングの仕方／操作法　73

裏技は Reverse wire が側枝方向に挿入できない場合の回避方法／慢性完全閉塞　76
（CTO）症例における Reverse wire の使用法／別の裏技

Ⅳ. ガイドワイヤーの操作　96

① ガイドワイヤーは操作法が命 ･･･････････････････････････････････････ 荒木 基晴　96

通常は ガイドワイヤー操作時の造影画面の読影／ガイドワイヤー操作の注意点　96

裏技は マイクロカテーテルの併用／パラレルワイヤー／その他　98

目　次

②トルカーも大切なのか？ ･･････････････････････････････････････ 伊藤 良明　103

| 通常は | トルカーは重要か？／トルカーの違いは具体的に何が違うのか？／トルカーによる操作法は違うのか？ | 103 |

③ドリリングだけでは乗り切れない病変がある ･･････････････ 小林 範弘　106

通常は	入口部病変／高度屈曲病変／高度石灰化で抵抗が強いびまん性病変	106
裏技は		111
【ここが重要】ドリリングは安易に行うべからず！		111

④Channel tracking と penetration ･････････････････････････ 小林 範弘　114

| 通常は | Channel tracking／Penetration | 114 |

⑤３Ｄの理解は必要 ･･ 小林 範弘　118

通常は	左前下行枝（LAD）に対するワイヤリング／右冠動脈（RCA）に対するワイヤリング	118
裏技は	症例呈示	121
【ここが重要】3Dの理解はCTOのPCIにも応用できる		122

⑥CTO septal surfing の秘密 ･････････････････････････････ 伊藤 良明　124

| 通常は | Septal channel tracking の方法／造影／みえるチャンネルを選択／コーティングソフトワイヤーを選択／屈曲がある場合は？ | 124 |
| 裏技は | Septal surfing が成立する理由／第一条件／Donner artery occlusion technique が有用？／どこを通過するのか？／通過する理由／成功の秘訣／Surfing のコツ | 125 |

V．バルーンのデリバリー：いろいろな対応法　130

①ダブルワイヤー ･･･ 本多 洋介　130

| 通常は | | 130 |
| 裏技は | ダブルワイヤーについて／ダブルワイヤーが奏功しないケース／ダブルワイヤーが奏功するケース | 131 |

②アンカーバルーンテクニック ････････････････････････････････ 堤　　正和　134

| 通常は | アンカーバルーンテクニックの手順とコツ／症例呈示 | 134 |
| 裏技は | パラレルアンカーテクニック／アンカースリッピングテクニック／アンカーワイヤーテクニック | 135 |

③子カテ（みんな知らないバルーンスリップ） ･････････････････ 毛利 晋輔　140

| 通常は | | 140 |
| 裏技は | 症例呈示 | 140 |

CONTENTS

④初心に帰る―ガイディングカテーテルを変更 ················· 阪本 泰成 144

通常は 144

裏技は バックアップが不十分である原因を分析する／症例呈示／ 144
ガイディングカテーテルの特性を体得する

⑤KBTのちょっとした裏技 ···························· 山脇 理弘 151

通常は 151

裏技は Jailed balloon technique（JBT）／Modified jailed balloon technique（mJBT）／ 151
POT，KBT前のイメージングモダリティ／同時拡張か，側枝からか？ 2リンクか，
3リンクか？／側枝へKBTバルーンが通過できないとき

⑥究極の裏技とは？（Ultra SOUL ?） ····················· 平野 敬典 160

通常は 160

裏技は 症例呈示 160

【ここが重要】8Frガイディングカテーテルを使用したUltra SOUL technique 162

VI. スコアリングバルーンやカッティングバルーンの使い分け 166

デリバリーの際のちょっとした裏技 ······················· 牧野 憲嗣 166

通常は Lacrosse NSE ALPHA／ScoreFlex® NC／カッティングバルーン 166

裏技は 症例呈示／まとめ 168

VII. ステント留置 172

①ステントデリバリーができない際のコツ ···················· 毛利 晋輔 172

通常は 不十分なガイディングカテーテルのバックアップ／病変までのルートの形状／ 172
病変部の性状

裏技は 子カテ／ガイドエクステンションカテーテルの使用／ステント先端チップの 176
当たりを変える／その他

②入口部ステント留置法のコツ ·························· 毛利 晋輔 179

通常は 179

裏技は IVUSを用いたステント留置法 181

③ステントオーバーラップの際のコツ ····················· 堤　正和 185

通常は 185

裏技は 187

ix

目　次

④側枝のワイヤリングの軌道を確認する方法－IVUSにて ………………… 伊藤 良明　193

　通常は　193

　裏技は　193

⑤側枝のワイヤリングの軌道を確認する方法－OCTにて ………………… 山脇 理弘　199

　通常は　199

　裏技は　201

Ⅷ. 子カテの使用法　205

①何に使う，使える？ ………………………………………………………… 阪本 泰成　205

　通常は　205

　裏技は　バルーンスリッピングテクニック／症例呈示　205

　【ここが重要】ガイドエクステンションカテーテルを用いたバルーン留置のコツ　214

②どのように使い分ける ……………………………………………………… 阪本 泰成　215

　通常は　Over the wire（OTW）type／Rapid exchange（RX）type　215

Ⅸ. IVUS　220

①IVUSが活かせる病変や状況 ……………………………………………… 本多 洋介　220

　通常は　IVUS施行の目的／IVUSによるPCI合併症の予測　220

　裏技は　分岐部病変／Minimum contrast PCI　223

②ガイドワイヤーが偽腔にしか入らない（真腔が取れない） ……………… 本多 洋介　229

　通常は　229

　裏技は　症例呈示　230

③究極のIVUSガイド－Contrast less PCI …………………………………… 伊藤 良明　237

　コツは　Contrast less IVUS guide PCIの適応／Contrast less IVUS guide PCIの実際　237

④IVUS for CTO ……………………………………………………………… 伊藤 良明　244

　コツは　慢性完全閉塞（CTO）のPCIにおけるIVUSの有用性／CTO断端探し／
　IVUSガイドワイヤリング／Retrograde guidewire cross／
　Retrograde guidewireの位置確認　244

X. OCT ... **259**

①石灰化にいかに使うか ········· 山脇 理弘 259
- **通常**は 259
- **裏技**は Burrサイズ選択の実際 260

②ロータブレーターのエンドポイントを極論する ········· 小林 範弘 266
- **通常**は 症例呈示 266
- **裏技**は 症例呈示 269

③OCTガイドPCIのコツ ········· 山脇 理弘 274
- **通常**は OPINION研究／ILUMIEN Ⅲ：OPTIMIZE PCI研究／IVUSガイドPCIと何が違うのか 274
- **裏技**は Angio co-registration機能／低分子デキストランLとガイドエクステンションカテーテル 276

XI. 方向性冠動脈粥腫切除術（DCA） ... **283**

①IVUSをどう読む？ ········· 伊藤 良明 283
- **通常**は IVUSにおける各冠動脈と透視で見ている方向の関係 283
- **裏技**は IVUSカテーテルとガイドワイヤーとのバイアス／IVUSと透視の方向の推測方法／ 284
  ルーメンバイアス／ガイディングカテーテルのサイドホールを用いた方向の同定
- 【ここが重要】ガイドワイヤーのバイアスポイント 286

②DCAの方向付けと操作法のコツ ········· 伊藤 良明 291
- **通常**は DCA（ATHEROCUT®）の特徴／ウィンドウの視認性を向上させるコツ／ 291
  ATHEROCUT®回転防止のコツ
- **裏技**は ウィンドウの方向を同定する裏技／ATHEROCUT®の操作法のコツ／ 292
  フラップが残存してしまった場合

③DCAもち込みのコツ ········· 伊藤 良明 301
- **通常**は 8Frを使用／サイドホールは？／冠動脈挿入法／狭窄部で進まないときは？ 301
- **裏技**は 302

④石灰化を切除する際のコツ ········· 伊藤 良明 307
- **通常**は 307
- **裏技**は 307

目　次

XII.　ロータブレーター　311

①どのように削るべきか　山脇 理弘　311

通常は　311

裏技は　ガイディングカテーテルにバックアップは必要／切除の目的をはっきりさせる／　312
プラットホームの位置にこだわる／どのように削るか：Slow movement and small
pecking／Slow flow/no-reflowの予防／どの場所が危ないか？　透視で観察しうる
ターゲットの石灰化病変と危険部位の位置関係を認識する

②Slow flowにしないためのコツとは　荒木 基晴　322

通常は　Slow flowの原因への対策　322

裏技は　324

③Low speed/high speedの違いはあるの？　荒木 基晴　327

通常は　327

裏技は　328

④Rota Wire™がデリバリー困難な際の裏技　荒木 基晴　330

通常は　330

裏技は　【引き出し1】ガイディングのバックアップは取れているか？／　330
【引き出し2】マイクロカテーテルの種類を変更する／
【引き出し3】小口径バルーンで拡張，over the wire（OTW）バルーンが有用／
【引き出し4】Tornus Proを使う／【引き出し5】アンカーをかける／
【引き出し6】これまでの手法を組み合わせる／
【引き出し7】マイクロカテーテルを可能なところまで挿入してRota Wire™で直接通す

XIII.　Diamondback360　339

①適応は　山脇 理弘　339

通常は　339

裏技は　症例呈示　340

②ロータブレーターと何が違うの？　山脇 理弘　343

通常は　Diamondback360とロータブレーターの違い／Diamondback360の特徴　343

裏技は　ViperWire®の硬さ／高度石灰化病変の突破力の弱さ／2つのクラウンによる　345
特性／切削範囲の予測にはさらなる経験蓄積が必要

③利点・欠点と裏技的使用法とは？　小林 範弘　349

通常は　Diamondback360の利点／Diamondback360の欠点　349

裏技は　プロファイルが小さくガイドエクステンションカテーテルの中に容易に入る／　352
引き戻しながらアブレーションをすることが可能／
ステントそのものをアブレーション!?

CONTENTS

XIV. CTO：Rendezvousの方法　　358

Rendezvousの有用性 ································ 伊藤 良明　358

| **通常**は | Retrograde guidewire通過後のExternalizationの方法 | 358 |
| **裏技**は | 適応／施行法 | 360 |

XV. 特殊な病態や治療法　　366

①Spiral coronary dissectionをどう治療する？ ············ 阪本 泰成　366

| **通常**は | 症例呈示 | 366 |
| **裏技**は | 症例呈示／ストローテクニックによる血腫吸引の可能性 | 369 |

②冠動脈瘤 ··· 伊藤 良明　373

| **通常**は | 冠動脈瘤に対するコイリングの実際 | 373 |

③Late incomplete stent appositionをどう治療する？ ·········· 堤　正和　380

| **通常**は | Cypher®留置後のvery late stent thrombosis（VLST）の1例／PSSへの対応 | 380 |

④PTSMA施行時のちょっとした裏技 ···················· 山脇 理弘　385

| **通常**は | | 385 |
| **裏技**は | 症例呈示 | 391 |

⑤King Ghidorahなんてできるの？ ······················· 山脇 理弘　395

| **通常**は | 症例呈示 | 395 |
| **裏技**は | 症例呈示 | 398 |

索引 ··· 402

xiii

㊙裏技習得の心構え

皆さんはPCIの最中に，何らかの局面で手技につまずくことがあると思います。その際，自分なりの回避法を駆使しても，その局面が打破できない場合はどうしていますか？

周囲の医師やメディカルスタッフに聞いてみる，上司のアドバイスをもらうなどが一般的な解決方法だと思います。治療後に症例検討会などで発表することも大切です。

筆者は，日本各地のさまざまなPCI施行施設を訪れています。そこで感じることは，施設によってPCIの施行方法が異なるということ，またPCIの最新情報がアップデートできていない施設（地域）も多く存在するということです。実際，筆者の施設で当たり前のように行っている手技を実施したり，講義すると，多くの方から「初めてみた」「今後取り入れてみる」などといわれます。

PCIのコツや裏技を習得するためには，自身や自施設が普段は行わない手技や手法について実際にライブでみたり，講義を受けたり，ハンズオンで体得するなどのことが大切になります。

しかし，そのようなチャンスもなかなかあるものではないでしょう。それゆえ，「謙虚に他人の手技を理解し，実践してみる」という柔軟な考え方こそが，最も重要な心構えなのだと思います。

当施設でも，筆者自身が施行していないような新たな手法を行いたい，という提案があった際は，まずは拒むのではなく，「やってみよう」と言っています。

その手技がよいか悪いかは，その後，スタッフ皆で判断します。すると，よい手技は受け入れられ，引き出しが増えるわけです。

新たな手法があることを知る努力と，それを受け入れる姿勢が大切です。本書を是非，有効活用していただければと思います。

Ⅰ. 穿刺のコツ

①いかに早く，上手に 穿刺をするか

白井 重光

Point

- 穿刺は心臓カテーテル検査・治療を行う際の基本であり，安全・確実に行うことが重要。
- 心筋梗塞など緊急時にはいかに早く，上手に穿刺をするかが重要となり，通常の待機例とは異なる。
- 鼠径穿刺は腸骨回旋動脈へのガイドワイヤー迷入に注意。
- エコーガイド穿刺も行えるようにしておく。

通常は（一般的には）

穿刺の基本事項

▶ アプローチ（大腿動脈・橈骨動脈）の選択

大腿動脈アプローチの利点はシースサイズに制限がなく，IABPやPCPS，IMPELLAなどの補助循環が挿入可能であることが挙げられる。欠点は出血性合併症のリスクが高く[1]，処置後の長時間の安静による患者の苦痛などがある。

橈骨動脈アプローチの利点は止血が容易であり，患者の苦痛が少ない。一方で，一般的に6Frが限界であり（近年，7Frガイドが挿入できるシースもある），文献により異なるが，約5.6%と高い動脈閉塞のリスクが報告されている[2]。

以上のことから，当院ではショック症例，慢性完全閉塞（CTO）症例，左主幹部病変，ロタブレーターが必要になりうる高度石灰化，方向性冠動脈粥腫切除術（DCA）で治療しうる病変では大腿動脈アプローチとしており，その他の通常の検査，待機的な治療，安定している緊急例では橈骨動脈アプローチで行っている。

▶ 大腿動脈・橈骨動脈の穿刺位置と解剖

大腿動脈の穿刺可能な部位は大腿骨頭の前面に位置する総大腿動脈（**図1**）である。穿刺が鼠径靭帯より中枢の外腸骨動脈となれば後腹膜出血の原因となり，浅大腿動脈での穿刺は動静脈瘻や止血困難の原因となる。総大腿動脈以外の穿刺は合併症が増加することも報告されており[3]，エコーや透視で穿刺位置を確認してから確実に穿刺することが重要となる。

橈骨動脈の穿刺位置は，止血の観点から手関節より2〜3cm中枢部位を穿刺するとよい（**図2**）。中枢を穿刺しすぎて仮性動脈瘤となったケースもあるので（**図3**），注意を要する。橈骨神経は比較的離れて走行しており，神経損傷の合併は少ない。

図1 穿刺点（大腿動脈）

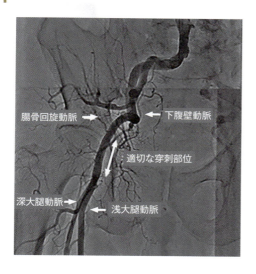

腸骨回旋動脈　下腹壁動脈
適切な穿刺部位
深大腿動脈　浅大腿動脈

図2 穿刺点（橈骨動脈）

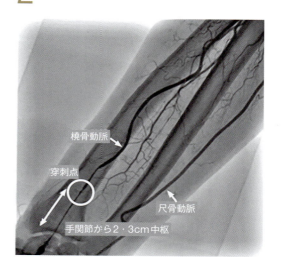

橈骨動脈
穿刺点
尺骨動脈
手関節から2・3cm中枢

図3 仮性瘤形成例

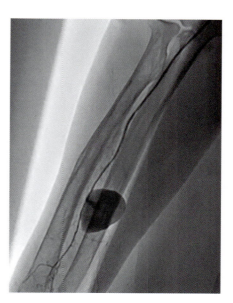

通常の穿刺の流れ

▶橈骨動脈穿刺

まずは穿刺前に動脈の拍動を確認しておく（図4a）。手首と肘を伸展・外転位・回外で固定し，消毒する（図4b）。ドレープをかけて，カテ台を自分の穿刺位置としてちょうどよい高さに調整する。キシロカイン5％ 2〜5mLで十分に麻酔をする。橈骨動脈の場合，穿刺部の疼痛を訴えることが多いため，皮下の麻酔を十分にしておく。穿刺は左手で拍動を触知しながら（図4c），図4dのような持ち方で20Gの穿刺針で

図 4 橈骨動脈穿刺

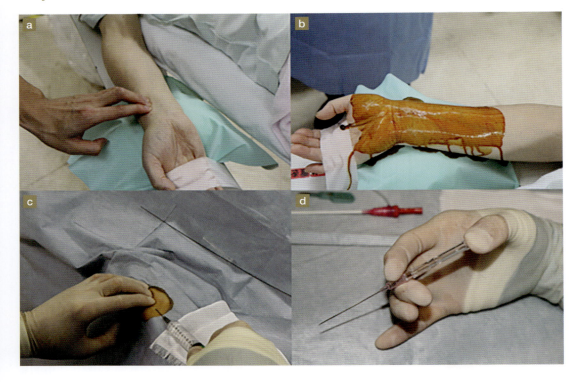

通常は 穿刺する。逆血が確認できたら，血管に平行になるように針を倒して，1〜2mm進めて内筒を抜去する。その後，すぐに逆血があるようなら，そのままガイドワイヤーを挿入する。逆血がなければ，逆血があるところまで外筒を引いてガイドワイヤーを挿入する。ガイドワイヤーは枝に迷入しないように回しながら，透視で確認しつつ，十分に進める（図5）。

その後，外筒を抜去し，シースを挿入する。シースの遠位端からガイドワイヤーが出ていることを確認してから，片手でガイドワイヤーを固定しながら，ねじ込むようにシースを挿入する。シースのみでも挿入可能なことが多いが，刺入部の皮膚が硬い人は皮膚切開を加える。シース挿入後は逆血の確認とヘパリン加生理食塩水でのフラッシュを行っておく。

ここが重要

橈骨動脈穿刺のコツ
- 慣れないうちは，マーキングして行うのも1つの方法（図6）。
- シース付属の穿刺針（図7a）は，静脈用穿刺針（図7b）とは多少触った感触や穿刺力に違いがあり，好みで使い分けてもよい。
- 穿刺を外してしまう方向が同じ場合がある（たとえば，いつも左側を穿刺してしまうなど）。
- 自分のクセを把握し，それを意識しながら穿刺することも重要である。

図5 透視で確認

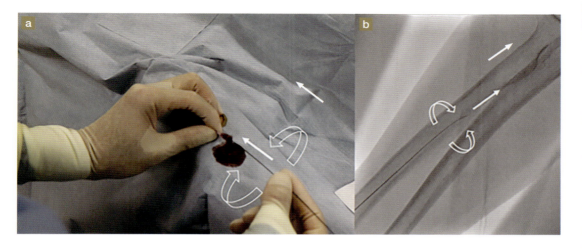

図6 マーキングも有用

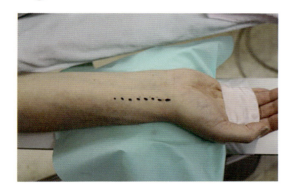

図7 穿刺針も多少違う

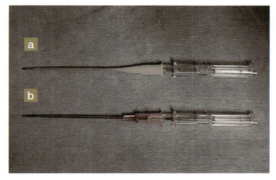

▶大腿動脈穿刺

こちらも拍動の位置を確認しておく。緊急あるいはショック症例の場合には，IABP，PCPSなどの機械補助が可能な範囲まで消毒しておく（**図8a**）。ドレープをかけた後に，穿刺位置の最終確認として，透視で大腿骨頭の位置を確認する（**図8b**）。左手で拍動を触知しながら，やや遠位の穿刺点をキシロカイン5% 2～5mLで十分に麻酔をする（**図8c**）。先の位置から手を動かさずに，左手指で触知している部分に穿刺されるように穿刺点を皮膚との角度を約45°で穿刺していく（**図8d**）。逆血が確認できたら，針を少し倒して，1～2mm進めて内筒を抜去する。その後は橈骨動脈穿刺と同様に，ガイドワイヤーを透視で確認しながら挿入し，皮膚切開を加えてからシースを挿入する。

図 8 大腿動脈穿刺

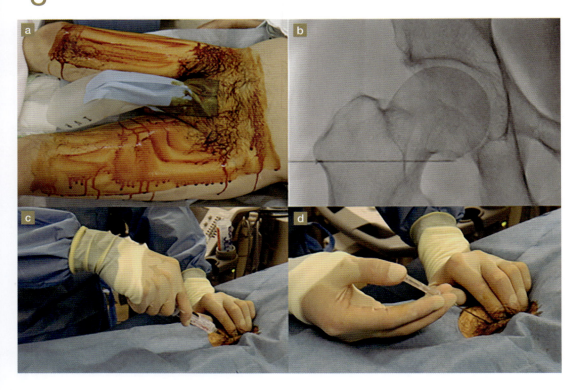

通常は

ここが重要

大腿動脈穿刺のコツ
- 肥満や皮膚のたるみで穿刺部位が浅大腿動脈穿刺となることがあるため，特に穿刺位置に注意を要する。
- 大腿動脈は腸骨回旋動脈や下腹壁動脈などがあり，分岐角度的には腸骨回旋動脈（図1参照）にガイドワイヤーが迷入しやすい。透視を確認せずにガイドワイヤーが迷入すると容易に血管穿孔を生じ，後腹膜出血に至ってしまうことがあるため，ガイドワイヤー挿入時には透視で必ず確認する。
- 高齢で腸骨動脈や腹部大動脈が蛇行している患者には通常の0.035inchガイドワイヤーが挿入できてもシースが挿入できないことがあり，そのような場合はスティッフワイヤーにするとよい。

裏技は

緊急時の穿刺

　ST上昇型急性心筋梗塞など緊急を要する場合は安全かつ速やかに穿刺し，door to balloon timeの短縮につなげないといけない。緊急時の場合でも橈骨動脈アプローチで合併症のリスクを減らしつつ，大腿動脈アプローチに遜色なく治療が可能であることが報告されており[4]，当院では非ショック症例であれば，鼠径部も消毒したうえで，橈骨動脈アプローチとしている。

6

裏技は

緊急時は胸痛や嘔気，また不穏などで手が動いて，手技が円滑に進まなくなることがあるので，手の固定をしっかりしておく（図4a, b）。また状態が悪化して，IABPやPCPSなどの機械補助が必要になることもあるので，鼠径部も膝上までしっかり消毒（図8a）しておく。すばやく穿刺するポイントとして，鼠径動脈・橈骨動脈ともに左手で動脈の拍動を触知したら，その手を放さず麻酔および穿刺を右手で行うとよい（図9）。

さらに，PCI中に循環虚脱しIABPを導入する場合，助手が反対側（患者の左側）に回って，左鼠径動脈を穿刺しシースを入れる必要がある。このような緊急時は右手で拍動を触知し，左手で穿刺すると円滑に手技を行うことができる。右利き左利きにかかわらず，左手でも手技を行えたほうが望ましい。

エコーガイド穿刺

橈骨動脈・大腿動脈，いずれにおいても安全・確実に穿刺しようとするとき，エコーガイド穿刺が有効な場合が多い。また，ショック例で動脈の拍動を触知しにくい場合には有用である。

エコーガイド穿刺のポイントは，いかに動脈を鮮明に描出したままにするかである。針がはっきりみえるようにするためにエコーのゼリーは多めに用いるとよい。環状断で動脈の位置を確認した後に，矢状断で穿刺する動脈を描出する（図10a）。矢状断で血管がはっきりみえるところで，エコーを把持している左手は固定し，視線はエコーの画面をみながら，穿刺針がエコーと同軸となるように穿刺針を進めていく（図10b）。針先がみえなくなった場合は同軸上から右か左にずれている場合が多いので，左右どちらにずれているのかを把握し，修正して針を進めていき，血管への刺入まではっきりみえるようにする（図10c, d）。大腿動脈穿刺では針先の血管

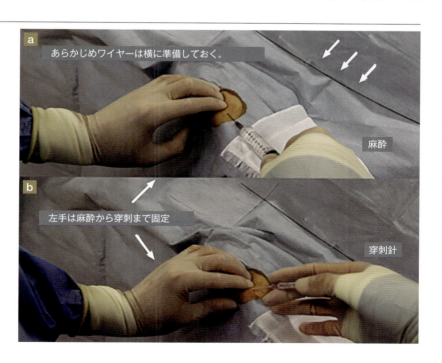

図9 左手を固定

図 10 エコーガイド穿刺

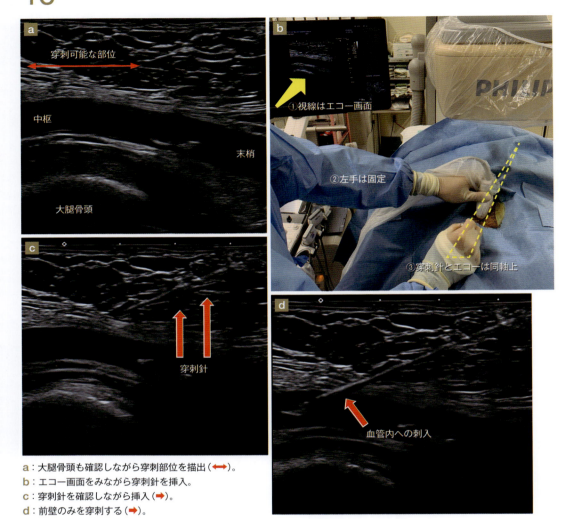

a：大腿骨頭も確認しながら穿刺部位を描出（⟷）。
b：エコー画面をみながら穿刺針を挿入。
c：穿刺針を確認しながら挿入（➡）。
d：前壁のみを穿刺する（➡）。

裏技は　への刺入部が大腿骨頭の上部であることが圧迫しやすく，安全に止血をするポイントとなる。エコーガイドで穿刺することで，穿刺点がはっきりわかるため，プラークなどのない部分にコントロールしたり，確実に前壁穿刺することが可能となる。

文献

1) Brener MI, Bush A, Miller JM, Hasan RK : Influence of radial versus femoral access site on coronary angiography and intervention outcomes : a systematic review and meta-analysis. Catheter Cardiovasc Interv 90（7）:1093-1104, 2017.
2) Rashid M, Kwok CS, Pancholy S, et al : Radial artery occlusion after transradial interventions: a systematic review and meta-analysis. J Am Heart Assoc 5（1）: pii: e002686, 2016.
3) Gabriel M, Pawlaczyk K, Waliszewski K, et al : Location of femoral artery puncture site and the risk of postcatheterization pseudoaneurysm formation. Int J Cardiol 120（2）: 167-171, 2007.
4) Karrowni W, Vyas A, Giacomino B, et al : Radial versus femoral access for primary percutaneous interventions in ST-segment elevation myocardial infarction patients : a meta-analysis of randomized controlled trials. JACC Cardiovasc Interv 6（8）: 814-823, 2013.

I. 穿刺のコツ

②穿刺部合併症に対応する（出血，血腫，仮性瘤など）

牧野 憲嗣

Point

- 確実な穿刺を行うことが重要。
- 穿刺部出血は迅速に用手圧迫を行う。重症例では対側から造影を行い，出血点を確認。
- エコーが有用なことが多く，使用できるようにしておく。
- 血管内からのバルーン圧迫やカバードステントを要することもある。
- 仮性瘤で動脈との交通がある場合はエコーガイド下のトロンビン注入が有用。

通常は（一般的には）

PCIにおける穿刺部合併症は，最も多い合併症の1つとされる。アジア人は欧米人に比べ，出血合併症を起こしやすいといわれ，注意が必要である。IMPACT II試験では，8.5％に出血合併症が認められたと報告されている[1]。

穿刺部合併症が起きる機序としては，主に患者側の要因と，医師の手技的な要因に大別される。

患者側の要因

患者背景として，年齢（65歳以上），性別（女性），透析患者，末梢動脈疾患の存在，抗血小板，抗凝固薬の投与などが出血合併症と関連していると考えられる[2]。大腿動脈アプローチの場合は，高位分岐（浅大腿と深大腿動脈との分岐）であることが穿刺のリスクとなり，上記のような患者への穿刺では，エコーなどを用いて，適切な部位，石灰化などの有無を確認して穿刺することが重要である（**図1**）。

手技の要因

穿刺する際の要因としては，血管後壁穿刺，不適切な穿刺部位，シースサイズ（＞8F），また慢性完全閉塞病変やロータブレーターなどの複雑な手技，機械的心肺補助循環（IABP，V-A ECMO）の挿入などが，出血合併症に関連するといわれている。

また，挿入したシースがキンクしてしまうと出血や血腫を形成することがあり，注意が必要である。

予防方法

手技的な要因では主に，鼠径靱帯より高位で穿刺を行うことが一番の要因であり，この位置より約3cm遠位で，大腿動脈の拍動が触れるところで穿刺するのがよい。

図 **1** 高位分岐症例

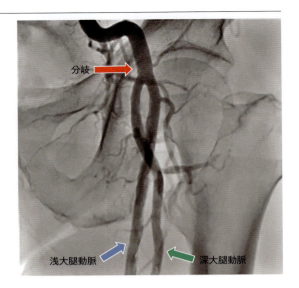

分岐
浅大腿動脈　深大腿動脈

通常は　事前の造影があれば，鼠径靱帯は深腸骨回旋動脈と下腹壁動脈の高さに位置するので，これを目安にするとよい。穿刺部位が適切でないと感じた場合は，手技終了時に大腿動脈を造影し，刺入部の高さを確認する。

止血方法

▶ 用手圧迫

最も基本的な方法だが，最も効果的であるといっても過言ではない。

出血部位，血腫を確認したら，すばやく用手で穿刺部位を押さえる。拍動を最も大きく触知できる部位を正確に圧迫し，最低30分以上は圧迫を心がける。バイタルを常に確認し，血圧が高い場合は降圧を，過度に低い場合は持続的な出血が起きている可能性があり，血液検査などで血算や凝固系の確認をする。

止血はエコーで確認するとよいが，小さな出血などは確認できないため，難治性の場合は対側の鼠径動脈を穿刺し，血管造影を行い，状態を確認する。

▶ エコーガイド下圧迫止血

出血から時間が経ち，血腫が増大すると血管を触知できないことがある。

また，確実に止血されているかを確認するには，エコーガイド下にて血流ジェットがみえなくなるようにプローブで圧迫することにより止血が可能である。

▶ 外科的処置

遅発性に感染を伴う，血腫や瘤を呈した場合は速やかな対処が必要である。経皮的にドレナージできる場合は行うが，根治のタイミングを逸すると菌血症から致命的になることもあり，外科的な瘤切除術やバイパス術が必要となる。

裏技は

バルーン圧迫止血，カバードステント挿入

エコーで出血点が不明，または後壁からの持続的出血が用手で止まりきっていないと判断した場合は，対側から血管造影検査を行い，バルーンにて圧迫を行う（図2a, b）。末梢が阻血になるリスクがある場合は，パーフュージョンカテーテルを用いる。末梢側の穿刺では，分枝を損傷させている場合があり，digital subtraction angiography（DSA）で最終確認を行うとより確実である（図2c）。長時間のバルーン圧迫でも止血が得られず，出血点が正確に把握できない場合は，カバードステントの挿入も考慮する（図3a, b）。

図2 バルーン圧迫による止血例

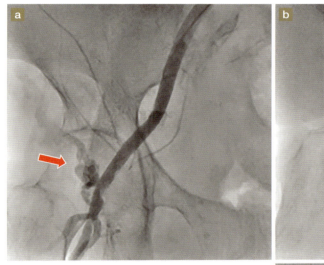
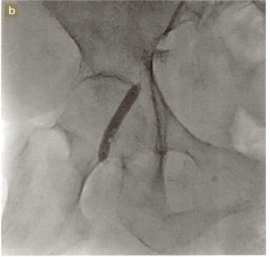
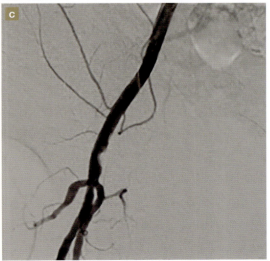

a：穿刺部からの出血を認める（➡）。
b：左鼠径部（対側）から挿入したバルーンにて圧迫。
c：止血が得られた（DSA撮影）。

図3 カバードステントによる止血例

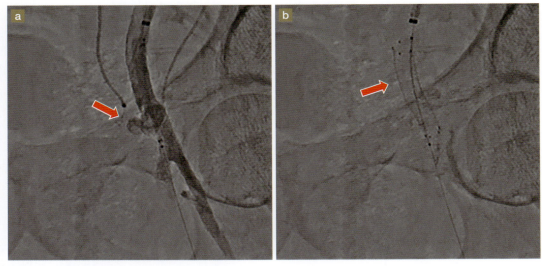

a：難治性の穿刺部出血（➡）　　b：カバードステント挿入（➡）

図4

鼠径部仮性瘤

カラードプラにより，瘤へのモザイク像がみられる。

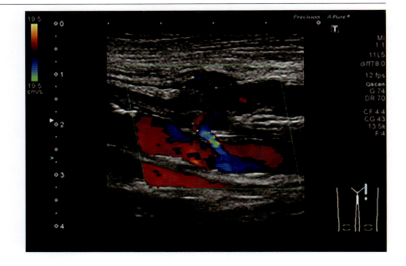

裏技は

経皮的トロンビン注入法

　仮性瘤は穿刺部に拍動性の血腫を認め，エコーにて穿刺した動脈と交通する血腫を認めれば，診断は確定する（図4）。上記のように，バルーンにて圧迫し仮性動脈瘤との交通を遮断後に（図5），エコーガイド下に23G針などを用いて，仮性動脈瘤内に穿刺し，逆血を確認する。針を留置しつつトロンビンが入ったシリンジへ付け替え，100単位ずつ投与する（1mL＝1,000単位，図6）。短時間で血栓化するものもあれば，追加投与が必要な場合もあり，その際には動脈側へ血栓を押し出さないよう十分に注意する（図7）。

図 5

鼠径部仮性瘤の止血例-1
バルーンにて圧迫すると，
モザイク像は消失している。

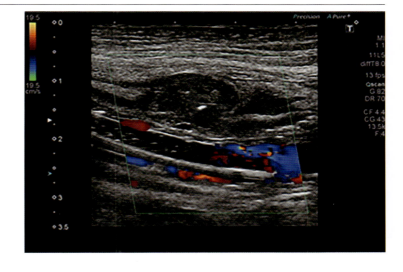

図 6

鼠径部仮性瘤の止血例-2
エコーガイド下に穿刺針を挿入（➡）。トロンビンを注入。

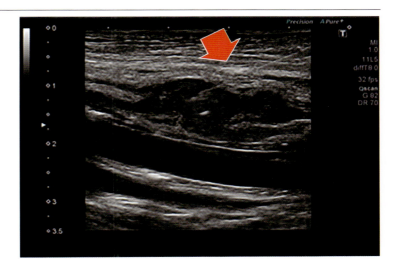

図 7

鼠径部仮性瘤の止血例-3
モザイクエコー像が消失し，瘤内の血液エコーも消失している。

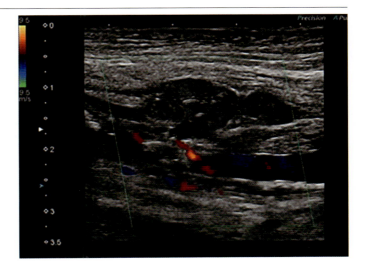

裏技は

Angio-Seal® を用いた仮性瘤止血法

上記以外の裏技として，止血デバイス（Angio-Seal®，テルモ社）を用いた止血方法を紹介する。

▶ 症例呈示

患者：60歳代，男性。

PCI後の右大腿動脈穿刺部に腫大した仮性瘤を認めた（図8a，b）。

対側からクロスオーバーアプローチにて造影を行った後，18G針を仮性瘤に穿刺（エコー，アンギオガイド下）する。その後，外筒から0.014inchガイドワイヤーを大腿動脈内に通過させる（図9）。

外筒を大腿動脈内に進め，付属の0.035inchガイドワイヤーを挿入し（図10），Angio-Seal®をかけることで（図11），完全な止血が得られた（図12）。

もちろんこの方法は，瘤のネック部分が大きい場合は不適応である。そのような場合は外科的処置を勧める。パークローズPROGRIDE®（アボット社）でも理論上は施行可能であり，ネックが大きい場合でも有効である可能性はあるが，パークローズPROGRIDE®のスーチャー部分の感染が問題になることもあり，使用には注意が必要である。

穿刺部合併症を予防するには，「正しい解剖学的知識を身に付け，正しい穿刺を行うこと」が基本となる。出血合併症が起きた場合は，迅速に出血点を確認して圧迫を開始し，バイタルの安定を図りつつ適切な止血方法を施行することが重要である。

図 **8** 右大腿動脈仮性瘤

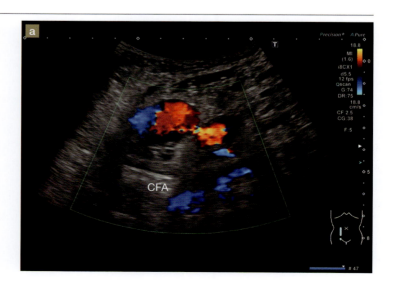

図8 (続き)

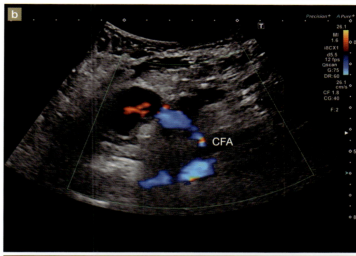

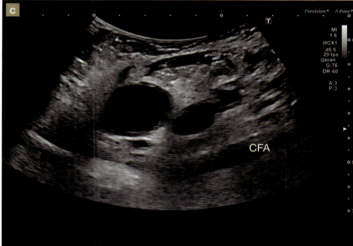

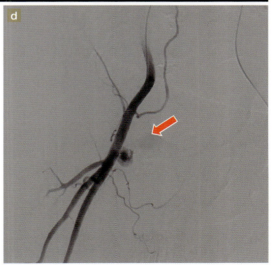

a～c：エコーにて仮性瘤を認める。
CFA：総大腿動脈。
d：DSA像。

Ⅰ ② 穿刺部合併症に対応する（出血，血腫，仮性瘤など）

図9 仮性瘤穿刺

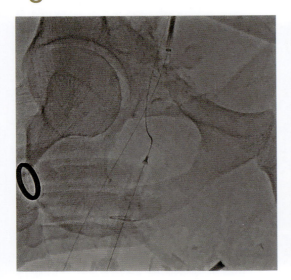

図10 大腿動脈へワイヤリング

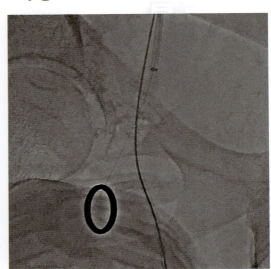

図11 Angio-Seal®

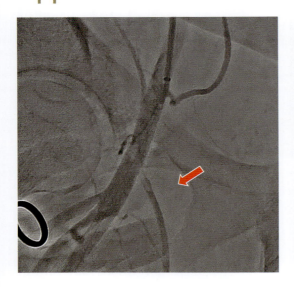

図12 止血された

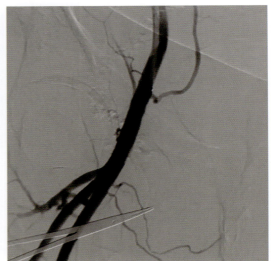

文献

1) Mandak JS, Blankenship JC, Gardner LH, et al : Modifiable risk factors for vascular access site complications in the IMPACT II Trial of angioplasty with versus without eptifibatide. Integrilin to Minimize Platelet Aggregation and Coronary Thrombosis. J Am Coll Cardiol 31 : 1518-1524, 1998.
2) Morgan R, Belli AM : Current treatment methods for postcatheterization pseudoaneurysms. J Vasc Interv Radiol 14 : 697-710, 2003.

Ⅰ. 穿刺のコツ

③腸骨動脈の蛇行があるときの対処法

毛利 晋輔

Point

- 耐キンク性のあるロングシースを用いる。
- 通常のガイドワイヤーで腸骨動脈を伸展できない場合は，早めにスティッフワイヤーに交換する。
- 過度の血管伸展による血管損傷に気をつける。
- 複雑病変や重症症例で腸骨動脈に病変がある場合は，ステントなどを留置し，補助デバイスを使用できる状態にしておく。

通常は（一般的には）

耐キンクロングシースを用いる

　複雑な冠動脈病変をもつ症例ほど，腸骨動脈の蛇行が高度であることが多く，そのような症例での対処方法を熟知しておく必要がある。その場合，必ず耐キンク性のあるロングシースを用いることが重要である。ロングシースを挿入し，腸骨動脈の屈曲を解除し摩擦を減らすことにより，ガイディングカテーテルの操作を容易にすることができる（ガイディングカテーテル交換時のストレスも少ない）。

スティッフ型ガイドワイヤーを用いる

　ロングシースの挿入においては通常は付属するガイドワイヤーで挿入可能であることが多いが，血管の蛇行が強く，ガイドワイヤーを通過させても血管の伸展が得られない場合は，そのままシースを挿入するのは危険である。シースのダイレーターの先端で血管穿孔をきたす可能性があれば，スティッフ型のガイドワイヤーに交換し，血管を伸展させることで挿入が可能となる（当院では，テルモ社のラジフォーカス®ガイドワイヤーM スティッフタイプJ型をよく使用している）。

カテーテルを併用する

　一方で，スティッフ型のガイドワイヤーは，通常のものと比較して操作性や通過性が劣るために，蛇行した血管を進めるのに難渋することがある。その場合は，マルチパーパスやJudkins right（JR）タイプのカテーテルと通常のガイドワイヤーを用いて，先にカテーテルを可能な限り中枢側まで進めておいてからスティッフ型のガイドワイヤーに交換するとよい。

通常は

アコーディオン現象に注意

　また，屈曲した血管にシースを挿入した場合，血管が伸展されアコーディオン現象をきたし，下肢虚血を生じることがあるため，挿入後に下肢痛が出現するようなら虚血を疑う。

裏技は

サポートの強力なガイドワイヤーを知っておく

　ラジフォーカス®のスティッフタイプで十分に血管の伸展が得られない場合は，さらにガイドワイヤーのサポート力の強いアンプラッツ スーパースティッフガイドワイヤー（ボストン・サイエンティフィック社）やLunderquist®エクストラスティッフガイドワイヤー（クック社）などを使用する。ただし，過度に血管を伸展させることによりガイドワイヤーそのもので動脈の解離や穿孔をきたすことがあり，注意が必要である。ガイドワイヤーによる血管伸展時やシース挿入時に患者が疼痛を訴える場合は，血管造影で解離や穿孔などの合併症がないことを確認した後に穿刺部位の変更を考慮したほうがよい。

ステントの挿入

　また，腸骨動脈の高度屈曲に加え狭窄がある場合は，ステントを先に留置することも考える。IABPやPCPS，IMPELLAなど補助循環を挿入できる状態にしておくことが，複雑病変や重症例に対して安全に手技を行うために重要である。

症例呈示

▶ 症例1
　患者：80歳代，女性。
　現病歴・症状：高血圧症あり。労作時胸痛あり，当院受診。冠動脈造影にて左主幹部の石灰化を伴う高度狭窄を認めたために，左鼠径部アプローチでPCIを施行した（**図1**）。

▶ 症例2
　患者：70歳代，女性。
　現病歴・症状：高血圧症と糖尿病あり。労作時に息切れあり，当院受診。冠動脈造影にて左前下行枝の石灰化を伴う高度屈曲を認めたために，右鼠径部アプローチでPCIを施行した（**図2**）。

図1 腸骨動脈屈曲例

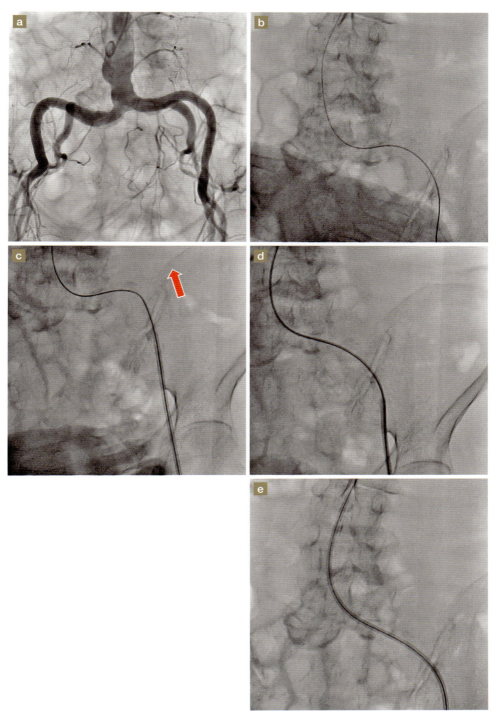

a：下肢動脈造影。両腸骨動脈に高度屈曲を認める。
b：耐キンク性のロングシースを選択。シース付属のガイドワイヤーを通過させた。
c：シース挿入を試みるも，ダイレーターが➡の方向にprolapseしようとする。
d：ガイドワイヤーをアンプラッツ スーパースティッフガイドワイヤーに交換したところ，腸骨動脈が伸展した。
e：透視をみながら慎重にシースを挿入することにより，大動脈までシースを進めることができた。

図2 ステント留置例

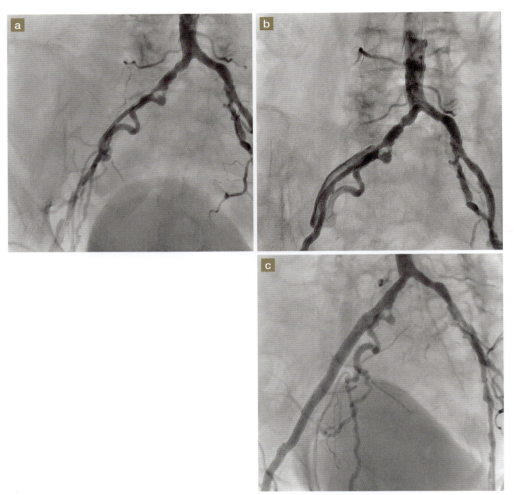

a：下肢動脈造影。高度狭窄およびプラーク量が多い腸骨動脈。シース挿入時に少し抵抗を感じた。
b：冠動脈病変治療後に下肢動脈を造影したところ，右外腸骨動脈に大きな解離を認めた。
c：総腸骨動脈〜外腸骨動脈にステントを留置することにより，アプローチが可能となった。

Ⅰ. 穿刺のコツ

④ Ulner artery approachはできるのか？

毛利 晋輔

Point

- アレンテスト（橈骨動脈側を解放する）を行う。
- 橈骨動脈より穿刺がやや困難のため，エコーガイド穿刺が有効である。
- 止血がやや困難なため，皮下血腫に注意。

通常は（一般的には）

適応は？

尺骨動脈（ulner artery）アプローチを考慮すべきシチュエーションとしては，

- 橈骨動脈穿刺不成功時
- 橈骨動脈～上腕動脈で蛇行が高度のため，カテーテルが進まないとき
- カテーテルが操作困難のとき

などが考えられる（**図1**）。

尺骨動脈アプローチは穿刺する場所を大きく変えることなく，新たに消毒をする必要もないためにアプローチの選択肢として挙げられる。

穿刺は？

穿刺の方法は，**図2**のように橈骨動脈穿刺と大きく変わりない。橈骨動脈が閉塞している場合にも尺骨動脈アプローチを安全にできるという報告もあるが[1, 2]，必ずアレンテストを行い（橈骨動脈側を解放する），手掌全体に血液が流入しないようなら尺側動脈穿刺は控えたほうがよい。一般的に尺骨動脈は橈骨動脈より細くて表皮から深い場所にあり，穿刺がやや困難である（**図3**）。

Spasmが少ない

穿刺が困難な場合については，次項（p.24～28）で説明するため割愛するが，エコーガイド穿刺が非常に有効である。一方で，spasmや動脈閉塞は橈骨動脈より起こりにくいとの報告もあり[3]，橈骨動脈のspasmが起こりやすい患者のアプローチの選択肢としては有効かもしれない。また過去の報告をみても，熟練した術者が行えば合併症なく施行できるため，習熟しておいてもよいと思われる。

図1 尺骨動脈からの造影

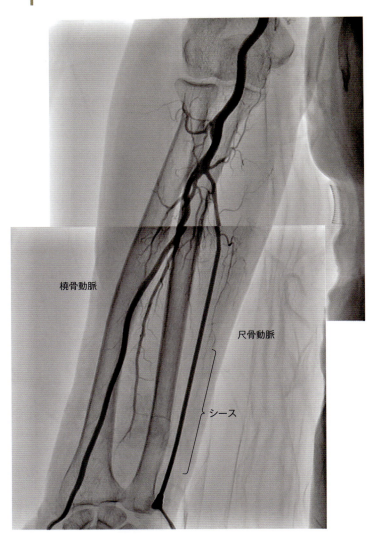

橈骨動脈

尺骨動脈

シース

図2 尺骨動脈の穿刺

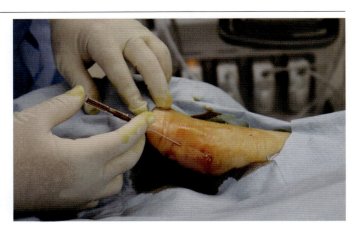

尺骨動脈の穿刺方法は橈骨動脈と大きく変わらない。

図3 右手首の解剖（中枢側よりみた図）

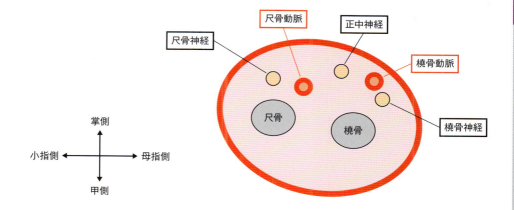

図4 止血方法

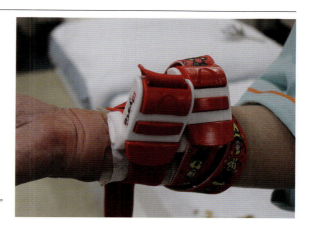

ステプティ®を2つ並べて貼布。
止血バンドで固定している。

通常は

止血は？

　止血時は注意が必要で，表皮から深いところにあるため十分な止血が得られずに皮下血腫となる可能性がある。筆者らは，尺骨動脈アプローチをした際はステプティ®（ニチバン社）を縦に2つ並べて止血するようにしている（図4）。

文献

1) de Andrade PB, Tebet MA, Nogueira EF, et al : Transulnar approach as an alternative access site for coronary invasive procedures after transradial approach failure. Am Heart J 164（4）: 462-467, 2012.
2) Hsueh SK, Cheng CI, Fang HY, et al : Feasibility and safety of transulnar catheterization in ipsilateral radial artery occlusion. Int Heart J 58（3）: 313-319, 2017.
3) Roghani-Dehkordi F, Mansouri R, Khosravi A, et al : Transulner versus transradial approach for coronary angiography and angioplasty : considering their complications. ARYA Atheroscler 14（3）: 128-131, 2018.

Ⅰ. 穿刺のコツ

⑤遠位橈骨動脈の穿刺のコツ

毛利 晋輔

Point

- 長いカテーテルを準備しておく必要がある。
- 橈骨動脈閉塞を回避することができる。
- エコーガイド穿刺が有効である。

通常は （一般的には）

有用なのか？

　近年，遠位橈骨動脈（distal radial artery）アプローチの有用性についての報告が散見されるようになった。遠位橈骨動脈アプローチは出血性合併症や神経障害の頻度が低い，検査後の固定の負担が少ない，などのメリットが報告されている。手台（手を置く位置）については基本的に橈骨動脈アプローチと変わらない。ワイングラスを持つような手つきにすると穿刺しやすい。左手を穿刺する場合は，左手を患者のお腹の上に置き，患者の右側に立って穿刺を行うことができる。穿刺時の立ち位置は，血管の長軸方向に立つようにしている。そうすることで，左右のブレを修正しやすく，血管を線でとらえることができ，穿刺成功率が上がると考えられる。

穿刺法

　穿刺部位は，**図1a➡**の部分を刺す。解剖学的には２カ所の穿刺点がある（**図1b**）。血管径は約2mmのため，使用するシースの太さは6Frまでとしている。検査時は5Frシースを，治療時は6Frもしくは7Frのグライドシーススレンダー®（テルモ社）が挿入可能である。ガイドワイヤーはブラインドで進めても問題ないことが多いが，まれに**図2a**のように橈骨動脈が蛇行している場合がある。ガイドワイヤーを進めるときに抵抗を感じる場合は，透視下にガイドワイヤーを慎重に進めるのがよい（**図2b**）。ガイドワイヤーが通過すると橈骨動脈が伸展し（**図2c**），シース挿入が可能である。

長いカテーテルを準備

　また，橈骨動脈アプローチに比較して約10cm遠位より穿刺するため，身体が大きな患者の場合，普段使用している診断カテーテルが冠動脈まで届かない場合がある。そのため，当院ではテクノウッド社の長さ105cmの診断カテーテルを使用している。

図1 左手の写真と解剖

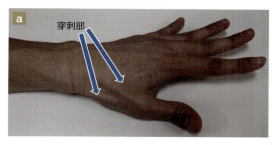
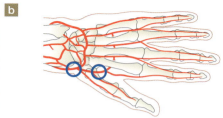
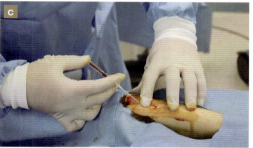

a：➡の部分を穿刺する。
b：解剖学的には〇の部位が穿刺点である。
c：穿刺時。

図2 橈骨動脈屈曲例

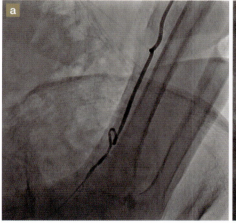
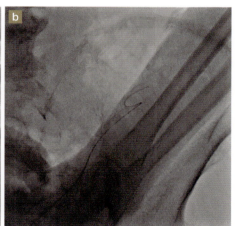
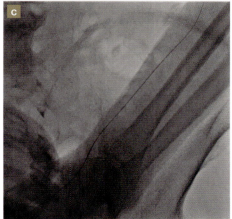

a：遠位橈骨動脈からの造影。橈骨動脈の高度屈曲を認める。
b：シース付属のガイドワイヤーを進める。
c：ガイドワイヤー通過により、血管の伸展が得られた。

Ⅰ ⑤遠位橈骨動脈の穿刺のコツ

25

通常は

止血は？

シース抜去後の止血方法は現在試行錯誤中ではあるが，ステプティ®（ニチバン社），アンギオ止血綿（白十字社）などを用いて，図3のように行っている。これまで100例以上の患者で遠位橈骨動脈アプローチを行っているが，橈骨動脈の閉塞は1例も認めていない。シャント造設の可能性がある慢性腎不全患者や透析患者では，積極的に遠位橈骨動脈アプローチを選択している。

図3 遠位橈骨動脈の止血方法

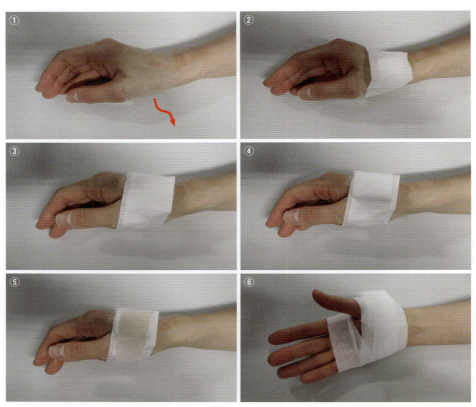

①穿刺部を中心にテガダーム™（3M社）を巻く。
②穿刺部にステプティ®貼付。
③キープ®シルク（ニチバン社）をステプティに重ねて貼る。
④アンギオ止血綿をのせる。
⑤エラテックス®（アルケア社）でアンギオ止血綿を固定。
⑥包帯でしっかり固定。

裏技は

エコーガイド穿刺がとても有効である。仮に脈が触れなくてもエコーで血管・血流が確認できれば，ほぼ100％の確率で穿刺が可能である（図4）。よって，橈骨動脈が閉塞している場合でも穿刺は可能で，橈骨動脈を開通させてから検査・治療を行うこともできる。

図4 エコーガイド穿刺

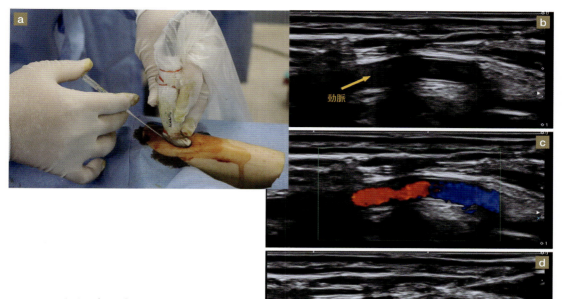

a：左手でプローブを持ち，穿刺点を確認したら，エコー画面をみながら針を進める。
b：尺骨動脈を長軸に描出。
c：カラードプラで血流方向を確認。
d：穿刺針挿入。

裏技は

症例呈示

図5aは，エコーガイド穿刺をした後にシース付属のガイドワイヤーを進めると抵抗があったために造影したものである。橈骨動脈が閉塞しているのがわかる（図5a➡）。

シース付属のガイドワイヤーを血管造影ガイドでドリリングして進めた（図5b）。

途中何度かエコーで血管内にガイドワイヤーがあることを確認し，橈骨動脈閉塞部のガイドワイヤー通過に成功した（図5c）。

橈骨動脈が閉塞してから長時間経っていることが多く，閉塞部位が硬くシースダイレーターが通過しないことが多い。そのため，PCIで使用する0.014inchガイドワイヤーに交換し，その後のPCIで使う予定のバルーンで閉塞部の拡張を行い，シース挿入に成功した（図5d）。

PCI後に橈骨動脈造影を行った。良好な開通が得られた（図5e）。

エコーガイド遠位橈骨動脈アプローチを習得することにより，右手にシャントのある患者の左鎖骨下動脈閉塞病変について左橈骨動脈を損傷させることなく治療できるため有用である。

図5 橈骨動脈閉塞例を遠位橈骨動脈アプローチからバルーンで治療した例

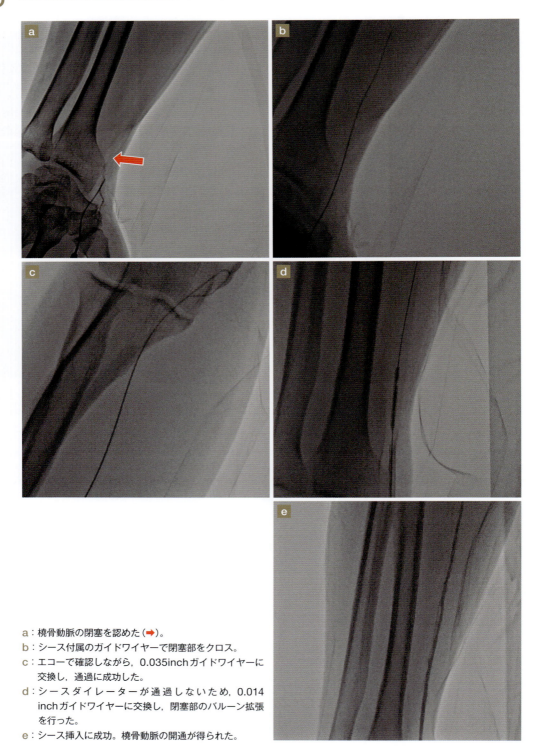

a：橈骨動脈の閉塞を認めた（➡）。
b：シース付属のガイドワイヤーで閉塞部をクロス。
c：エコーで確認しながら，0.035 inchガイドワイヤーに交換し，通過に成功した。
d：シースダイレーターが通過しないため，0.014 inchガイドワイヤーに交換し，閉塞部のバルーン拡張を行った。
e：シース挿入に成功。橈骨動脈の開通が得られた。

Ⅱ. ガイディングカテーテルのエンゲージ

①Amplatz left（AL）の操作法

阪本 泰成

Point

- 右冠動脈へのエンゲージ：右冠尖を選択し，全体的に少し押しながら時計回りの回転を加える。
- 左冠動脈へのエンゲージ：左冠尖を選択し，押しながら反時計回りの回転を加えるか，引きながら時計回りの回転を加える。
- そのバックアップの強さは，右冠動脈・左冠動脈ともに複雑病変へのインターベンション治療に際して強い味方となりうるが，一方で合併症も少なくない。

通常は（一般的には）

Amplatz left（AL）とAmplatz right（AR）

　ALのガイディングカテーテルは，オーストリア生まれのKurt Amplatz医師により，Judkins typeのガイディングカテーテルではバックアップサポートが不十分な際に使用するカテーテルとして発明された（Amplazer Septal Occluderも同氏により発明）。その名のごとく左冠動脈への使用を主に開発されたが，右冠動脈（RCA）への使用も可能であり，経橈骨動脈・経大腿動脈アプローチともバックアップサポート力が強いため，頻用されている。なおARも存在するが，バックアップサポートはそれほど強くなく，通常RCAのサポートカテーテルとしてはALが選択されることが多い。しかしALをRCAに使用した際には，冠動脈入口部の解離や，ときには大動脈の解離，冠動脈への喫入による心筋虚血などを誘発することがあり，使用には注意が必要である。

操作法

　冠動脈へのエンゲージの際，Judkins typeのカテーテルは引く動きと回転操作を組み合わせるが，ALは押す動きと回転を組み合わせるため，特にRCAでは押す力をコントロールできなければ重大な血管損傷などの合併症を引き起こす可能性がある。ガイディングカテーテルが大動脈弁尖に対して大きすぎる場合に無理に押す力を加えると，キンクしたり，回りきった後に急激に冠動脈へエンゲージし冠動脈入口部での損傷を生じうる。手元で加えた力がガイディングカテーテル先端まで伝わるには時間がかかることがあり，それを考慮しながら力を加える必要がある。

　エンゲージをさせる際にガイディングカテーテルがなかなか回らないことがある。その際にガイディングカテーテルを引き上げて回そうとしてもエンゲージできることは少ない。ガイディングカテーテルを押し付けた状態のまま回転していくのを待つことがポイントである（図1）。

図1 ガイディングカテーテル全体を少し押しながら時計回りの回転を加えた際のカテーテルの動き（LAD view）

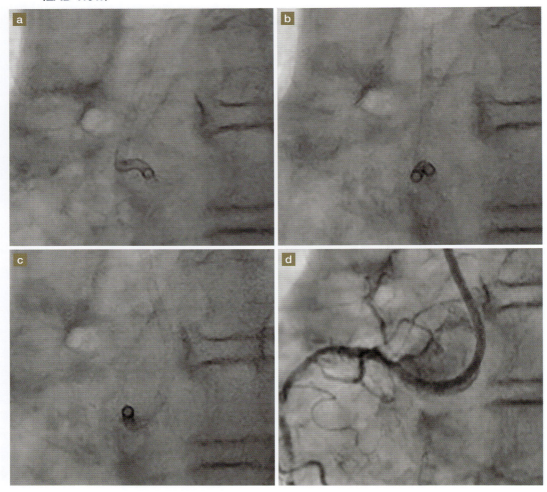

裏技は

ALの挙動

　AL型カテーテルの挙動を理解することが重要である。

　ALのカテーテルがエンゲージできたら，その後カテーテルを押し込もうとする際はまずはカテーテルを押す操作をしてみる。そのままカテーテルの挙動が押し込まれる挙動をすれば問題はない。しかし，カテーテルを押すとALのガイディングカテーテルは通常エンゲージできなくなることが多い。その機序は図2に示すとおりで，ガイディングカテーテルはむしろ引いてみると奥に進む挙動を示す。

　また，ガイディングカテーテルをディスエンゲージ（引いてくる）させようとする際には，通常のカテーテルはカテーテルを引けば引けてくる。一方，ALの場合はカテーテルを引くとむしろガイディングカテーテルの先端が奥に進んでしまう挙動を示すことが多く，引いてくるためにはカテーテルを押して，反時計回りに回転させディスエンゲージしなければならないこともある。

図 2　ALガイディングカテーテルの挙動のシェーマ

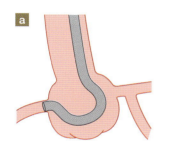 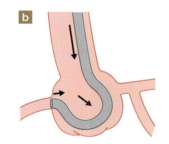 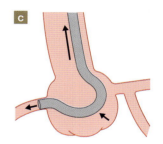

裏技は

挙動を制御

　ALのガイディングでカテーテルを至適なサポートポジションに使用する際には，ALの挙動を理解したうえで使用するべきである．ALの挙動を知っていれば，強力なバックアップサポートを呈してくれるデバイスとなりうるため，安全かつ有効に使用できるように鍛錬してほしいと筆者は考えている．

入口部の操作は難しい

　また，ALのガイディングカテーテルを使用中に右冠動脈の入口部にステントを留置する場合には，ガイディングカテーテルを押すだけでは入口部までガイディングカテーテルを引いてくることはできない．その際はガイディングカテーテルをガイドワイヤーを軸にして大動脈まで引いてこないとならず，上行大動脈まで引いてきたうえでステントを留置することになる．

　そのような操作も慣れてくればできるようになるので，是非ALの操作に慣れて使いこなしていただきたい．

ALの挙動に注意

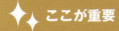

- すべてのガイディングカテーテルを操作する際に共通していえることだが，同軸性が強いALの場合は特にデバイスを引くときにガイド先端が冠動脈内に引き込まれ，冠動脈と強くコンタクトする可能性があり，右冠動脈入口部の石灰化断端やステント留置後など，その近位部の先端において損傷，解離やステント変形などをきたす可能性があることに注意する必要がある．
- 下方へ起始した右冠動脈で使用している際には特に注意が必要で，エンゲージしただけでもその勢いで深く入ってしまう可能性がある．末梢動脈の蛇行など，トルクが伝わりにくい状態で時計回りに大きく回転しエンゲージさせた際は，トルクを戻す，ガイドを押す，などにより予期せぬdeep engageを防ぐことができる（この際にガイディングカテーテルを引いてしまうと，逆にガイドは深く入ってしまう）．

Ⅱ. ガイディングカテーテルのエンゲージ

②バックアップの取り方

阪本 泰成

Point

- ガイディングカテーテル先端が冠動脈との同軸性を保ち，シャフト部が大動脈弓部や上行大動脈壁と接し，先端カーブが大動脈弁尖に接した状態が基本のバックアップポジションになる。
- ガイディングカテーテルを深くエンゲージしたり，ループ形状にするとより強いバックアップサポート力を得ることができる。
- ガイディングカテーテルのポジションに固執せず，サポートの強いガイドワイヤーへ変える，子カテを使用する，通過性のよいデバイスへ変更することも円滑に安全な手技を進めるための選択肢の1つである。
- ガイディングカテーテルを深くエンゲージする際は，動脈圧波形や心電図変化を常に意識し，合併症予防に努めなければならない。

裏技は 形状別バックアップの取り方

▶ Judkins type

　ガイディングカテーテルを押すことで深くエンゲージし，引くことでエンゲージを外れる挙動をとる。左冠動脈へのJudkins left（JL）使用時は，時計回りに回転を加えガイディングカテーテルを押すことでループ形状となり，より強いバックアップを得ることが可能となる（図1）。

　右冠動脈（RCA）へのJudkins right（JR）使用時は，時計回りの回転を加え，ガイディングカテーテルを押すことでより同軸性を保ち，強いバックアップを得ることが

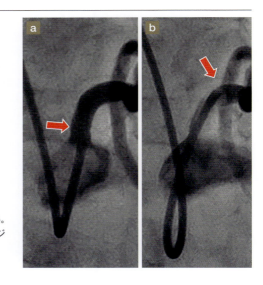

図1
JLのバックアップポジション

a：冠動脈にエンゲージされているが，バックアップは得られていない。
b：時計回りに押し回すことで，ループ形成ができ，バックアップポジションが得られている。
➡：ガイディングカテーテル先端。

できる。ガイディングカテーテルが外れた状態でも対側の上行大動脈壁やJRのカーブを弁尖に押し付けカーブを大きくすることで，より強いバックアップを得ることができる。

Judkins typeは冠動脈にエンゲージした際にガイディングカテーテル先端は冠動脈の天井方向へ向くため，短い左主幹部や豚鼻形状の左冠動脈では，左前下行枝（LAD）や左回旋枝（LCX）に深く入りすぎることがない。特に入口部に病変がある場合などAmplatz typeやextra back up（EBU）typeに比べ安全に手技を進めることができる。豚鼻形状の左冠動脈で，どうしてもガイディングカテーテルがLCX方向へエンゲージしてしまう際は，ガイディングカテーテルを時計回りに回転し押すことでLADへのエンゲージが可能となることが多い。

▶ Amplatz type

Judkins typeとは逆で，ガイディングカテーテルを押すことで先端が引け，引くことで先端がより深く冠動脈にエンゲージする。特にRCAが下方に起始している場合は，ガイディングカテーテルを引くと冠動脈に深く入りすぎる可能性があり，慎重な操作を必要とする。

左右冠動脈ともに，大動脈弁尖でのバックアップを取れるか否かが重要である。RCAでは，冠動脈入口部が低い位置にある場合やhorizontal aorta症例，左冠動脈では，入口部が高くバルサルバ洞の大きさに比しガイディングカテーテルが小さすぎる場合，良好なバックアップサポートを得ることは困難になる。

▶ Extra back up type

Judkins typeと同様の挙動を示し，ガイディングカテーテルを押すことでdeep engageし，引くことでエンゲージが外れる。Judkins typeに比べ冠動脈と同軸方向を保ちやすいため，よりバックアップ力に優れる。時計回りに回転を加えガイディングカテーテルを押すことでループ形状となり，より強いバックアップを得ることが可能となる。

アプローチ部位による違い

橈骨動脈アプローチと大腿動脈アプローチでは大動脈弓部にガイディングシャフトが接するか否かの違いがある。Judkins typeは通常のエンゲージでは大動脈弁尖でのバックアップは取れないため，橈骨動脈アプローチで強いバックアップが必要な症例ではAmplatz typeやEBU typeなどがより適している。

症例呈示

▶【症例1】JRのdeep engageでPCIに成功した症例

RCA近位部の高度狭窄病変（図2）に対するPCI。IVUSによる評価では不安定プラークに富んだ病変であり，末梢保護デバイスを使用してステント留置を行う方針とした。橈骨動脈アプローチで6Fr JRを使用し治療を開始したが，バックアップサ

図2 【症例1】RCAの急性冠症候群（ACS）病変

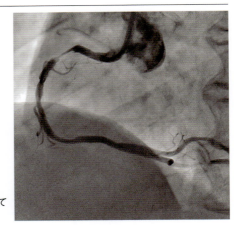

橈骨動脈アプローチにて6FrのJRを用いた。

図3 【症例1】JRのdeep engageにて治療-1

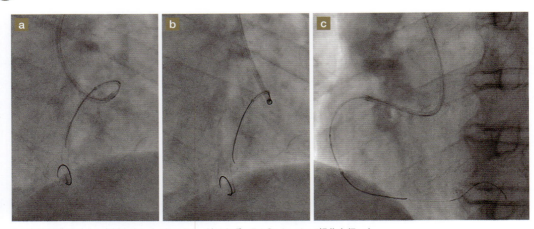

a：末梢保護デバイスを挿入するもデリバリーができず，RAO viewにて操作を行った。
b：カテーテルを時計回りに回転させ，同軸となった。
c：末梢保護デバイスとガイディングカテーテルを同時にdeep engageした。LAO viewにて操作を行った。

> **裏技は**
>
> ポート力が不十分であり，JRをdeep engageしデバイスをデリバリーした。
> 　RAOからの画像で示すように，まずは時計回りに回転を加えガイディングカテーテルを押し，RCAとの同軸性を保つようにする（図3a）。その後，デバイスとガイディングカテーテルをともに右手3～5指で持ち，両者を同時に押すことで非常に強いバックアップ力が得られ，ガイディングカテーテルがdeep engageすると同時にデバイスのデリバリーも可能となる（図3b）。この際に注意することは，ガイドワイヤーのたわみを可能な限り解除しておくことである（図3c）。そうしなければ，ガイドワイヤー先端が思わぬ場所に迷入し，予期せぬ冠動脈穿孔などの原因となる。
> 　ステント留置も同様の手順で行い，治療を成功しえた（図4a～d）。
>
> ▶【症例2】逆αループを利用して治療した症例
> 　RCA #3の狭心症で，Hockey stick（HS）3を用いて治療を開始した。バルーンは通過したが，ステントをもち込めず，子カテを挿入のうえdeep engageするため

図 4 【症例1】JRのdeep engageにて治療-2

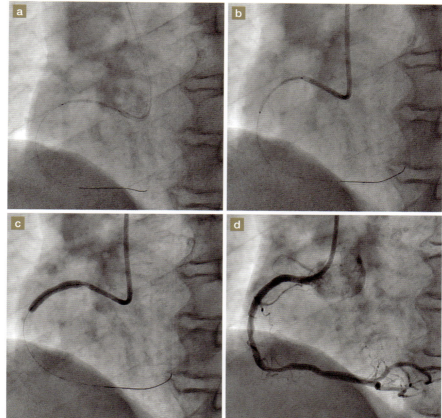

a：ステントをもち込んだ。
b：ステントとガイディングカテーテルをともに押し込んだ。
c：ステント拡張。
d：良好な拡張が得られた。

の逆αループを作製しつつ，ステントを挿入した（図5）。

▶【症例3】5Fr ガイディングカテーテルのdeep engageを行った症例

LAD中間部のステント遠位端の再狭窄病変例で5FrのEBUにて治療を行ったが，バルーンおよびステントのもち込みに難渋した。5Frであるため，ガイディングカテーテルそのものをdeep engageすることにより治療が可能であった（図6）。

Deep engageの際には，バルーンでアンカーをしつつ挿入することも可能である。

▶【症例4】LCXにALをdeep engageした症例

LCX #13の狭窄例で，6FrのAmplatz left（AL）1.0にて治療を行った。

バルーンの拡張は容易であったが，ステントのもち込みに難渋し，バルーンでアンカーしつつ，ALをdeep engageし，ステントをもち込んだ（図7）。

Deep engageを含むバックアップポジションにする際は，冠動脈解離のリスクがあるため，ガイディングカテーテルと冠動脈との同軸性やガイディングカテーテルの径，形状，種類などを熟知したうえで施行する必要がある。

図5 【症例2】RCAに子カテを用いてαループを形成して治療した例

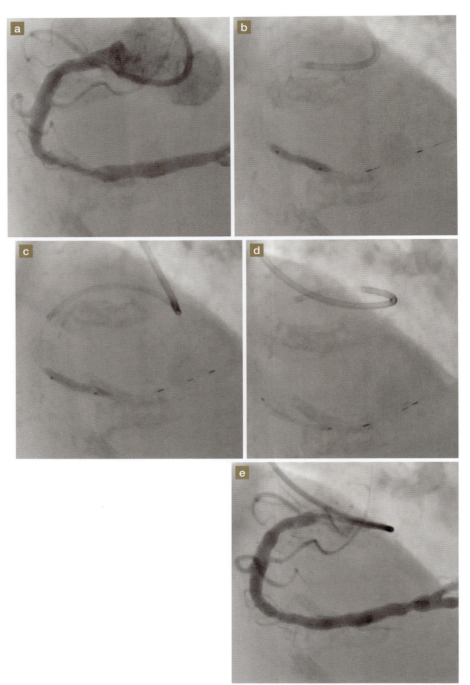

a：RCA＃3のACS病変。
b：末梢保護デバイスを用いてからバルーン拡張を行った。ガイディングカテーテルはHockey stick (HS)3を用いた。Deep engageにするも，バックアップは得られなかった。
c：そこでバルーンアンカーをしながら子カテを挿入した。
d：そのままガイディングもバックアップポジションにして逆αループ（εループ）を形成しつつ，ステントをもち込んだ。
e：良好な拡張が得られた。

図 6 【症例3】LAD中間部の狭窄病変

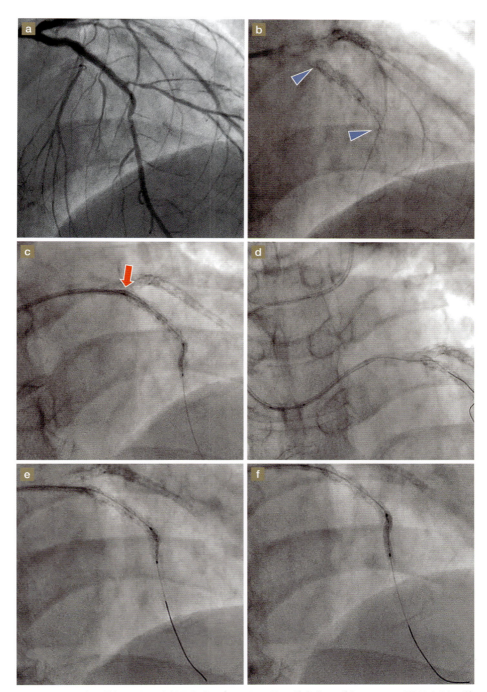

a：LADの狭心症に対するPCI。右橈骨動脈アプローチで5Frのガイディングカテーテル，EBU 4.0にて治療を行った。
b：LADの近位部には，以前に留置したステントが存在した（▶）。
c：バルーンのデリバリーは難渋し，ガイディングカテーテルをdeep engage（➡）してデリバリーした。
d：次にステントをもち込むために，ガイディングカテーテルをバックアップポジションにした。
e：ステントのデリバリーに成功した。
f：ステントを拡張。

図6 （続き）

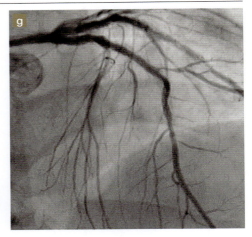

g：最終造影像。5Frのガイディングカテーテルでは，カテーテルそのものでdeep engageをすることにより，強力なバックアップが得られることがある。

図7 【症例4】LCX遠位部の狭窄病変

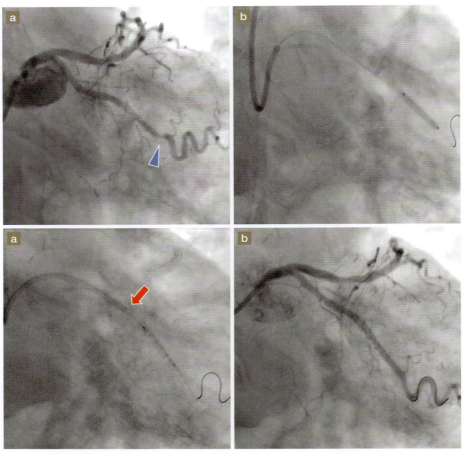

a：LCX遠位部の狭窄（▶）。6FrのAL1.0にて治療を行った。
b：バルーンは容易にデリバリーできた。
c：しかし，ステントのデリバリーには難渋し，最終的にはdeep engage（➡）を行いステントを留置した。
d：最終造影像。

Ⅱ. ガイディングカテーテルのエンゲージ

③ RAO viewを活用する

本多 洋介

Point
- 右冠動脈に対するPCIでは，一般的にLAO viewやLAO or AP cranial viewで治療を行うことが多い．
- 右冠動脈は起始異常を呈することも多く，ときとしてガイディングカテーテルの選択，カテーテルのバックアップを取ることに難渋することがある．
- この際にRAO viewが有用な症例が多く存在する．

通常は（一般的には）

右冠動脈（RCA）は通常，Judkins right（JR）やAmplatz left（AL）のガイディングカテーテルを用いて治療を行う．特に起始部の病変では，ガイディングカテーテルの操作の簡便性，血管損傷リスクの低さからJRを選択されることが多い．

治療中のworking viewは，下記のように使用する．
- RCA近位部～中間部：LAO view（図1a）
- RCA中間部～遠位部（特に4PD・4AVの分岐部病変など）：AP or LAO cranial view（図1b）

RCAにおける起始異常の形として前方起始の形があり，JRではRCA入口部に届か

図1　RCA治療時のworking view

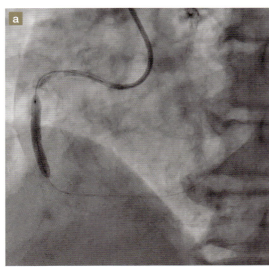 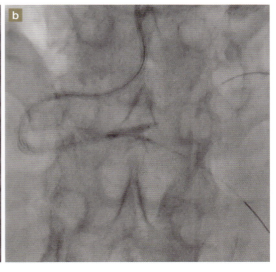

a：LAO view　b：LAO cranial view

通常はないことが多く，ALをやや前方に向けてエンゲージできることが多い（**図2**）。

一方で，右橈骨動脈アプローチでJRやALのカテーテルを使用して前方起始に対してPCIを行った場合，大動脈の対側にガイディングカテーテルが当たらず，バックアップが非常に弱いケースがある（**図3**）。

図2　RCA前方起始の症例

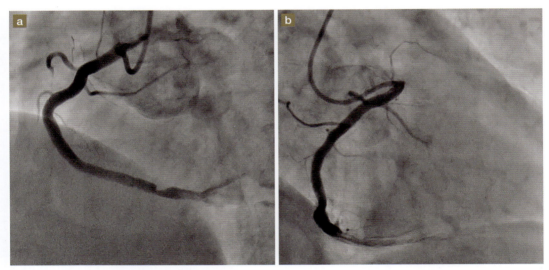

a：LAO viewでは，一見普通にエンゲージしているように見える。
b：RAO viewでは同軸性が保たれていないことがわかる。

図3　RCA前方起始のイラスト

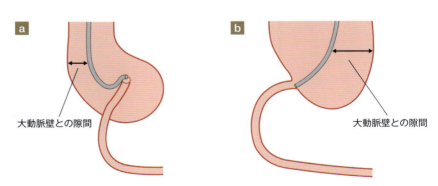

a：前方起始のRCAに対してALを使用した場合のRAO view。
b：通常起始のRCAに対してJRを使用した場合のLAO view。

裏技は

バックアップを得る方法

　ガイディングカテーテル単独でバックアップが得られない場合に次に行う選択肢として，下記のような方法がある。

- サポートワイヤーに変更する
- ダブルワイヤーにする
- ガイドエクステンションカテーテル，あるいは子カテを使用する
- アンカーバルーンテクニックを使用する

　ただし，適切なガイディングカテーテルの操作によって治療を完遂できるケースも多く存在する。そのためには，どのような形になればガイディングカテーテルが最も力を発揮できるのかを知る必要がある。

同軸性を考える

　冠動脈に対して同軸でガイディングカテーテルが挿入されていない場合はバルーンやステントを挿入し，押していった場合に力が逃げて外れてしまう。もちろん対側の大動脈壁に当ててバックアップを取ろうとする場合にも，同軸を保ちながらガイディングカテーテルを押していかなければならない。つまり，同軸性を確認することが非常に重要である。

　RCAに対するガイディングカテーテルの同軸性を確認するためには，RAO viewが有用である。

▶症例呈示

　本症例では，通常起始のRCAに対してRAO viewで同軸性を取ることによりステントの通過に成功している（図4）。右橈骨動脈から治療を行っている場合には，特に同軸性を意識しながら手技を進める。

　前方起始の症例においても同様であり，RAO viewにおいてガイディングカテーテルを時計回り方向に回転することにより，同軸を取ることが可能である（図5）。通常起始の場合と比して，注意点としては下記の点が挙げられる。

▶前方起始症例の注意点

- しっかりエンゲージされていない状態で時計回り方向に回転すると，ガイディングカテーテルが落ちてしまう。それを防ぐには，ガイドワイヤーやバルーンが入った状態でそれらの引きのテンションを得ながらガイディングカテーテルの操作を行うことで，より同軸が取りやすくなる。
- ALの1.5や2.0を使用しているときなどは，RCA近位部の血管損傷リスクがあるため，圧波形や造影所見を気にしながら治療を行い，症例によっては血管内イメージングにても近位部の観察を行うことが有用である。

図4 RAO viewにて同軸性を得た症例

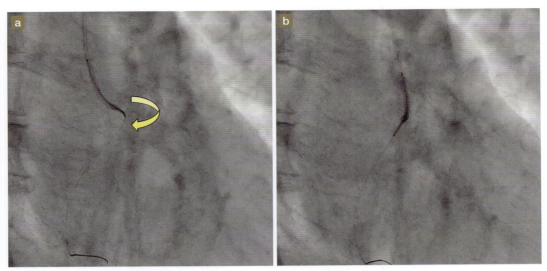

a：RAO viewでRCAは前方から分岐している。ガイディングカテーテルは同軸になっていない。
b：ガイディングカテーテルをRAO viewで時計回りの方向に回転することにより同軸になった。

図5 前方起始のRCAに対してALを使用した場合のRAO view

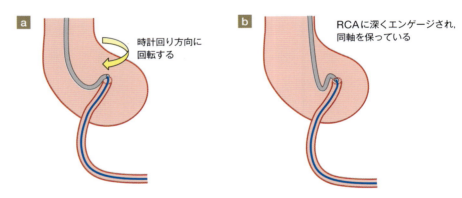

時計回り方向に回転する

RCAに深くエンゲージされ、同軸を保っている

Ⅱ. ガイディングカテーテルのエンゲージ

④ガイディングカテーテル
―特殊形状は知って使えてなんぼ

伊藤 良明

Point
- JRやJLは，エンゲージしやすいがバックアップは得られない。
- バックアップカテーテルは冠動脈損傷，ダンピングからの虚血を誘発しうる。
- 色々な形状のカテーテルを知り，必要に応じて使い分ける。

通常は（一般的には）

Judkins left（JL）, Judkins right（JR）を知る

　通常のガイディングカテーテルとしては，右冠動脈（RCA）にはJRが，左冠動脈にはJLがそれぞれ選択されることが多いと思う。まずはこれらのガイディングカテーテルの操作方法に慣れ，またその特性や限界を知っておくことが重要である。これらの形状は，エンゲージは非常にしやすいが，バックアップが必要となったときに通常の使用法ではパワーポジションにならないため，容易に限界を迎えてしまう。

　しかし，標的病変が複雑性病変であればあるほど，ガイディングカテーテルはバックアップサポートが得られるものを選択しないと治療に難渋することなる。

バックアップカテーテルは？

　一方でバックアップの強いガイディングカテーテルにすると，ガイディングカテーテルによる冠動脈損傷や冠動脈のダンピングによる虚血の誘発などの合併症を併発するリスクが高まることにもなる。

　バックアップカテーテルは一般的に，RCA，左回旋枝（LCX）にはAmplatz left（AL）が使用され，左前下行枝（LAD）ではExtra back up（EBU）typeが使用されることが多い。

ガイディングカテーテルの選択

　病変の形状や病変の近位側の冠動脈形状をみて事前にガイドのバックアップを要する病変かを予測し，適切なガイディングカテーテルを選択できるかは術者の経験やセンスなどに左右される。

　また，あえてサポートの必要な病変であると判断しても，冠動脈入口部の損傷を懸念し，非バックアップタイプのカテーテルを選択し，必要に応じてサイドブラン

チアンカーを用いたり，ガイドエクステンションカテーテルや子カテなどを用いて治療を進めることも1つのテクニックである。

通常は

図1～9に特殊形状のガイディングカテーテルで治療を行った症例を示す。

LADは

LADへEBUを挿入してもバックアップが得られない場合は，左主幹部（LMT）の分岐の仕方や角度にもよるが，カーブの大きな形状のEBUにすることで対応できる場合が多い。しかしそれでもバックアップが得られない場合は，ALのほか，Voda left（VL），Femoral curve left（FCL），Extra backup（XB），Contra lateral support（CLS）など症例に応じて特殊な形状のガイディングカテーテルを選択することで状況を打破することができる。

LCXは

LCXにALを挿入してもバックアップが得られない場合の多くは，ALのカーブが小さいことによるため，カーブの大きな形状に変更することが多い。

CLSは，ときにLCXに対して非常に強いサポートが得られることがあり，知っておくとよい。

RCAは

RCAにALが挿入できない，あるいはALにてダンピングしてしまい手技が続けられない場合はショートチップやカーブの小さなものに変更して対応できることがある。それでもうまくいかない場合は，JR以外のガイディングカテーテルとしてHockey stick（HS），Internal mammory（IM），Shepherd's crook right（SCR），Eric cohen right（ECR），Champなどの他の特殊カーブを選択すると功を奏することがあり，いくつかのカーブは使用してみたほうがよい。またあまり推奨されないが，shepherd clock typeのRCAには意外にもJLがエンゲージできることがあり，バックアップが得られることもある。

サイドホールは

筆者は原則的に，ガイディングカテーテルはすべてサイドホールを装着しているものを選択している。造影効果はやや劣るかもしれないが，それ以上にダンピングを回避するという効果に重きをおいている。OCTなどを施行する場合は，ガイドエクステンションカテーテルを挿入すればサイドホールを塞ぐことはできる。

裏技は

裏技は いろいろ使用してみる

いずれにしても，PCIを施行する際のガイディングカテーテルの選択は重要で，各メーカーから似たようでも違う形状，素材，そして特殊カーブのガイディングカテーテルが作られている。一通り使用してみて，自分の引き出しを増やしておくことが，月並みだが必要なことだと考える。

図1 RCAにECR

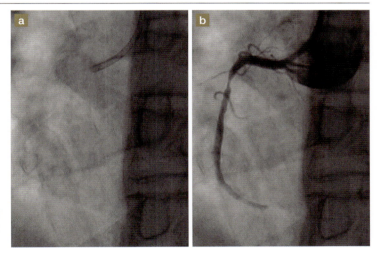

JRがエンゲージできず，ECR3.5を使用した。ALを用いるほどの病変ではなかった。

図2 Shepherd clockにECR

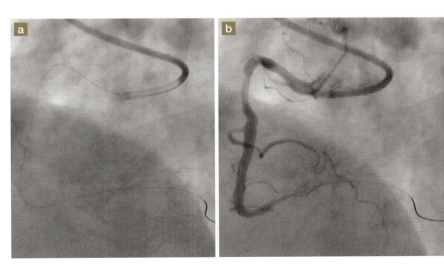

ややshepherd clock typeのRCAでALがエンゲージできず，ECR4.0をエンゲージし治療した。

図3 RCA下方起始にECR

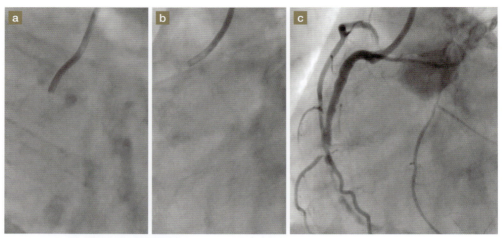

ALがエンゲージできず，SLへの変更を考えたが，ECR3.5がちょうどフィットした。

図4 RCAにHS

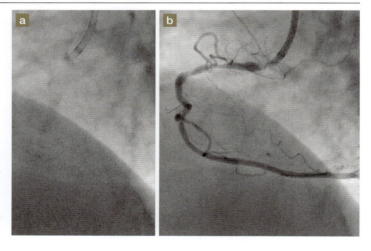

RCAの入口部に高度狭窄があり，バックアップカテーテルが必要であるが，エンゲージはできない状況であった。
HS3を選択し，ALとは異なりカテーテルを引けば抜けて，押せばバックアップが取れる状態で治療をしえた。

図5 RCA下方起始にHS

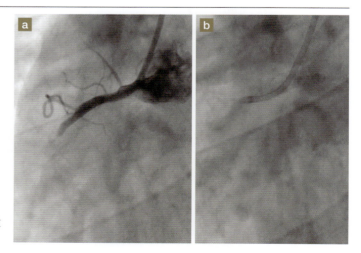

RCAの心筋梗塞。RCAがやや下方向きに分岐しており，HS2をエンゲージし治療した。

図6 大伏在静脈（SVG）にHS

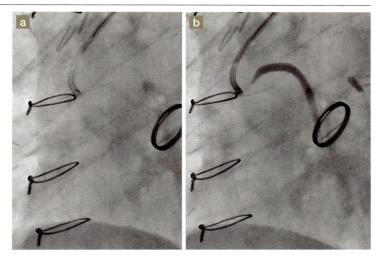

バイパス術後のSVGの狭窄症例であった。通常ALを施行することが多いが，本症例はグラフト近位部に狭窄があり，HS2を選択し治療しえた。

図7 Shepherd clockのRCAにHS

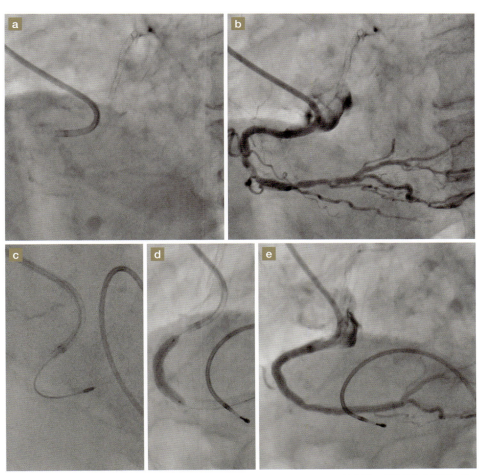

a，b：ややshepherd clockのRCAであり，右冠尖（right coronary cusp：RCC）の低位置から分離していたため，HS1を選択して治療した。
c〜e：病変は石灰化が著明で，ロータブレーター後にステントを挿入したが，HSガイドで治療しえた。

図8 LCXに対するCLS

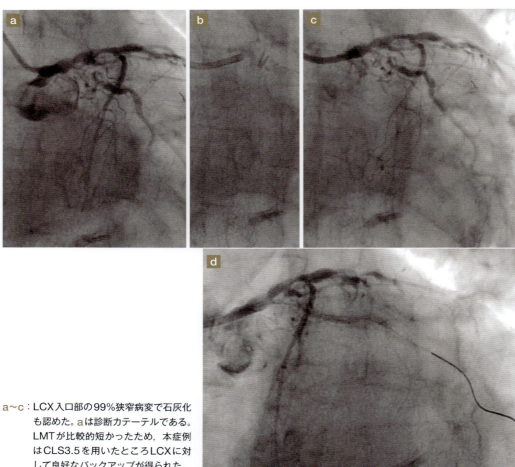

a〜c：LCX入口部の99％狭窄病変で石灰化も認めた。aは診断カテーテルである。LMTが比較的短かったため，本症例はCLS3.5を用いたところLCXに対して良好なバックアップが得られた。
d：ワイヤリングに成功した。

図9 LCXに対するVL

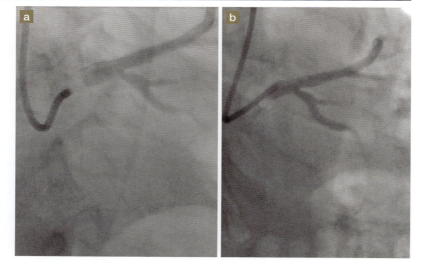

LCX入口部の狭窄に対し，AL1.5を用いたがエンゲージしにくく，VL3.5に変更したところ，良好なサポートが得られた。

裏技は

COLUMN

ガイディングカテーテルの特殊形状を熟知し，使い分けることが重要！

　ガイディングカテーテルの特殊形状には製造販売社ごとに名称（製品名）が付いている。例えば，オーソドックスなEBU形状でも，異なる製造販売社で同じ製品名を付けることができないため，同じような形状でも名称が異なるということになる。

　しかし，同じような形状であれば性能が同じかというと，そうではない。各社ごとに全く違うものである。

　ガイディングカテーテルの特殊形状それぞれの特徴を知って使い分けることこそ裏技であり，PCI上級者への道である。

Ⅱ. ガイディングカテーテルのエンゲージ

⑤Anomalyのパターンを知る

荒木 基晴

Point

- Anomalyのパターンを知る。
- パターンを予測し，カテーテル操作を行う。
- 危険なanomaly症例を知る。
- 適したガイディングカテーテルを予測する。

通常は（一般的には）

　先天性冠動脈異常（congenital coronary anomaly）の１つである冠動脈起始部と走行の異常について概説する。はじめに，左前下行枝（LAD），左回旋枝（LCX），そして右冠動脈（RCA）の定義[1]を示す。

正常冠動脈の定義

- LAD：前心室間溝の心表面を走行し，貫通枝（中隔枝）を分岐する。
- LCX：解剖学的左室の基部における房室間溝表面を走行し，少なくとも１本の鈍角枝を分岐する。
- RCA：解剖学的右室の基部における房室間溝表面を走行し，少なくとも鋭角枝を分岐する。

　先天性冠動脈異常についてはさまざまなものが報告されているが，冠動脈起始異常と冠動脈走行異常により分類される。

冠動脈起始異常，冠動脈走行異常の分類

▶大動脈基部から起始するが，位置が異常

A) 冠動脈高位分岐

　冠動脈起始部がSTジャンクションよりも1cm以上高位から分岐するものと定義される。インターベンション施行時などにおいてガイディングカテーテルの選択が重要となるが，血行動態に影響を及ぼすことは少ない（**図1a**）[2]。

　図2に左主幹部（LMT）の高位分岐例を呈示する。

B) 交連部分岐

　冠動脈が交連部より5mm以内から起始しているものと定義される。成人の6%の頻度で認められるという報告もある。こちらもインターベンション施行時におけるガイディングカテーテルの選択が重要となる（**図1b**）[2]。

図1 大動脈基部分岐異常

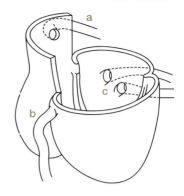

a：冠動脈高位分岐
b：冠動脈交連分岐
c：冠動脈重複分岐

（文献2より引用）

図2 LMTの高位分岐例

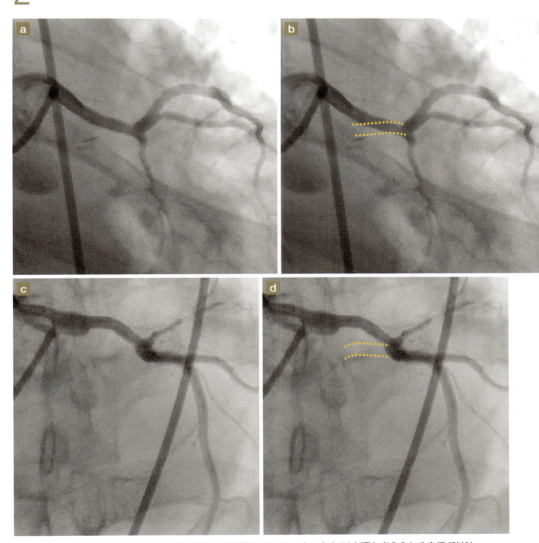

a：RAO caudal viewで明らかにLMTが高位から分岐している。　b：本来のLMTと考えられる走行（破線）。
c：AP cranial viewでも高位分岐がうかがえる。　d：本来のLMTと考えられる走行（破線）。

図3 右冠動脈左冠動脈洞分岐大血管間走行

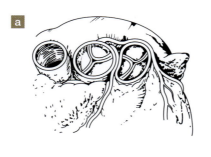
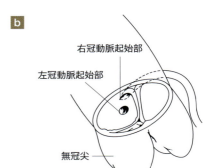

右冠動脈起始部
左冠動脈起始部
無冠尖

（文献2より引用）

通常は

▶ 冠動脈対側冠動脈洞分岐
（anomalous aortic origin of coronary artery from the opposite sinus）
A）左冠動脈が右冠動脈洞から起始するもの
B）RCAが左冠動脈洞から起始するもの

　ともに頻度が高い冠動脈起始異常である。なかでもLCXが右冠動脈洞もしくはRCAから起始しているものの頻度が高い（0.4〜0.6％）。次にRCAが左冠動脈洞から起始するもの（図3），LMTが右冠動脈洞から起始するものの頻度が高い。
　対側冠動脈洞から起始した冠動脈が走行する部位は，4つのタイプに分類される。(1) 大血管間走行（inter-arterial），(2) 中隔走行（transseptal），(3) 大動脈背側走行（retroaortic），(4) 右室流出路腹側走行（prepulmonic）。
　(1)に分類されるもののなかで，大動脈基部と右室流出路もしくは肺動脈の間を走行するものはmalignant courseとよばれ，冠動脈の壁外性圧迫に伴う虚血から，ときに致死的な転機をたどるものもある。青年期の心臓関連突然死の3割を占めるともいわれている。

▶ 冠動脈肺動脈分岐
（anomalous origin of the coronary artery from the pulmonary artery）
　左右いずれか，もしくは両側の冠動脈が肺動脈から起始するものである。心エコー図で左冠動脈の拡張期もしくは連続性の逆行性血流で診断される。ほとんどが循環不全によるショックで生後2〜3カ月に発症する乳児型である。ごくまれに成人型で発見されることもあるが，突然死のリスクがあり，無症状でも手術適応となる。

▶ 単冠動脈（single coronary artery）
　1つの冠動脈入口部よりすべての冠動脈が分枝するもので，Lipton分類（図4）[3]が有名であり，L1とR2型が最も頻度が高い。冠動脈が大血管間（interarterial course）もしくは流出路中隔壁内（intraseptal course）を走行するL2-B，R2-Bはmalignant courseに分類される。単冠動脈に関してのPCIは，いわゆるjeopardized

図4 Lipton分類

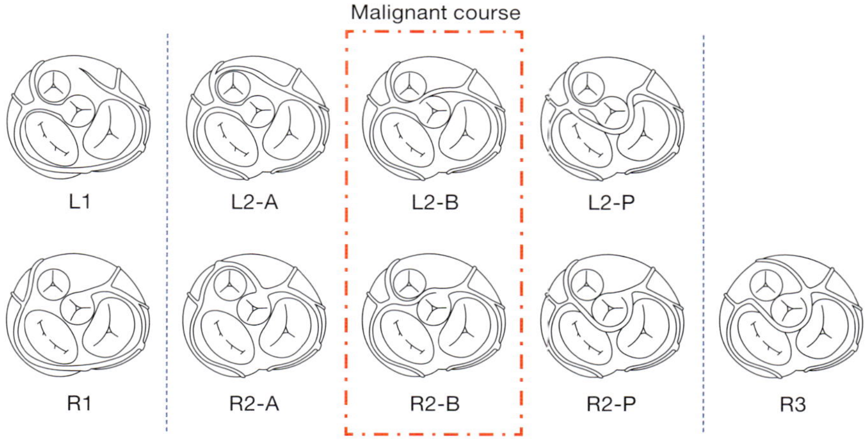

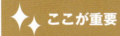

L1　L2-A　L2-B（Malignant course）　L2-P

R1　R2-A　R2-B　R2-P　R3

（文献3より引用）

myocardiumの状況であり，ハイリスクとなる。

▶冠動脈重複起始（multiple ostia）

最も多いのは，左冠動脈にLMTがなくLAD，LCXがそれぞれ独立して起始しているものである。まれに，左冠動脈の枝が対側のsinusから起始しているもの（図1c）[2]や，3～4つの冠動脈入口部が存在することがあり，このような場合カテーテル検査や治療に難渋することがある。

> **ここが重要**
>
> **Malignant courseに注意！**
> - 先天性冠動脈異常の中には，冠動脈が走行する部位により血管外構造物による圧排を受け心筋虚血を引き起こすmalignant courseに分類されるものがある。
> - ときに突然死を引き起こす可能性があるため，十分な知識が必要である。

裏技は

カテーテル検査時に冠動脈入口部がみつからないとき，冠動脈起始異常の分類を熟知し，1カ所ずつ丁寧に確認することが重要である。

- 通常より高位もしくは低位から起始していないか確認する（冠動脈高位分岐の確認）
- 通常の高さで腹側，背側より起始していないか確認する（冠動脈交連部分岐の確認）
- 対側冠動脈入口部付近から起始していないか確認する（対側冠動脈洞分岐の確認）

RCA起始異常で比較的よく遭遇するものの1つとして，LAO viewで身体の前面より起始しているもの（図5）があり，ガイディングカテーテルはALを使用すると比

較的適合する．また，RCAが左冠動脈洞より起始するものも多く，JLかALのガイディングカテーテルが適合することが多い（図6）。

したがって，通常存在するべき冠動脈が存在しなかった場合には，いくつかのanomalyのパターンを想定しながらカテーテル形状も変更し操作をすることで，エンゲージできることが多い（図7）。

大動脈造影などを行い，分枝血管を探そうとしている術者もいるが，実際にはほとんど確認することができず，無効なことが多い。

図5　RCA前方起始

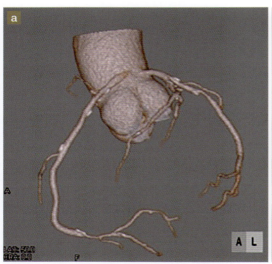
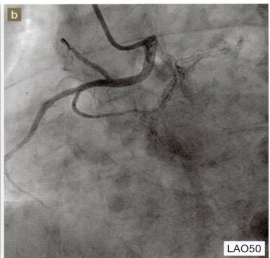

図6　右冠動脈枝左冠尖起始

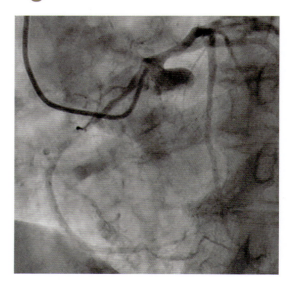

図7 右冠動脈左冠動脈洞分岐異常例

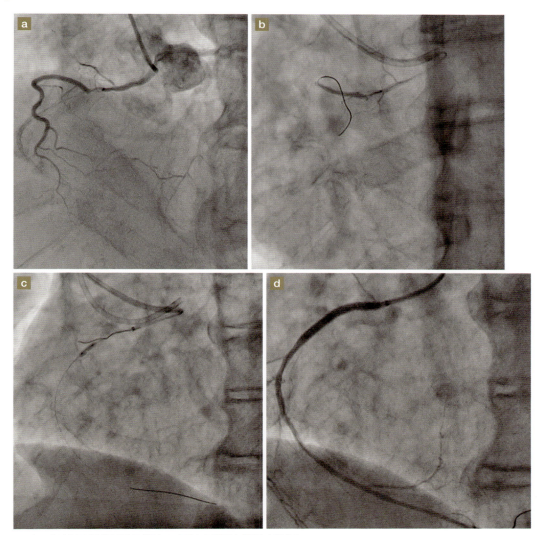

a：右冠動脈左冠動脈洞分岐異常例で，RCA中間部はCTOを認めた。
b：PCIはJLのガイディングカテーテルがエンゲージできた。右室枝のような側枝にワイヤリングを行い，ダブルルーメンカテーテルを挿入し，そのルーメンから造影を行った。
c：ガイドワイヤーは通過したが，バックアップは弱く，子カテを用いながら治療を行った。
d：最終的にはステントを留置し，治療を終了した。

その他

冠動脈開口部狭窄（slit-like lumen of coronary ostium）

冠動脈対側冠動脈洞起始に合併することが多い。突然死を含む虚血性イベントを引き起こすリスクがある先天性異常であり，インターベンションの適応となりうる。

▶ 症例呈示

患者：70歳代，女性。既往歴なし。

労作時の胸部圧迫感とふらつきを主訴に来院された。心臓CTで冠動脈開口部狭窄を認めた（図8）。本症例はバルサルバ洞と肺動脈によりLMTが圧排を受けていた。

精査目的で入院。冠動脈造影にてLMTの高度狭窄を認めた（図9）。

FFRを測定し有意狭窄と診断され，薬物療法を行ったが症状は改善せず，PCIの方針となった（図10）。LMTにステントを挿入し，PCI施行後は症状が改善した。

図 **8** 左冠動脈入口部の冠動脈開口部狭窄（→）

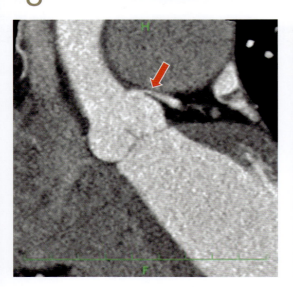

図 **9** LMTの狭窄

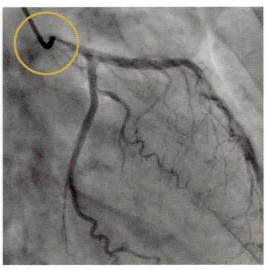

冠動脈造影ではLMTに高度狭窄を認めた（黄丸）。

図 10 IVUS施行後に冠動脈ステントを挿入

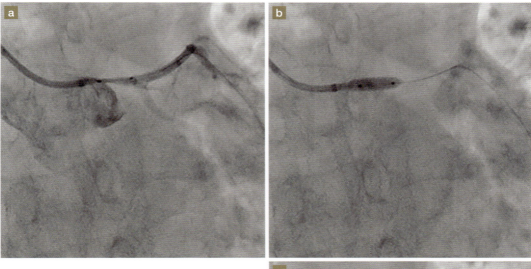
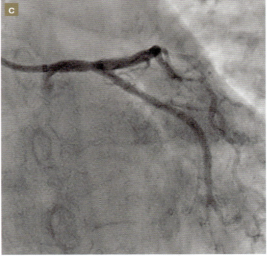

a：LMT入口部にIVUSでマーキング後，ステントの位置合わせを行った。
b：ステントを拡張。
c：良好な拡張を得た。

文献

1) Angelini P : Coronary artery anomalies—current clinical issues. Definitions, classification, incidence, clinical relevance, and treatment guidelines. Tex Heart Inst J 29 : 271-278, 2002.
2) Kayalar N, Burkhart HM, Dearani JA, et al : Congenital coronary anomalies and surgical treatment. Congenit Heart Dis 4 : 239–251, 2009.
3) Lipton MJ, Barry WH, Obrez I, et al: Isolated single coronary artery: Diagnosis, angiographic classification, and clinical significance. Radiology 130 : 39-47, 1979.

Ⅲ. ガイドワイヤーのシェイピング

①一般的なPCI ガイドワイヤーの構造

堤　正和

Point
- ガイドワイヤーの種類を知る。
- ガイドワイヤーの構造を知る。
- ガイドワイヤーのスペックを知っておく。

通常は（一般的には）

一般的なPCIガイドワイヤーの構造

テーパーしているコアワイヤーの先端部にコイルが巻かれているのが基本的な構造である（**図1**）。最先端の3cmほどには，透視で映るようにX線不透過のプラチナコイルが使用されている。

▶ワンピース構造とツーピース構造

コアワイヤーにはステンレスのみで構成されたワンピース構造と，ステンレスとナイチノールがシャフトで接合されたツーピース構造のものがある。一般的にワンピース構造のほうがトルク性能はよく，ツーピース構造のほうが耐久性が高いといわれている。

▶コイルワイヤーとプラスチックワイヤー

先端にコイルが巻いてあるコイルワイヤー（**図1**）と，さらにその上にポリマーコーティングされたポリマージャケットワイヤーがある。後者は，滑り性能を重視した構造のため，血管との摩擦が少ない。また複雑病変の通過に有用である反面，抜けやすい。さらに小さい側枝に迷入しやすく，動脈穿孔を起こしやすいという特徴がある。

図 **1** 　一般的なPCIガイドワイヤーの構造

プラチナコイル（不透過）
3〜20cm

ステンレスコイル
10〜20cm

コアワイヤー
175〜300cm

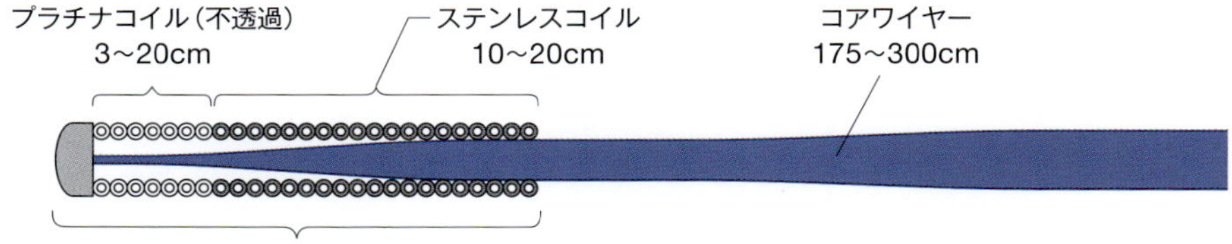

多くのコイルワイヤーはこの部位に親水性コーティングがなされている。
ポリマージャケットワイヤーの場合は，この部位がポリマーコーティング＋親水性コーティングとなっている。

▶ フロッピーワイヤーとスティッフワイヤー

先端荷重1.0g以下の軟らかい比較的安全なワイヤーはフロッピーワイヤーとよばれ，先端荷重3.0g以上の硬い（穿通力の高い）ワイヤーはスティッフワイヤーとよばれる。

▶ テーパータイプとノンテーパータイプ

先端がテーパー（taper）している，つまり先細りしているか否かでも分類できる。テーパータイプは主に亜閉塞などの高度狭窄の通過や，慢性完全閉塞（CTO）のmicro channel trackingに用いられる。また先端荷重が大きく，かつテーパータイプのものは，非常に穿通力が高いため，硬いCTOのワイヤリング，distal capのpenetration，subintimaからintimal plaqueへ戻す際などに用いられる。

▶ サポートワイヤー

先端は軟らかいものの，コイル部を短くし，コアワイヤーの荷重を高めることでワイヤーの剛性を高め，サポート性を向上させたワイヤー。石灰化病変や屈曲した血管を伸ばすことでデバイスのデリバリーを容易にする。

もちろん製品ごとに細かい特色はあるが，以上の5点でほぼすべてのガイドワイヤーを分類することができる。それぞれの特徴を理解し，その病変，そのシチュエーションに最も適したガイドワイヤーを選択することは，テクニック以上に根本的で，かつ重要なことである。

● テーパータイプの先端荷重の小さなプラスチックワイヤーといえば？
● ノンテーパータイプの先端荷重6g以上のコイルワイヤーといえば？

などの問いに対していくつかの製品名がすぐさま浮かんでくるようでなければならず，またその1つひとつの特徴や差異を説明できなければいけない。

一般的なPCIガイドワイヤーの分類

一般的に使用されているガイドワイヤーを分類したものを図2にまとめた。参考にしていただきたい。

図2 ガイドワイヤー分布図

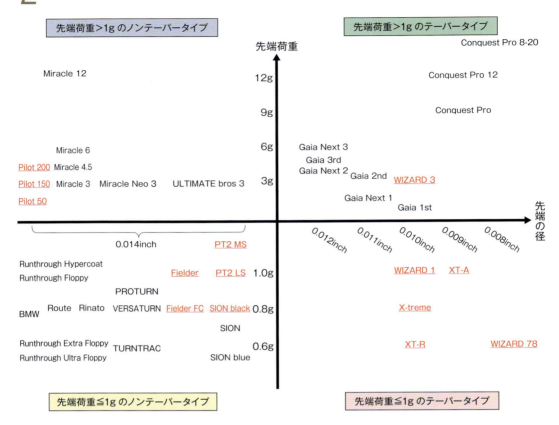

※赤字＝プラスチック（ポリマーコーティング）ワイヤー。

Ⅲ. ガイドワイヤーの選択方法

②ガイドワイヤーの選択方法

堤　正和

Point

- 基本的な操作は，荷重1.0g未満の非ポリマージャケットワイヤーを用いる。
- スペックの高いガイドワイヤーでいい加減なワイヤリングはしてはいけない。
- 主な選択基準は，滑り性能，先端荷重，先端がテーパーか否か。
- 各ガイドワイヤーの特徴だけでなく性能の限界を知り，適切なガイドワイヤー選択を行う。

通常は（一般的には）

1stチョイスワイヤーの選択

▶条件

　先端荷重が1.0g以下の軟らかいコイルワイヤーでポリマーコーティングをしていないガイドワイヤーが，1stチョイスワイヤーとして一般的に用いられる。

　さらに親水コーティングもさほど強くなければ，偽腔に入りかけている場合などの微妙な抵抗をガイドワイヤー先端で感じることができる。そのような抵抗をしっかり感じ取りながら意識してガイドワイヤーを操作することで，安全にワイヤリングすることができる。また，ガイドワイヤーの操作性には限界があり，複雑性病変の場合，術者が意図的に操作をしないとガイドワイヤーが通過しないこともある。数多くの症例に使用していると術者の操作能力が向上していくようなガイドワイヤーが1stチョイスワイヤーとして望ましい。

▶性能

　近年の1stガイドワイヤーは親水コーティングが非常によかったり，先端のみ非コートにしたり，ナイチノールコアであったりと，いろいろな種類のものが使用可能である。

　よいガイドワイヤーほど，ドリリングをしているだけで自動的に進んでいき，病変を通過してしまうことがある。そのようなワイヤー選択とワイヤリングをしていると，いくらたくさんの症例を治療しても，その後複雑性病変へのワイヤリングができるようにはならないと筆者は考えている。

▶上達のために

　当院では比較的単純な病変であっても，意識的にコントロールされたワイヤリングを心がけるよう普段から指導されている。意図しないと動かないようなガイドワイヤーを選択しつつ，ガイドワイヤーの限界を知り，自分の技術とも向き合いながら症例を重ねると，その後のワイヤリング技術の上達に結び付くと考えている。

Tortuous vesselに使用するガイドワイヤーの選択

病変部や病変前後に屈曲が存在すると，ガイドワイヤー操作に難渋することはよくある。屈曲に応じたガイドワイヤーのシェイピングを行っても，性能により操作できなくなるということもある。

まずは自身が使用している1stチョイスワイヤーの限界を知るとよい。そのうち病変の屈曲の程度をみるだけで，1stチョイスワイヤーを用いてよいかどうかの判断がつくようになる。

無理だと判断した場合は，高度屈曲病変では滑り性能に優れたフロッピーガイドワイヤーを選択すべきである。

現在各社からガイドワイヤーがリリースされており，まずはスペック上の違いを知っておくことが重要である。そのうえで何種類か使用してみて，自身の操作感にマッチしたガイドワイヤーを知っていくことが必要である。

筆者はスペックを理解したうえで，ガイドワイヤーの選択にはスペックに加え，操作感が重要だと考えている。

分岐部病変の側枝へ挿入するガイドワイヤーの選択

▶ 側枝のプロテクトワイヤー

原則的にポリマージャケットワイヤーを選択する。注意点としては，これらのワイヤーは滑り性が高いため側枝のさらに側枝などに迷入しやすく，冠動脈穿孔などの合併症に注意が必要であること，また滑り性が高いので抜けやすいことである。テーパーワイヤーなどにする必要はない。

▶ ステント留置後側枝へのワイヤリング

Single stent with kissing balloon techniqueにおける側枝へのワイヤーリクロスについては，十分に修練を積んでいれば1stチョイスワイヤーを用いて通過は可能である。しかし，分岐角度が大きい場合などで本幹の末梢側にガイドワイヤーがprolapseしてしまう場合や，crush stent後の側枝へのwire re-crossingなどでサポート力と先端荷重が必要になる場合がある。ワイヤーの操作感を感じながら，ワイヤーのサポートを上げる，トルクを上げる，テーパーワイヤーにするなど，変更していけばよい。

▶ 本幹側にガイドワイヤーがprolapseしてしまう場合

Prolapseを予防するためにダブルルーメンカテーテル（DLC：SASUKEやCrusadeなど）の使用を考慮するが，それらが使用できない状況，もしくは併用してもprolapseしてしまう場合には，prolapseしにくいガイドワイヤーを選択する。コアワイヤーがある程度サポート力があり，かつトルクレスポンスのよいガイドワイヤーを選択することになる。ワイヤリングにはガイドワイヤーのシェイピングも重要で，かつ慎重な操作が求められる。

▶ サポート力と先端荷重もしくは滑り性能が必要になる場合

サポートを上げるためにDLCの使用を考慮するが，トルク性能と先端荷重を上げる必要がある場合は，ノンテーパーでコアワイヤーが太く，先端荷重も重たいものを選択すればよい。

▶ 分岐角度が90°以上でマイナスの角度の場合

Reverse wire technique（p.73～95参照）を用いることを考慮する。Reverse wire techniqueの際は，ポリマージャケットワイヤーを選択する。

デバイスの挿入に難渋する場合のガイドワイヤー選択

近年はガイドエクステンションカテーテルの登場により，タイトな病変や病変手前がtortuousだったり石灰化を伴うようなデバイスデリバリーに難渋する症例も，比較的容易にデリバリーできるようになってきているためサポートワイヤーの登場の機会は減ったかもしれない。だが，デリバリー難渋例への対応の1つとしてガイドワイヤーのサポートを上げるという方法を覚えておく必要がある。

サポートを重視する場合は，マイクロカテーテルを介してサポートワイヤーへの入れ替えを行う。サポート性能の高いガイドワイヤーとしてはGrand Slam（朝日インテック社），HI-TORQUE IRON MAN（アボット社）やSION blue ES（朝日インテック社）などが用いられる。基本的にサポートワイヤーの操作性はよくないので，1stチョイスワイヤーできちんと末梢までワイヤリングを行った後にマイクロカテーテルを介して入れ替える必要がある。SION blue ESは比較的操作もしやすいため，症例によっては最初から選択してもよい。

石灰化病変に用いるガイドワイヤーの選択

石灰化病変は通常の1stチョイスワイヤーでも通過可能である。しかし，石灰化が高度で摩擦が強くトルクが伝わらない，狭窄がタイトで滑り込めないなどの理由でワイヤリングに難渋する例もある。

石灰化病変では先端以外の摩擦を軽減するためにマイクロカテーテルを併用することはもちろんだが，ガイドワイヤー自体の摩擦を少なくするために滑り性能のよい親水性コーティングされたポリマージャケットのものを用いるとよい。また石灰化に加え狭窄自体も，タイトで滑り込むスペースが小さい場合には先端のテーパーしたガイドワイヤーを選択する。

慢性完全閉塞（CTO）病変に用いるガイドワイヤーの選択

CTOと一口にいってもさまざまなシチュエーションがあり，ガイドワイヤーの選択について一概に述べるのは難しい。ここではCTOのシチュエーション別にガイドワイヤー選択の考え方を述べておく。

通常は

▶ Antegrade approach

Micro channelの存在を疑ったり，探る目的であれば，テーパーしたポリマージャケットワイヤーとしてXT-RやXT-A（朝日インテック社），Wizard 78（日本ライフライン社）などが第一選択になる。

穿通を目的として，CTOの閉塞長がそれほど長くなくCTO遠位端が良好に描出されているのであれば，穿通性の高いテーパーワイヤーが選択される。GaiaシリーズやConquestシリーズ（朝日インテック社）が選択される。もし閉塞長が長いようだったり，屈曲が存在している場合などはノンテーパーワイヤーが選択される。MiracleシリーズやULTIMATE bros 3，Miracle Neo 3（朝日インテック社）などがよい選択肢と考えられる。CTO内の反応をみながらステップアップやステップダウンをしていく。

特殊な使用法として意図してナックルワイヤーを行い，偽腔を作製する場合はポリマージャケットワイヤーを用いると比較的安全である。

▶ Retrograde approach

Channel trackingに用いられるガイドワイヤーは，中隔枝においてはSION，SION black，SUOH 03，XT-R（朝日インテック社）などがチャンネルの形状や径などにより選択される。

Epicardial channelは穿孔すると即，心タンポナーデとなりうるため，原則チャンネル損傷を最も軽減しうるSUOH 03を第一選択とすることが多い。Ipsilatellal collateralの場合はさまざまなバリエーションが存在するが，原則的にどのチャンネルもepicardial channelのため穿孔のリスクの少ないSHOH 03がやはり第一選択と考えられる。

Reterogradeから閉塞部へのアプローチワイヤーの考え方も基本的にはantegrade approachと同様で，channel trackingと穿通のどちらを狙うかで選択が決まる。

裏技は

手前に留置されたステント端や石灰化に引っかかり，バルーンやステントがデリバリーできないような場合は，サポート力を上げても解決しない。むしろサポートを上げて無理に押し込むことで，stent deformationなどを起こす危険性がある。そのような場合には，バルーンスリッピングテクニックなどを用いて引っかかりを解消しながら子カテやガイドエクステンションカテーテルを遠位までもっていくか，それができない場合にはHI-TORQUE WIGGLE®（アボット社，**図1**）を用いるという方法がある。

HI-TORQUE WIGGLE®は，先端以外に波打つような連続したカーブがつけられており（**図1**），デバイスの通過するコースやアングルを変化させることができる。そのため，引っかかっていたステント端や石灰化を避けて通過させることができる場合がある。一度試しても引っかかるような場合は，少しガイドワイヤーを引いてカーブの位置を変えることで，通過が可能となる。

HI-TORQUE WIGGLE®は以前より存在するガイドワイヤーであるが，上記の

図 1
HI-TORQUE WIGGLE® の先端

（画像提供：アボット社）

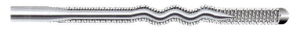

 裏技は 方法を知っておくだけでステントデリバリーが容易に可能となる。さらに，このガイドワイヤー以外でもハンドメイドでワイヤーをジグザグに軽く曲げることで同様の操作が可能となるため，裏技として紹介した。

Ⅲ. ガイドワイヤーの選択方法

③シェイピングが命

荒木 基晴

Point
- ガイドワイヤーを通過させる血管の特徴をよく観察し，どのようなシェイピングが適切であるかを判断する。
- 目的とした末梢血管までガイドワイヤーを挿入するため，シェイピングは妥協せずやり直す！

通常は（一般的には）

　PCIの成功は，病変のガイドワイヤー通過から始まる。

　近年のガイドワイヤーは，安全かつ優れた操作性能を兼ね備えている。ただし，石灰化，屈曲，分岐部の角度など病変の状況を正確に評価し，最適のガイドワイヤーを選択することはもちろんのこと，最終的にはガイドワイヤーを適切にシェイピングすることがその性能を最大限に引き出すために必要である。シェイピングは，ガイドワイヤーの選択と同時に，PCIを成功に導くための最初のステップといえる。

ガイドワイヤーのシェイピング方法

　ガイドワイヤーのシェイピングは基本的にインサーターやガイドワイヤーに付属するシェイピングデバイスで行う。基本的に大きなカーブは，これらのデバイスを用い，ガイドワイヤーをしごくように滑らかなカーブをつける（図1）。

　小さなカーブはインサーターにガイドワイヤーを挿入し，ガイドワイヤー先端をインサーターから出し，指で整形する（図2）。このとき，1カ所で急峻な角度をつけようとするとガイドワイヤーが折れてしまうので注意が必要である。

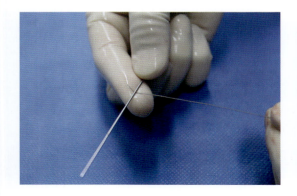

図1 大きなカーブをつける方法

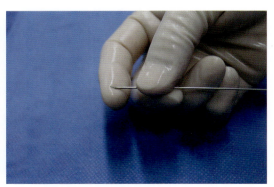

図2 小さなカーブをつける方法

図3 ガイドワイヤーの基本的なシェイピング

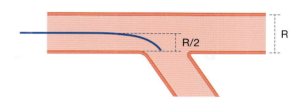

図4 屈曲部のガイドワイヤーの進み方

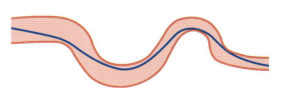

図5 分岐が大彎側にある場合

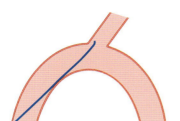

図6 分岐が小彎側にある場合

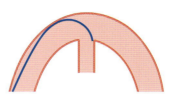

通常は どのようなシェイピングをつけるか？

　PCI開始と同時にコントロール造影を行い，ガイドワイヤーを通過させる血管の特徴をよく観察し，どのようなシェイピングが適切であるかを判断することが重要である。ワイヤリングを開始して思うようにいかなければ，ガイドワイヤーを一度体外へ出してあらためてシェイピングを変えることを妥協してはいけない。

　シェイピング形状は病変形態，対照血管径などによりさまざまである。Open vesselの場合，ガイディングから病変を通過し，末梢に至るまで血管径が一番大きな血管径に合わせてシェイピングする。冠動脈に屈曲が全くないと仮定したとき，血管径 (R) に対して少なくともR/2以上のより大きな曲がりをつけないと側枝の選択は困難になる。あまり大きなカーブをつけると，側枝に入ってからのワイヤリングが難しくなる (図3)。

　血管径以外にも分岐部以前の血管の蛇行にも注意を払う必要がある。屈曲部をガイドワイヤーが通過する際にはカーブの小彎側を通過し大彎側へと進む，その後にまた屈曲があれば2つめの屈曲の小彎側へと進んでいく。いわゆるアウト・イン・アウトでガイドワイヤーは進んでいく。必要なシェイピング角度は試行錯誤し，自身で体得する必要がある (図4)。例えば，側枝が屈曲部の大彎側から分岐していると，小さなシェイピングで側枝を捉えることができるが (図5)，逆に側枝が屈曲部の小彎側から分岐していると大きなシェイピングが必要となる (図6)。

図7 シングルベントは狭窄部で伸ばされてしまう

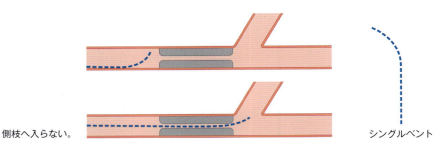

側枝へ入らない。　　　　　　　　　　　　　　　　　　　　　シングルベント

図8 ダブルベントカーブで大きなカーブは伸ばされてしまうが，先端の小さなカーブは狭窄通過後も形状を保つ

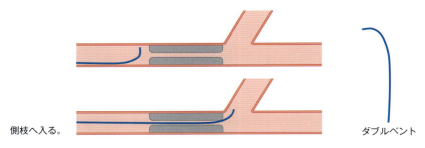

側枝へ入る。　　　　　　　　　　　　　　　　　　　　　　　ダブルベント

通常は

末梢に狭窄病変が存在したり病変直後に分岐部がある場合，大きなシングルベントは伸ばされて真っ直ぐになってしまうため（図7），ガイドワイヤー先端に小さな曲がりをつける，いわゆるダブルベントカーブが有効である（図8）。

裏技は

ガイドワイヤーの基本構造は，インナーコアと呼ばれるコアワイヤーにコイルを巻き付けてあるコイルワイヤーである。シェイピングの形状を維持させる目的でインナーコアワイヤー自体や，先端の構造，素材を工夫しているものも多い。ガイドワイヤーは種類によって先端チップと接合しているものと接合していないものとがあり，それらによってシェイピングがつきやすいが形状の保持が維持されにくいもの，シェイピングはつきにくいが形状は保持されるものなど，それぞれの特徴を十分に理解して使い分けることが重要である。

非慢性完全閉塞（非CTO）病変において，ガイドワイヤー通過に難渋する場合や側枝へのワイヤリングに難渋する場合は，ガイドワイヤーのシェイピングをし直すことで挿入が可能となることが多い。

通過困難な例の要因の多くは，「屈曲」の存在であろう。

病変部が屈曲していなくても病変近位部の屈曲や非同軸の影響で挿入できないことがある。そのような場合，必ずマイクロカテーテルを用いてガイドワイヤーの1stカーブおよび2ndカーブ時には3rdカーブを形成し，ワイヤリングそしてリシェイピングを繰り返し，ワイヤリングを行うことが重要である。

症例呈示

▶症例1

左冠動脈中隔枝に対するワイヤリング（図9）。

中隔枝は左前下行枝の屈曲部小彎側より分岐している（図9a ➡）。

ガイドワイヤーは図9bの矢印方向に進んでいくため，中隔枝にワイヤリングする際のシェイピングは大きめにする必要がある。

マイクロカテーテルを併用し，シェイピングを変えながらガイドワイヤーの通過に成功した（図10）。

図9 【症例1】屈曲部小彎側から分岐する中隔枝へのワイヤリング（➡）

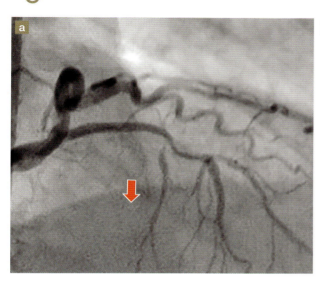
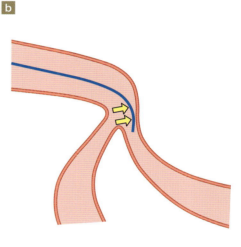

図10 【症例1】マイクロカテーテルを併用し，ワイヤリングに成功

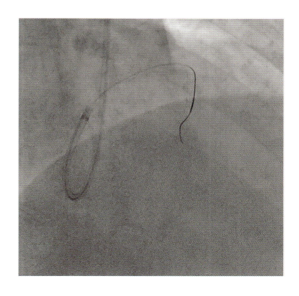

裏技は

▶ **症例2**

　LCX近位部病変の症例（図11）。ガイドワイヤー通過に難渋しそうな例であったが，ポリマージャケットワイヤーを図11cのごとくシェイピングすることでワイヤー通過に成功した。

▶ **症例3**

　RCAのCTO症例（図12）。LADからのretrograde approachを行った。
　Septal channelへのワイヤリングを行おうとしたところ，LADの屈曲がある小彎側にseptal channelが存在し，ワイヤリングに難渋したが，ワイヤーのシェイピングを作り直すことで挿入が可能であった。

図11　【症例2】LCXの狭窄病変

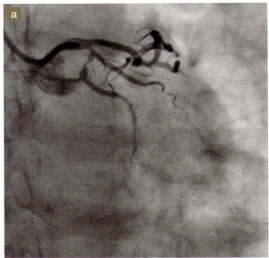
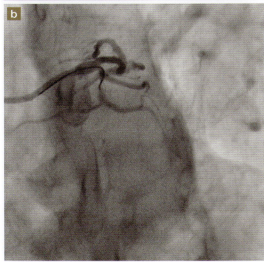
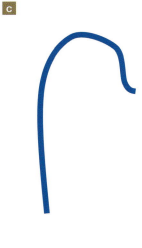

a：回旋枝の分岐角度は90°以上で，さらに分岐直後に再分岐している症例。通常のシェイピングではワイヤー通過は困難である。
b，c：図示したようなシェイピングをすることにより，マイクロカテーテルを使用せずに病変通過に成功した。

図 12 【症例3】RCAのCTO症例

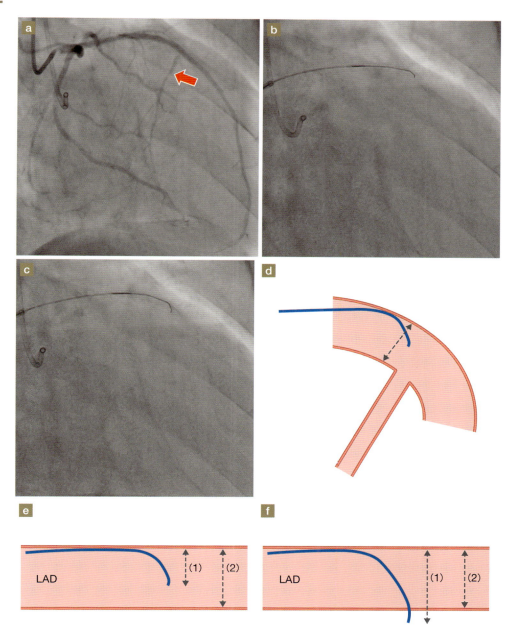

a: RCAのCTO症例であり，LADからのseptal channelを介した側副血行路を認めた（→）。LADの緩やかに曲がった位置のseptal channelは小彎側から分岐している。
b: ガイドワイヤーに1st，2ndカーブをつけてワイヤリングを行ったが，septal channelに挿入できなかった。
c: そこでLADの血管径を認識しながら大きな2ndカーブを形成した。
d: Septal channelに挿入できなかった理由はガイドワイヤーのシェイピングが小さいからである。ガイドワイヤーを進めていくとLAD大彎側に進んでしまう。しかし，septal channelは小彎側に存在する。つまり，ガイドワイヤーのシェイピングの大きさは，LADの血管径以上の大きさがないと小彎側を選択することはできないのである。
e: ガイドワイヤーのシェイピング（1）はLADの径（2）よりも小さい。
f: ガイドワイヤーのシェイピング（1）をLADの径（2）よりも大きくすることが重要である。

図12 (続き)

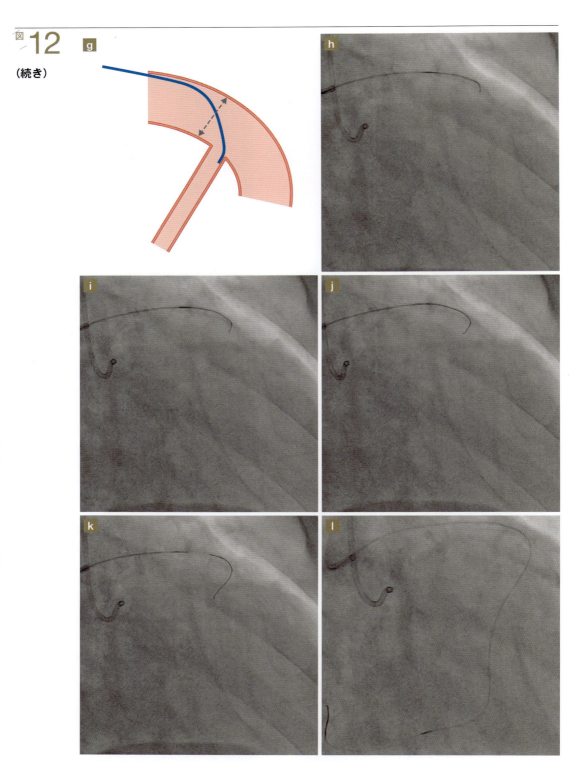

g：そうすることで，septal channelのワイヤリングが可能となる。
h：本症例もそのようなシェイピングに成形し直してワイヤリングを行った。
i：すると，septal channelにワイヤー先端が入り込んだ。
j：そのままワイヤーは進んだ。
k：完全に挿入できたので，マイクロカテーテルを進めた。
l：結果的にretrograde approchに成功した。

Ⅲ. ガイドワイヤーのシェイピング

④Reverse wireの裏技的使用法

伊藤 良明

Point

- 90°以上に分岐しているような側枝へのワイヤリングはReverse wireの適応である。
- 成功のコツはガイドワイヤーの選択，リバースの部位，そして操作法である。
- リバースしたガイドワイヤーが伸ばせなくなることがあり，そこで裏技が使える。
- CTO症例においても有用なことがある。
- Reverse wireを体内で再作製する裏技がある。

通常は（一般的には）

Reverse wireは，分岐部病変の側枝の分岐角度が90°以上で，かつ本幹の治療時に側枝閉塞が懸念される病変が適応となる。2ndガイドワイヤーをダブルルーメンカテーテル（DLC）に挿入して，意図的に反転させたガイドワイヤーを90°以上に分岐している側枝に挿入するという手技である（図1，2）。

筆者は多くの症例でこのReverse wireを施行してきたが，「言うは易く，行うは難し」の手技でもある。成功させるコツとしては，ガイドワイヤーの選択とシェイピングの作り方，そして何よりもガイドワイヤーの操作方法が重要である。

ガイドワイヤー

トルクの伝達のよいこととポリマージャケットであることが重要で，各種ポリマージャケットワイヤーが選択されうる。シェイピングの作り方は，側枝の大きさ（長さ）と蛇行の有無により多少の調整をする必要がある。

シェイピングの仕方

折り曲げる距離が長いと，側枝には入ったもののそこからさらなる側枝などに迷入してしまい，リバースしたガイドワイヤーがなかなか伸ばせなくなるという状況に陥る。一方，折り曲げる距離を短くすると，今度はガイドワイヤーは側枝に容易に入るものの，本幹に逸脱し挿入できなくなるということになってしまう。個々の症例の側枝の状況により，リバースさせる距離を自分で探り経験を積むしかない。基本的には3cmくらいの部位をリバースさせることが多い。

操作法

体外で作製したReverse wireの折り曲げた部分をDLCの出口にびったりと合わ

図 1 対角枝への Reverse wire-1

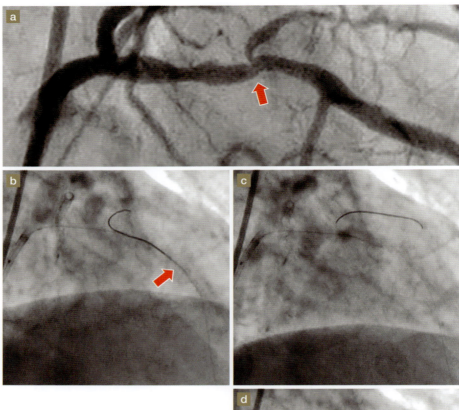
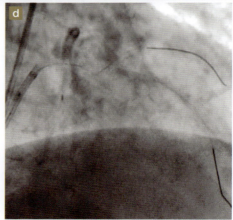

a：まずは普通の症例である．LADに対し，対角枝が90°以上に分岐している（→）．LAD本幹はFFR陽性．
b：LAD本幹に狭窄病変がなければそのままReverse wireを施行する．遠位部でワイヤーがツイストしないよう注意する（→）．
c：そのまま引いてくる．この際，ワイヤー先端が側枝のさらに側枝に迷入することがあるので，治療前のイメージングを確認しながら挿入していく．
d：ワイヤーの反転に成功．Fielder（朝日インテック社）はこの状態で押すとそのままワイヤーが入る．SION black（朝日インテック社）の場合，このときワイヤーが伸びにくい．そのため，SION blackを選んだ際のコツは，リバースする部位をあまりきつく曲げないことである．Fielderは逆に曲がらないので思いっきり曲げる．

通常はせ，リバースさせた状況でトルカーなどを装着してDLCとガイドワイヤーを固定しながら挿入していく．

　病変の末梢側にDLCとリバースしたガイドワイヤーをデリバリーしたら，まずはDLCのみを2本のガイドワイヤーを固定しながら分岐のやや手前まで引いてくる．

　次にReverse wireを操作し，ガイドワイヤー同士が絡まないように，かつ先端が側枝の入口部に向かうように操作する．側枝の入口部にガイドワイヤーが到達したら，通常はそこからガイドワイヤーを少し引くと自然と側枝に挿入されていく．

図2 対角枝への Reverse wire-2

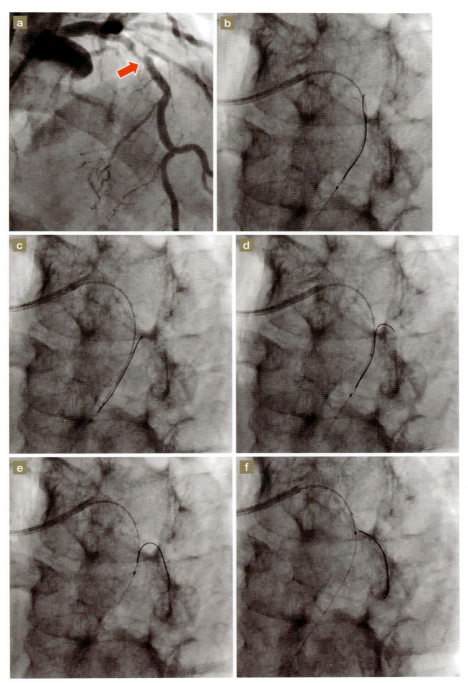

a：LAD に対する対角枝の分岐角度は 90°を超えている（➡）。
b：躊躇なく Reverse wire を行う。
c：DLC を抜かずに，そのまま DLC ごと引いてきた。
d：すると先端が対角枝に入り，
e：そのまま奥に進んだ。
f：分岐部まで DLC がきたら，その状態でワイヤーを押してあげると，そのまま対角枝に抜けた。

通常は

　側枝にReverse wireがある程度挿入されたら，最後にリバースした部分が分岐部にくる。分岐の角度がそれほどきつくなく，Reverse wireがある程度側枝の末梢側に挿入されていればReverse wireをそのまま少しずつ押すと側枝へ挿入されていく。そうすればReverse wireは成功である。

　ところが，症例によってはこの最後のリバースしたガイドワイヤーが側枝方向になかなか挿入されない例があり，難渋することがある。

裏技は

Reverse wireが側枝方向に挿入できない場合の回避方法

　リバースしたガイドワイヤーがなかなか伸ばせずに側枝方向に挿入できない状況の回避方法を示す。

▶DLCを利用

　挿入しているDLCを側枝の入口部付近まで挿入する。非常に繊細な操作が必要なので，ミリ単位での操作を行う。そうすることでリバースしていた部分のサポートが向上し，本幹方向に逸脱することなく側枝方向に挿入されていく例がある。

　しかし，それでも挿入できない例もある。

▶マイクロカテーテルを利用

　もう1つの裏技は，マイクロカテーテルを利用する方法である（**図3**）。

　まず，DLCをいったん完全に体外に引き抜く。2本のガイドワイヤーを固定しながらDLCをガイディングカテーテルまで引き抜く。ガイディングカテーテルまで引けてきたらトラッピングバルーンを挿入してガイドワイヤーをトラップする。DLCを完全に引き抜いたら，次にReverse wireにCorsairかCaravel MC（朝日インテック社）のどちらかのマイクロカテーテルを挿入する（個人的にはCaravel MCを使用することが多い）。トラッピングしている部位まで挿入したら，ガイドワイヤーをホールドしながらマイクロカテーテルをゆっくり挿入していく。

　最終的に分岐部のリバースした部位をマイクロカテーテルが越えて側枝に少しでも挿入されれば，そのままリバースしたガイドワイヤーを押すと末梢に挿入できる。どうしてもマイクロカテーテルが側枝深くに挿入できなければ，側枝に反転して少し挿入された部位でReverse wireを引き抜き，直線状のフロッピーワイヤーを挿入すればそのまま側枝に挿入できる。

　おそらく，この方法でReverse wireを成功させている術者は筆者のほかにいないのではないかと思う。チャンスがあれば是非，裏技として行ってみてほしい。

慢性完全閉塞（CTO）症例におけるReverse wireの使用法

　CTO-PCIの最中におけるReverse wireは，主にCTOの末梢側が分岐になっている場合に使用される。Antegradeに施行したガイドワイヤーがCTOの末梢側で真腔に抜けたとする。しかし，そのガイドワイヤーはときに偽腔をショートカットしな

がら真腔に抜けている例がある。すると末梢では，真腔に抜けたとしても側枝の部分は偽腔をワイヤーが通過していることになり，そのような状況では順行性に側枝にガイドワイヤーを挿入することはできない。

Reverse wireはそのショートカットしている分岐部の側枝のワイヤリングに使用される。

血管造影ではガイドワイヤーがどこを通過しているか判別できないため，ショートカットしたかもしれないと疑った場合は，安易にバルーン拡張などは行わず，まずは小口径のバルーンで拡張後にIVUSを施行することが重要である。

IVUSではガイドワイヤーの軌道を確認し，特に側枝が分岐する部位におけるガイドワイヤーの軌道を確認する。そこに偽腔ではなくともプラーク内であっても側枝との間にプラーク（隔壁）が存在した場合は，側枝を保護したうえでステントを挿入しないと側枝は閉塞してしまう。

IVUSの読影に慣れてくると，側枝への交通がどこに存在するかも確認できる。もちろん，そこがReverse wireのポイントとなる。

Reverse wireを行った後は，最終的には側枝に対して必ずバルーニングあるいはステント挿入を行わなければならない。なぜなら，ワイヤリングを行うのみでは最終的には隔壁が残存しているため，本幹にステントやバルーン拡張を行うと側枝閉塞をきたすからである。その後，ステント越しにワイヤリングをしようとしても再通過させることはできなくなる。筆者の経験では，側枝にバルーニングを行っておけば，本幹にステント留置後も側枝が閉塞することは少ない。また，側枝が2.25mm以上ある血管であれば，側枝へのステント留置を考慮してもよい（**図4～6**）。

別の裏技

Reverse wireをしている最中にリバースがなくなり，ガイドワイヤーが直線化してしまうことがある。その場合，一度体外に出して再挿入すると思うが，結構面倒である。それを解消する方法を紹介する。筆者はこの方法を行っている術者を筆者以外にこれまでみたことはない（**図7，8**）。

体外にReverse wireを出さずに再度リバースさせる方法として，本幹末梢側の分枝に引っかけてリバースさせる方法があるが，これはwire perforationのリスクがあるため推奨しない。

ではどうするか？

ガイドの入口部にDLCを引いてきてガイディングカテーテルも若干抜く。そしてリバースさせるガイドワイヤーを大動脈弁尖に出してしまい，そこでDLCを再度冠動脈内に挿入すると安全にReverse wireが再形成できる。ガイドワイヤーの形状が壊れていない状況であれば，これが一番安全な方法だと考える。

最後に非常に特殊なシチュエーションでReverse wireを施行した症例を提示する。このような施行法も裏技として知っておくとよい（**図9**）。

図 3 右冠動脈（RCA）のCTO症例-1

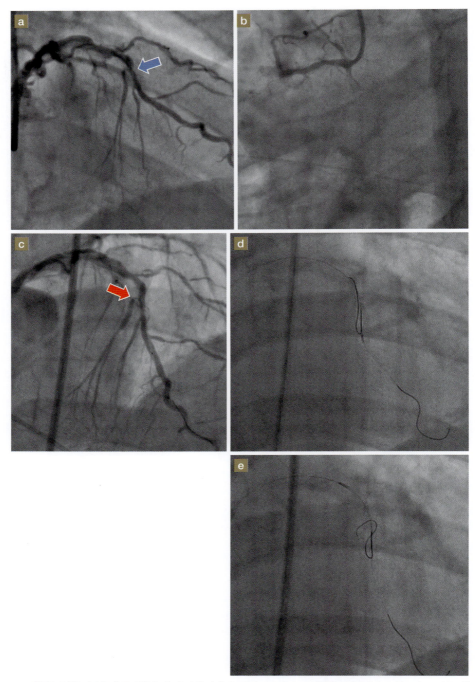

a：CTO の前に LAD ＃7 の狭窄（➡）を治療することとなった。この画像ではみえないが，イメージングは通らずロータブレーターを施行した。#6 just にも狭窄が認められた。
b：RCA は全体的にかなりの石灰化となっている。
c：CTO 治療の前にこの大きな septal branch にステントをクロスオーバーしてしまうため，その前にチャンネルの造影を行った。Septal branch（➡）は順行性ワイヤーが難しそうである。
d：このような例は Reverse wire のよい適応である。
e：Septal branch にワイヤー先端が挿入された。

図 3 (続き)

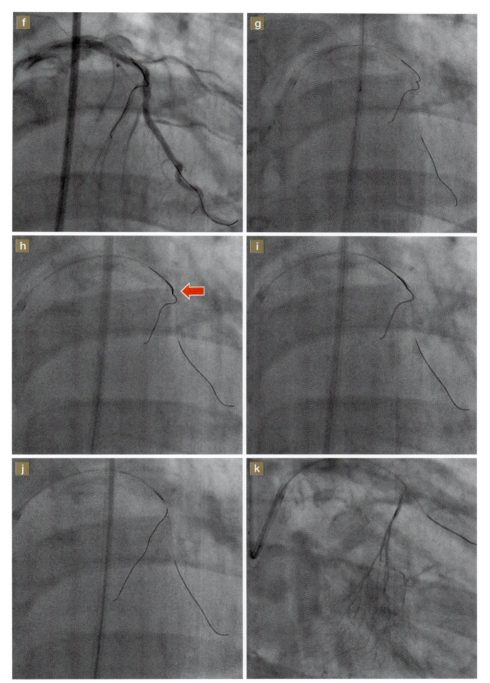

f：ある程度進み，ワイヤーを反転させた部位がなかなか進められなくなった。
g：そのようなときは慎重に DLC を抜去し，このワイヤーにマイクロカテーテルを挿入するという裏技がある。
h：Corsair は少し固いので，追従性を考え Caravel （➡）を選んだ。
i：ワイヤーのポジションを見ながら，屈曲点を Caravel で伸ばしていく。
j：そしてある程度のところで Reverse wire を挿入できた。
k：マイクロカテーテルを挿入でき，無事に造影ができた。このようにマイクロカテーテルにスイッチする裏技を知っておくと役に立つ。

図 4 RCA の CTO 症例 -2

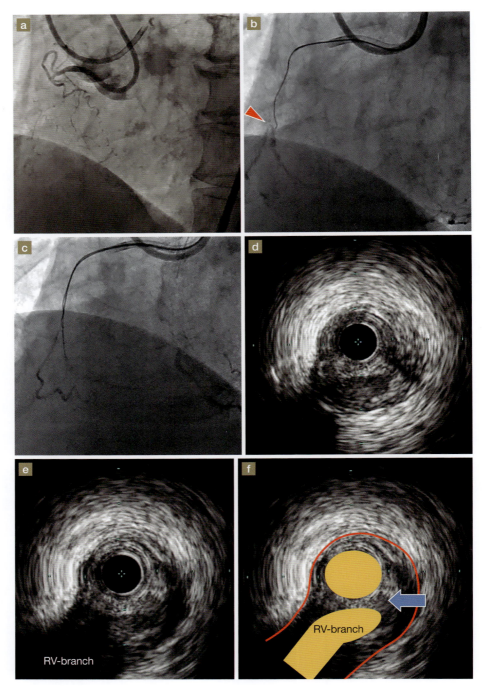

a：RCA #1 の CTO である。
b：Antegrade approach にてちょうど右室枝 (RV-branch) と RCA #2 の bifurcation site でワイヤーはやや心筋側を向いている (▶)。
c：パラレルワイヤリングを行い, 末梢の真腔をとらえた。
d：分岐部のワイヤーの軌道が気になったため IVUS 像を確認すると, ワイヤーは 6 時にある真腔をショートカットしている。
e：RV-branch との交通も見える。そして IVUS が挿入されている内腔との間に隔壁が存在する。
f：➡ が隔壁である。この状況で順行性に RV-branch へのワイヤリングは成立しえない。

図 4 (続き)

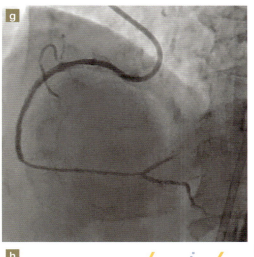

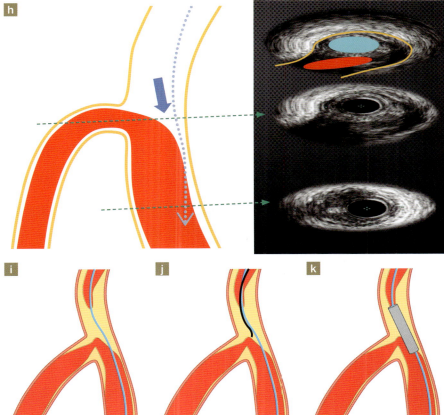

g：しかし，本症例では側枝へのワイリングをせずに，そのまま本幹にバルーンとステントを挿入した。すると，RV-branch は見事に消失してしまった。
h, i：本症例で生じていたことを図示する。本幹へのワイヤーが側枝の対側から末梢に進んでいた。
j：その状況では，順行性に 2nd ワイヤーは側枝へは入らない。
k：本幹を小さなバルーンで拡張して（ここを大きく拡張するとプラークシフトが生じ，側枝が閉塞してしまう）．

図4（続き）

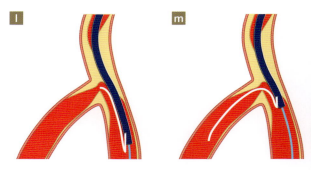
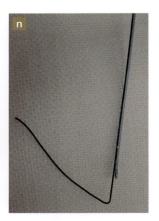

l：そこにDLC（■）とRevere wire（白線）をもち込む。
m：そうすれば，ほとんどの症例で側枝へのワイヤリングが可能となる。
n：実際に使用したReverse wire。

図5　Reverse wireを施行し，側枝を温存したCTO症例

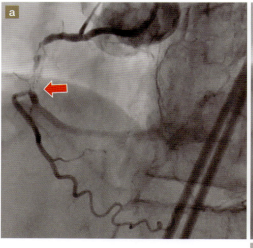
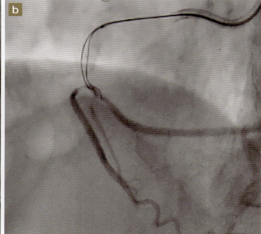
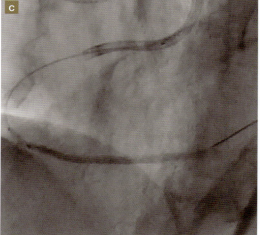

a：本症例はRV-branchをきちんとプロテクトした1例で，CTO遠位部にbifurcationがあり，大きなRV-branchが存在する。
b：思いのほか近位部に屈曲と石灰化が存在しており，antegrade wiringに難渋し，結局パラレルワイヤーを行い，遠位部の真腔を通過した。
c：先端造影をすると，真腔であった。

図5 (続き)

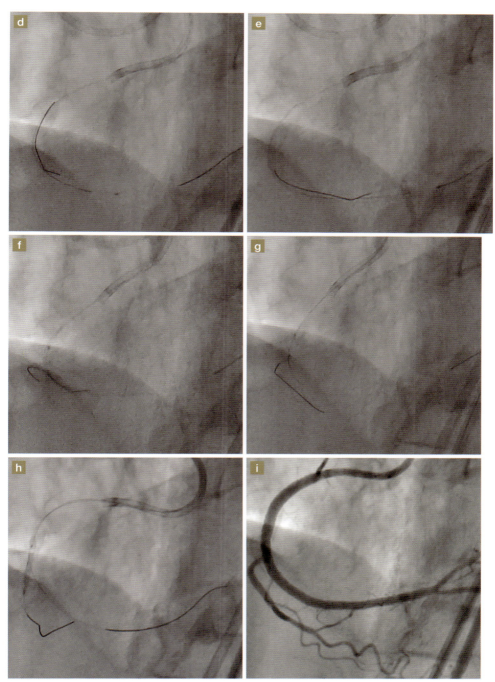

d：IVUSは施行しなかったが，RV-branchの分岐部はワイヤーがショートカットしたと思い，Reverse wireを施行した。
e：Reverse wireを#3にもち込み，
f：RV-branchに挿入。
g：そのままスルスルとRV-branchに挿入できた。Reverse wireを行う際には本幹に存在するリバースさせた本幹内に存在するワイヤーをツイストさせない状態でワイヤリングをすることが重要である。
h：側枝をワイヤークロスした後は，必ず最低限，側枝に対してバルーニングを行う。
i：最終的に，本幹にステント留置後にも側枝が温存されている。

図6 LAD の CTO 症例 -1

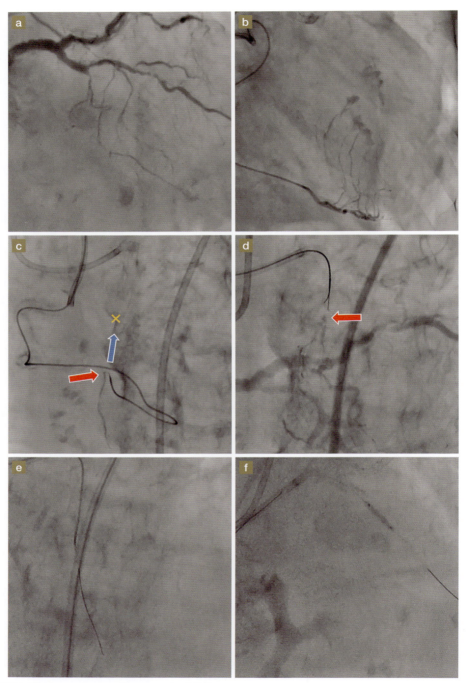

a：図4, 5とは異なるシチュエーションで Reverse wire を使用。
b：Collateral は RCA の septal branch からコネクションがあり，
c：Septal channel はワイヤーおよび Corsair とも通過したが（➡），LAD 本幹に逆行性にワイヤーが通過しなかった（➡）。
d：Antegrade に切り替えた。CTO 遠位部は対角枝との分岐部（➡）。パラレルワイヤーを施行した。
e：対角枝にワイヤーが抜けた。
f：DLC が入らなかったため，1.2mm のバルーンにて拡張。IVUS 像を確認し本幹へのワイヤリングの方針を決めようと考えながら拡張している。

図6 (続き)

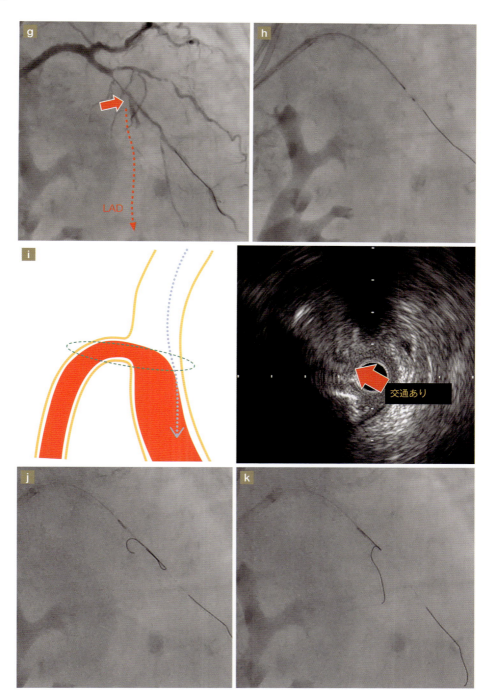

g：ごく少量の造影剤を用いて造影すると，LAD本幹と思われる部位に大きな解離が生じていた（➡）。こうなると，antegradeに造影することは禁忌となり，IVUSの出番となる。
h：IVUSを対角枝に挿入して状況を確認する。
i：結果的には，分岐の手前の血管は石灰化が強く，分岐部では血腫が形成されていた。詳細に観察すると，対角枝〜LAD本幹への交通する内腔がIVUSで確認されたため（➡），この時点でReverse wireを施行することとした。
j：ワイヤー先端はLADと思われる方向に難なく挿入された。
k：もう少しでワイヤーが伸ばせるかどうかというところである。Reverse wireが一番難しい箇所である。

図6（続き）

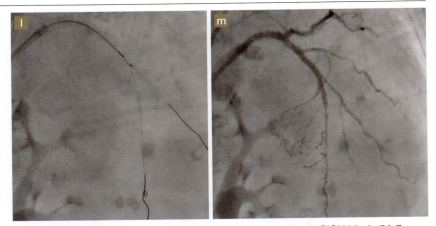

l：とぐろを巻いた状態のまま本幹にワイヤーが挿入された。ワイヤーは SION black である。
m：最終的には側枝も温存し，血行再建に成功した。

図7 LAD の CTO 症例 -2

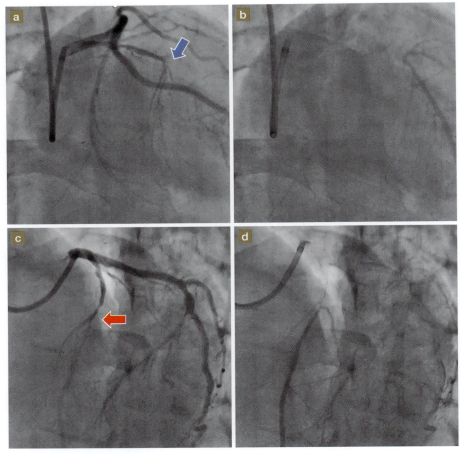

a：Septal branch の後で閉塞している（➡）。
b：遠位部は LCX の PL からの ispilateral collateral flow があり，ちょうど対角枝との分岐が断端になっている。分岐角度は大きい（➡）。
c：LAO cranial view．
d：術前からワイヤークロス後は Reverse wire 必須である。

図7 (続き)

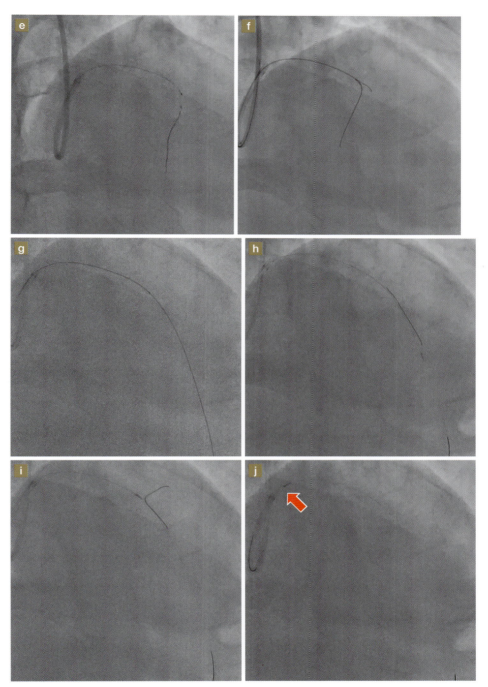

e：Septal branch に IVUS を施行。
f：DLC に変更し，puncture を行った。
g：LAD の遠位部に抜けた。1mm のバルーンにて拡張。
h：Reverse wire をもち込んだ。
i：ワイヤーはあらぬ方向へ行ってしまい，伸びてしまった。このような場合，通常はいったんシステムをすべて体外に引き抜いて再度 Reverse wire をセットし直すが，本症例は裏技を使った。
j：Reverse wire をもち込んだ（➡）。

図 7 （続き）

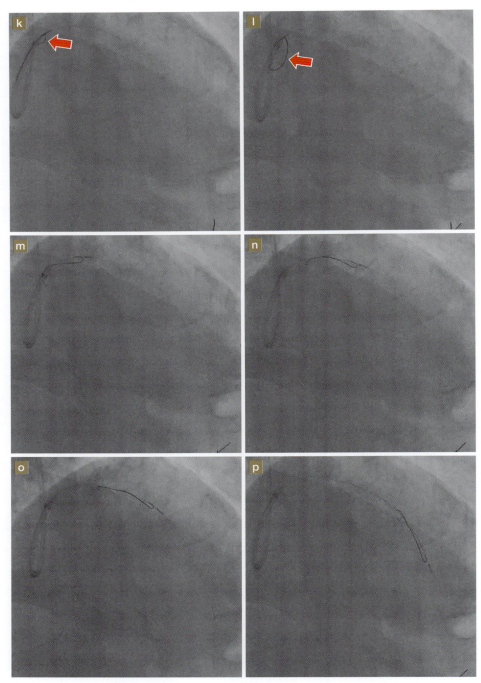

k：ガイディングも少し冠動脈から落として，大動脈に Reverse wire を出している（➡）．
l：Reverse wire の hinge point までワイヤーを出す（➡）．
m：Reverse wire の手元にトルカーを付けて，DLC とともにホールドして冠動脈に再度デリバリーする．
n：そうすると，体外に出さずとも Reverse wire が再形成できる．
o：そのまま進める．
p：進めすぎないようにも注意する．

図 7 （続き）

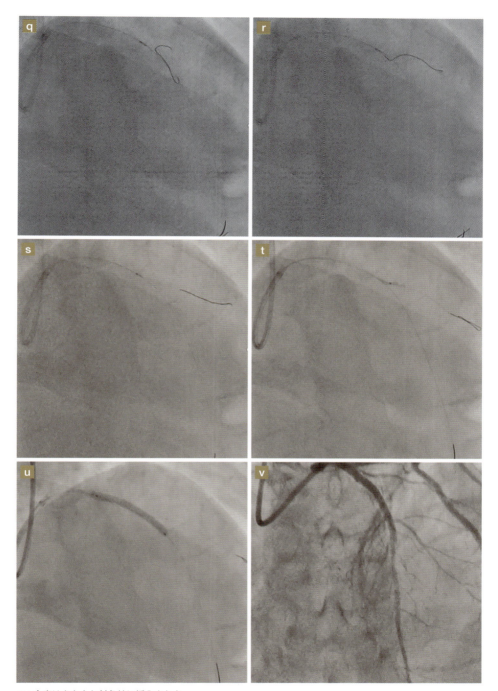

q：今度はきちんと対角枝に挿入された。
r：Reverse wire もうまく反転したので，
s：そのまま押すと挿入された。
t：その後，側枝に対してはバルーンやステントを必ず検討する。本症例はまずバルーンをかけて解離もなかった。
u：本幹にステントを入れて終了した。
v：最終造影像。本テクニックはワイヤーが壊れてさえいなければ，一番安全で素早く Reverse wire を再形成できる裏技である。

図 8 LCX の CTO 症例

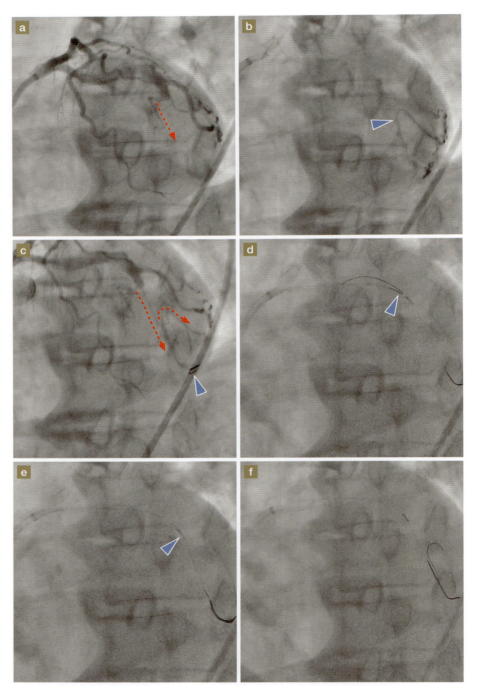

a：LCX の CTO 症例で，各種裏技を用いて手技を行った例を紹介する。CTO の末梢側は分岐部となっている（----▶）。
b：分岐の角度がかなり大きい（▶）。
c：ガイドワイヤーは antegrade で本幹を通過した。しかし，分岐を明らかにショートカットしたと思われ，側枝へのワイヤリングには Reverse wire が必要であると判断した。
d：Reverse wire を作製し，DLC に挿入してデリバリーした（▶）。
e：分岐の末梢側に Reverse wire を挿入後，DLC（▶）のみを分岐の近位側まで引き抜いた。
f：Reverse wire は容易に側枝へ挿入できた。

図 8 （続き）

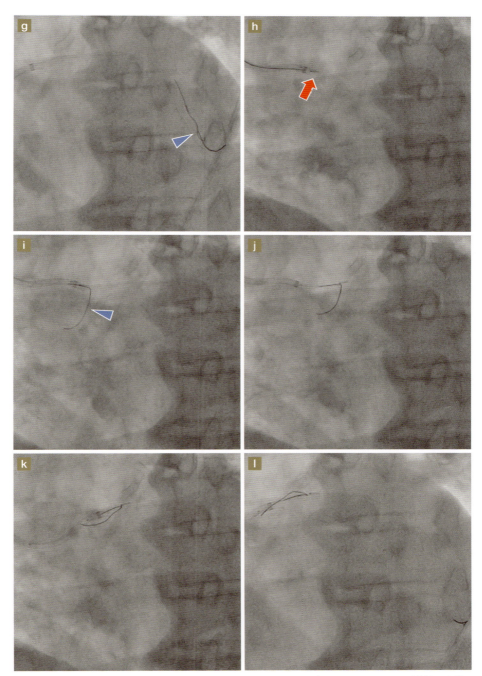

g：しかし，Reverse wire を側枝方向へ伸ばして挿入することができず，そのうちワイヤーが本幹に逸脱してしまった（▶）．
h：Reverse wire を DLC に挿入し，いったんガイディングカテーテルまで引き込んだ（➡）．
i：ガイディングカテーテルを冠動脈から離脱させ，Reverse wire を大動脈に遊離させた（▶）．
j：Reverse wire の屈曲のポイントを DLC の出口に合わせたら，
k：ガイディングカテーテルを再度エンゲージして，
l：そのまま DLC と Reverse wire をホールドしながら冠動脈に再挿入すると，

図 8 （続き）

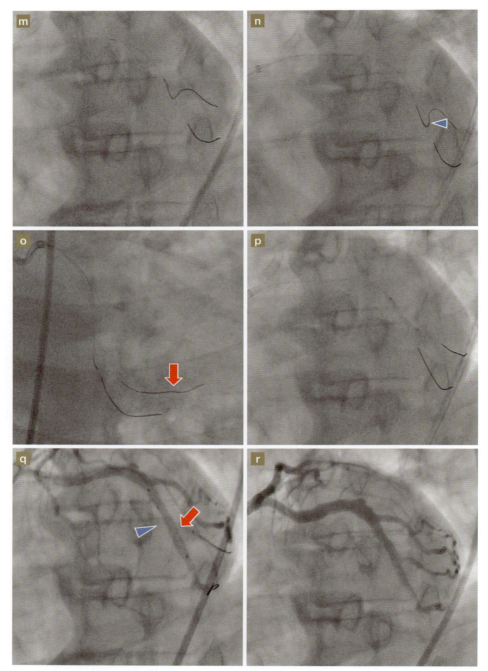

m：問題なく再挿入できた．しかし，Reverse wire が側枝の末梢には挿入できないため，今度はこの位置で Reverse wire を固定しながら DLC をいったん引き抜いた．
n：そして Reverse wire に Caravel MC をゆっくり挿入すると，反転するところまでは挿入できた（▶）．
o：Caravel をそれ以上押すと本幹に逸脱してしまうため，その位置で固定して側枝の Reverse wire を慎重に操作すると側枝の末梢へと挿入ができた（➡）．
p：Reverse wire 成立後は側枝方向へバルーン拡張を行った．
q：側枝閉塞を懸念し，jailed balloon（➡）を施行しながら本幹にステント（▶）を挿入した．
r：最終造影像．側枝は温存され，Reverse wire に関する各種裏技が功を奏した症例であった．

図 9　LAD の CTO 症例 -3

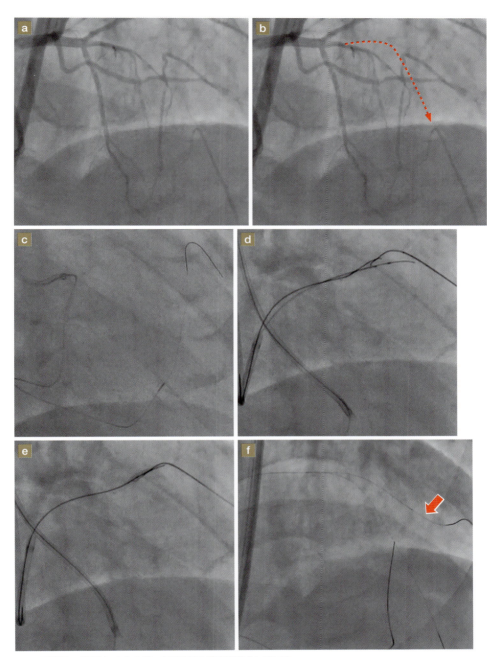

a：一見普通の CTO にみえるが，実は複雑な閉塞形態をしている。
b：----→ が CTO の軌道。入口部がわからず，対角枝と septal が分岐するところを介してさらに末梢まで閉塞している。
c：治療は primary retrograde を行った。
d：その後，小さな diagonal のような分枝に IVUS を挿入し，入口部を同定して antegrade approach を行った。
e：その後，IVUS guide reverse CART を行った。
f：Retrograde wire cross 後，Renzdevous を行い，antegrade から本幹にワイヤリングを行った。その後，順行性に diagonal にソフトワイヤーでワイヤリングを行った（➡）。ワイヤーは抵抗なく挿入されたので，diagonal 本幹をとらえたと思う。

図 **9** （続き）

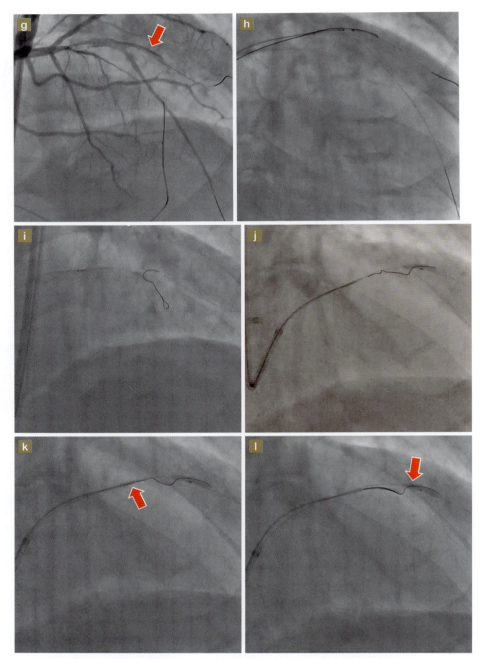

g：その後，バルーニングを行い造影を行うと，なんとdiagonalにspiral dissectionが生じていた（➡）。バルーンによる解離であれば，ステントを挿入できればよいが，IVUSを一応チェックしてみると，
h：ガイドワイヤーは subintimal space に挿入されていた。
i：となると，LADからのReverse wireの出番である。いとも簡単に対角枝にFielderが挿入された。
j：しかし，その後リバースしたワイヤーが伸ばせなくなった。そこで，最初に挿入されている対角枝のワイヤーにバルーンを挿入し，アンカーをかけた。
k：アンカーしたままReverse wireに Corsair（➡）を挿入していくと，
l：少しずつ進んでいった。

図9（続き）

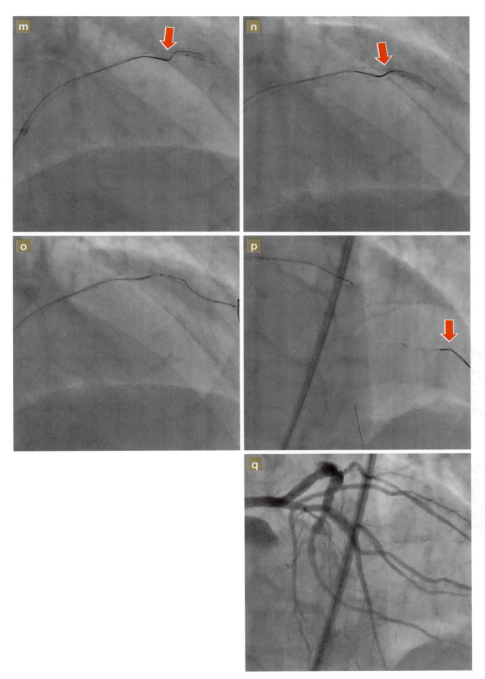

m：もう少しでアンカーバルーンまで挿入できそうだった。
n：アンカーバルーンまでなんとか到達した。
o：ワイヤーが直線状になり，末梢に挿入された。
p：ワイヤーが末梢に挿入されている。
q：Reverse wire 後は必ず側枝側を拡張しておくか，ステントを挿入しておかないと，結局最終的に側枝閉塞に陥ってしまう。本症例は対角枝をバルーンで拡張し，シングルステントで治療することができた。

Ⅳ. ガイドワイヤーの操作

① ガイドワイヤーは操作法が命

荒木 基晴

Point
- 左手で前後，右手で回転操作を行う。
- 原則ドリリングはしない。
- 冠動脈を3Dで理解しておく。
- Yコネクターとトルカーとの距離を短くすると，操作性は向上する。

通常は（一般的には）

　ガイドワイヤーの操作は，Yコネクターを持つ左手の親指と人差し指で前後操作を行い，トルカーを持つ右手で回転操作を加える。ガイドワイヤーの特性にもよるが，回転操作を加えてもガイドワイヤーの先端は1：1では動かない。ガイドワイヤーの種類や冠動脈病変の形状などから摩擦抵抗が生じ，回転操作のトルクは遅れてガイドワイヤー先端に伝わる。ガイドワイヤーを前後に動かすことでトルクはガイドワイヤー先端に伝わりやすくなるため，この左手の前後操作と右手の回転操作を組み合わせてガイドワイヤーを進めていくことが基本となる（図1）。

　ガイドワイヤー操作でもう1つ重要なポイントは，先端の情報である。
- ガイドワイヤー先端が硬いものに当たっているか？
- 偽腔に迷入しているか？
- 細い側枝に迷入しているか？
- トルクはきちんと伝わっているか？

などの情報は，左手の触覚と透視でのガイドワイヤーの動きにより視覚的に知ることができる。

図1　ガイドワイヤー操作の基本姿勢

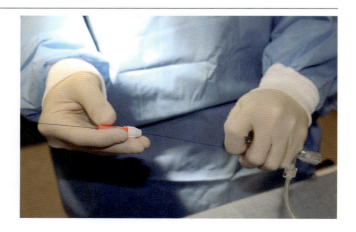

通常は

ガイドワイヤー操作時の造影画面の読影

　冠動脈にワイヤリングを行うとき，冠動脈の走行を造影でみると二次元であるが，実際は三次元（3D）に走行していることを忘れてはいけない。例えば，分岐部などでは目的としている側枝がモニター上の上下左右だけではなく，奥もしくは手前の奥行きも考えてワイヤリングを心がけることが次のステップにつながる。後述の3Dワイヤリングや方向性冠動脈粥腫切除術（DCA）施行時には冠動脈をモニター画像で3D理解することが必要不可欠なスキルとなる（図2）。

ガイドワイヤー操作の注意点

▶ガイドワイヤーに一定方向の回転を加えすぎないこと

　ガイドワイヤー先端がプラーク内にトラップされた状態で一定方向に回転をかけすぎると，ガイドワイヤーの断裂につながることもある。また，冠動脈内でむやみにガイドワイヤーに回転をかけ続けると，冠動脈解離を引き起こすこともある。ガイドワイヤーをドリリングする際には細心の注意を払う。

　また，側枝のプロテクトにおいてガイドワイヤーを複数本使用する際，2本目，3本目のガイドワイヤーを回転させればさせるほど，他のガイドワイヤーと絡んでしまう。こうなると，その後バルーンやステントなどが挿入できなくなることも多く，複数のガイドワイヤー挿入時もあまり回転させすぎないことがポイントである。筆者は一度つかんだトルカーから決して指を離さないこと。180°以上回さないことを心がけ，ワイヤリングしている。

▶蛇行血管のワイヤリングで注意すること

　蛇行血管，とりわけ石灰化を伴う場合，ガイドワイヤーを進めていくと血管壁との摩擦抵抗が大きくなり，ガイドワイヤーが末梢にいけばいくほど操作性が低下し

図2　冠動脈造影を3D理解することが必要

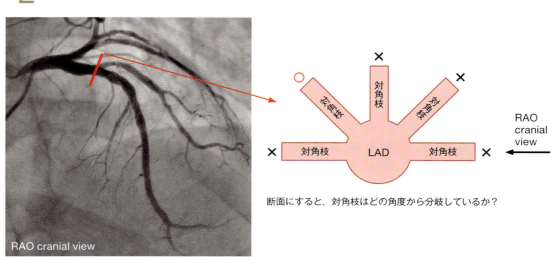

断面にすると，対角枝はどの角度から分岐しているか？

Ⅳ ①ガイドワイヤーは操作法が命

てしまう。ポリマージャケットのガイドワイヤーに変更するか，マイクロカテーテルを併用し，血管壁との摩擦抵抗を受けないようにする工夫が必要となる。

裏技は

マイクロカテーテルの併用

右冠動脈（RCA）の高度石灰化を伴う屈曲病変に対するPCI症例を呈示する（図3）。

はじめにフロッピータイプのガイドワイヤーでワイヤリングを行ったが，冠動脈の屈曲と石灰化による摩擦により，ガイドワイヤーはRCA中間部で全く動かなくなってしまった（図3b）。

マイクロカテーテルを併用したことにより，冠動脈とガイドワイヤーの摩擦が軽減され，RCA末梢まで問題なくガイドワイヤーの通過に成功した（図3c）。

このようにマイクロカテーテルを用いることは，ときに有用である。

パラレルワイヤー

パラレルワイヤーを行うことも有効である。

▶ 症例1

左前下行枝（LAD）近位部の急性冠症候群（ACS）の症例（図4）。

ACS病変の場合，フロッピーワイヤーでも容易にintraplaque（プラーク内），あるいはsubintimal space（偽腔）にガイドワイヤーが侵入しうる。そのようなときは，本症例のように1stガイドワイヤーを留置しておき，2ndガイドワイヤーを操作すると，1stガイドワイヤーがメルクマールとなり，ワイヤリングに成功しやすくなる。

▶ 症例2

第一対角枝（D1）のワイヤリングの際に1stガイドワイヤーを偽腔に挿入してしまった症例（図5）。

D1のような小さな血管では，本症例のようにDLCをもち込み，テーパーワイヤーで1本目と違うルートを探るように進めるのがよい。1stガイドワイヤーでリワイヤーしようとするとすぐに真腔が圧排されてしまったり，血管の末梢まで容易に偽腔が進行してしまうためである。

その他

非常に緻密なガイドワイヤー操作をする際には，Yコネクターとトルカーとの距離を短くすると，手元の操作がガイドワイヤー先端により伝わるようになる。操作に難渋する場合は試してみてほしい。

普段からドリリングをせずガイドワイヤーを操作し，標的病変の末梢にガイドワイヤーを留置後治療中はガイドワイヤーのポジションを変えないという手技を心がけることが，ゆくゆくは上級の術者になる近道であることはいうまでもない。

図 3 RCAの高度石灰化を伴う屈曲病変

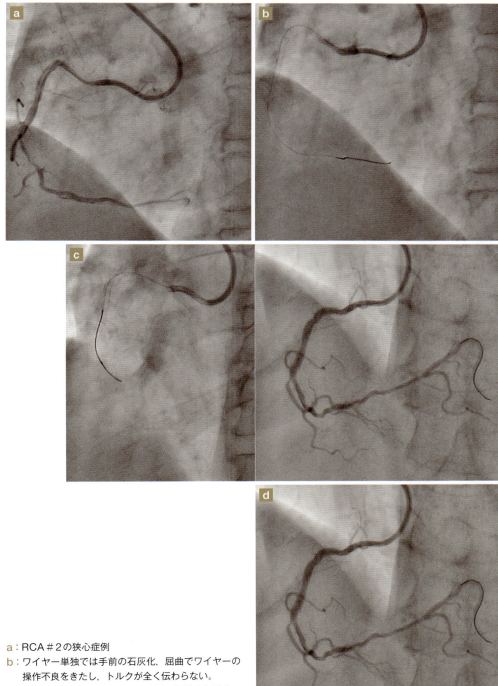

a：RCA #2の狭心症例
b：ワイヤー単独では手前の石灰化，屈曲でワイヤーの操作不良をきたし，トルクが全く伝わらない。
c：子カテを用いてワイヤーと冠動脈の抵抗を軽減することにより，ワイヤーの操作性が向上し病変通過に成功した。

Ⅳ ① ガイドワイヤーは操作法が命

図 4 パラレルワイヤーが有用であったLADのACS症例

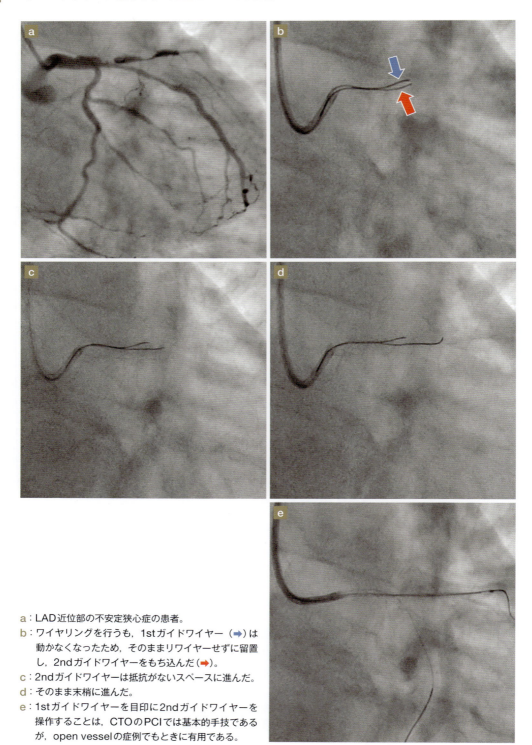

a：LAD近位部の不安定狭心症の患者。
b：ワイヤリングを行うも，1stガイドワイヤー（➡）は動かなくなったため，そのままリワイヤーせずに留置し，2ndガイドワイヤーをもち込んだ（➡）。
c：2ndガイドワイヤーは抵抗がないスペースに進んだ。
d：そのまま末梢に進んだ。
e：1stガイドワイヤーを目印に2ndガイドワイヤーを操作することは，CTOのPCIでは基本的手技であるが，open vesselの症例でもときに有用である。

図 5　DLCを用いたパラレルワイヤーが有用であった例

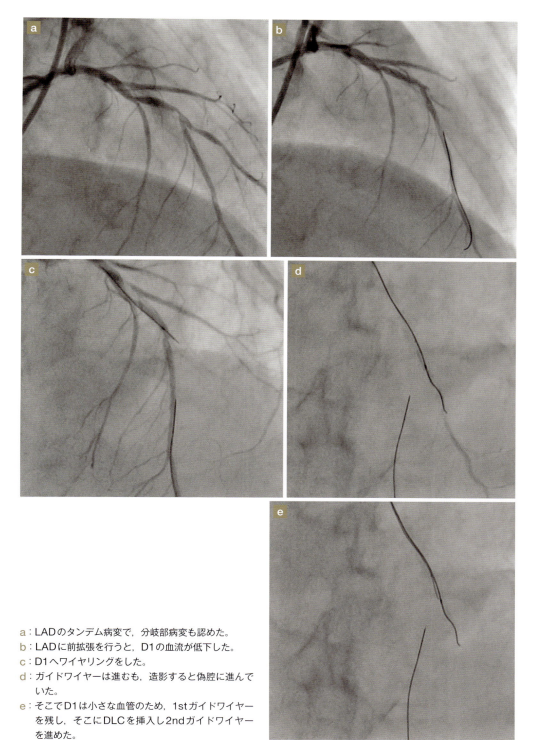

a：LADのタンデム病変で，分岐部病変も認めた。
b：LADに前拡張を行うと，D1の血流が低下した。
c：D1へワイヤリングをした。
d：ガイドワイヤーは進むも，造影すると偽腔に進んでいた。
e：そこでD1は小さな血管のため，1stガイドワイヤーを残し，そこにDLCを挿入し2ndガイドワイヤーを進めた。

図5 （続き）

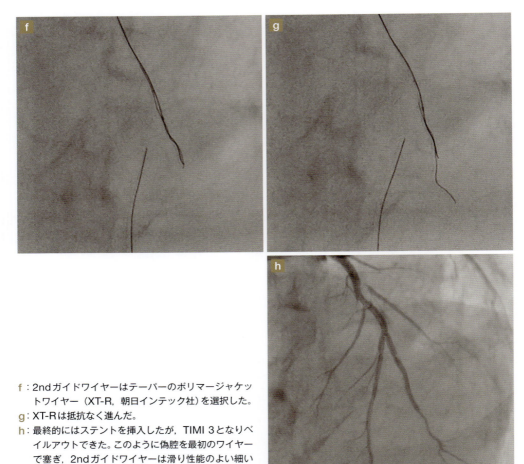

f：2ndガイドワイヤーはテーパーのポリマージャケットワイヤー（XT-R，朝日インテック社）を選択した。
g：XT-Rは抵抗なく進んだ。
h：最終的にはステントを挿入したが，TIMI 3となりベイルアウトできた。このように偽腔を最初のワイヤーで塞ぎ，2ndガイドワイヤーは滑り性能のよい細いワイヤーで抵抗のない箇所を探りながら進めることでベイルアウトが可能となった。

IV. ガイドワイヤーの操作

②トルカーも大切なのか？

伊藤 良明

Point

- 自分の使用しやすいものがあればよい。
- 径が小さければドリリングはしやすい。
- 径が大きければ細かなトルク操作ができる。
- 各種使用してみると手技が変わるかも。

通常は （一般的には）

トルカーは重要か？

　ガイドワイヤーの操作をするうえで筆者が重要視しているデバイスの1つが，トルカーである。現在さまざまなトルカーが存在するが，もちろんどれが望ましいということではない。各術者が自分の使いやすいものを選択すればよいだけのことである。

　しかし，ここではその各種トルカーの違いが操作法に影響しうるのかを客観的に考えてみたいと思う。

▶まずはガイドワイヤーの選択

　筆者が考えるガイドワイヤーの選択および操作というものは，病変を読影し，その病変に見合ったガイドワイヤーを選択することから始まる。次にそのガイドワイヤーをいかに病変に見合った形状にシェイピングするか，あるいはできるか，そして最後に，その選択したガイドワイヤーをいかに操作するかということが重要だと考えている。施設や術者によっては，どんな病変でも同じガイドワイヤーを用いるということがあるかもしれない。それもガイドワイヤーの限界を知り，操作法を学ぶという点では重要だと考える。その際には初心者であれば，なるべく非ポリマージャケットで非ナイチノールコアのフロッピーワイヤーを筆者はお勧めする。

　なぜなら，PCIの技術が向上し難易度の高い病変を治療していくにつれて，より正確なガイドワイヤー操作というものが必要となってくるが，初〜中級者の時期に正確なガイドワイヤー操作を身に付けておかないと難易度の高い病変へのワイヤー操作に難渋することになるからである。

▶理想的なガイドワイヤーは？

　したがって筆者は，将来複雑性病変を治療していくためにも上記の非ポリマージャケットのフロッピーワイヤーを使い，ガイドワイヤーの特性や操作性やシェイピングの大切さを学ぶよう指導している。

　初〜中級者にとってよいガイドワイヤーというのは，ある程度術者が意図的に操

通常は

作をしてあげないと機能しないようなガイドワイヤーであり，そのようなガイドワイヤーを通じて操作を学んでいくことが重要だと考えている。

上記のようなガイドワイヤー操作を習得しつつ，上達すればそれまでガイドワイヤーのスペックに頼って治療を行っていた術者よりも明らかに難易度の高い治療の成功率は高くなると筆者は確信している。そして，その操作を左右するものの1つにトルカーがあると考えている。

トルカーの違いは具体的に何が違うのか？

トルカーを用いる理由は，ガイドワイヤーに固定し細いガイドワイヤーをトルカーの太さにすることで，特にトルクへの伝え方をより細かく調整できることにある。例えば，10°の角度だけトルクを伝えようとした際には，手元のトルカーの径は理論的には太ければ太いほどより正確に10°の分だけトルクを伝えることが可能となるわけである。しかしその逆に，ガイドワイヤーを意図的にドリリングさせる（いわゆるぐるぐる回す）という操作に関しては，トルカーの径は小さいほうが回しやすいということになるであろう。

押すという操作に関しては，どのトルカーでも変わらないと筆者は考える。したがってトルカーの違いは，もちやすさや重さなどを無視すれば，径の違いが操作の差として最も顕著に表れるのではないかと考える。

どれでもよいという術者もいるかもしれない。だが，筆者はトルカーの差は操作性の差につながると考えており，こだわりをもって自身に馴染んだものを選択するようにしている。

トルカーによる操作法は違うのか？

では，具体的にトルカーが違うと操作法も意識する必要があるのであろうか？答えはイエスであり，ノーでもある。前述したトルカーの径の違いがトルク調整に多少影響するということを考えながら操作する必要がある。

▶細いほうがよい？

普段のopen vesselの治療において，いわゆるドリリングによるガイドワイヤー操作を多用する術者にとっては，トルカーは細いほうがよいかもしれない。さらには装着しないほうがよいという場合もあるかもしれない。

▶太いほうがよい？

側枝へのワイヤリングやステントでjailした側枝へのワイヤリングなど，ガイドワイヤーをある程度緻密に操作しなければいけない状況を想定するならば，緻密な操作という点では径の太いトルカーのほうがよいのかもしれない。

▶慢性完全閉塞（CTO）の場合は？

CTO病変へのワイヤリングの際には，さらに緻密なガイドワイヤー操作が求めら

通常は

れる。ガイドワイヤーの選択はもちろん重要であるが，その操作法も手技の成否にかかわってくるため，筆者は必ず自身が使い慣れたトルカーを用いることにしている。わずか1mm未満という範囲でガイドワイヤー操作をしていくためには，トルカーの違いも手技の成否につながってしまう可能性があると考えている。

▶筆者はどうしているか？

ちなみに筆者は，汎用されているものよりもやや径の太いトルカーを使用している（**図1b**）。理由は「慣れているから」であるが，あらためて考えてみると指先の引っかかり具合が非常によく，トルカーの径が自身の操作感と非常にマッチしている。

皆さんも各種トルカーを一度使い比べてみてはどうだろうか？　もしかしたら，トルカーの違いでワイヤーの操作能力が向上する可能性があるかもしれない。

図1　汎用されているトルカー

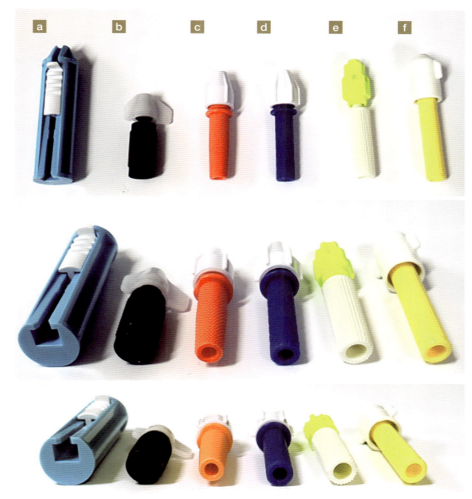

グリップ感は各社でかなり違いがある。太さ（径）が違うことが何より重要である。筆者は黒のトルカー（**b**）を用いている。径としては**a**の次に太い。個人的な意見であるが，太いトルカーを好む術者はより緻密なガイドワイヤー操作を大切にしているといえるかもしれない。

Ⅳ. ガイドワイヤーの操作

③ドリリングだけでは乗り切れない病変がある

小林 範弘

Point

- ガイドワイヤーの性能は非常に優れたものになってきている。
- しかしながら，難しい病変はガイドワイヤーの性能だけでは通過できない。
- 盲目的なドリリングばかりでなく，意図的なガイドワイヤー操作が重要である。

通常は（一般的には）

ドリリングは，盲目的にガイドワイヤーを回転させ先端にかかる摩擦抵抗を軽減し滑らせつつ，ガイドワイヤーが向いた方向に押して進めていく操作法である。当然のことながら，ドリリングの操作は術者が意図する方向に進めていくという要素よりも，ガイドワイヤーの動きに依存し進んでいく要素が大きい。それでもガイドワイヤーの性能がよくなっているため，ドリリングで問題なく通過することが多い。しかしながらopen vessel病変であっても，入口部病変，高度屈曲病変，高度石灰化で抵抗が強いびまん性病変などはドリリングだけで乗り切ることは難しい。

入口部病変

代表的な入口部病変には，大動脈から開口する左主幹部（LMT）と右冠動脈（RCA）の入口部，冠動脈内での左前下行枝（LAD）入口部，左回旋枝（LCX）入口部，対角枝・鈍縁枝などの入口部がある。大動脈から開口しているRCA・LMTの入口部病変では入口からプラークが存在することも多く，ドリリングによる煩雑な手技で解離を形成し難渋することがある。また大動脈からの起始異常も少なくなく，適切なガイディングカテーテルの選択と意図的なガイドワイヤー操作が必須になるシチュエーションは多い。

▶症例呈示

RCA入口部の急性心筋梗塞症例（図1～4）。

まず，ガイディングカテーテルをJudkins right（JR）3.5にてエンゲージを試みたが，大動脈が寝ている形状のため入口部に近づけること自体が困難であった（図1）。そこでガイディングカテーテルを先端がより小さいカーブ形状であるIMAに変更し微調整することで，入口部に近いポジションを取ることができた（図2）。

このような症例でガイディングカテーテルが完全に同軸性にエンゲージしてしまうと，先端がダンピングしたりプラークを損傷してしまう。逆に離れすぎていてもバックアップ不足のため，ガイドワイヤー操作やデバイスのもち込みに難渋する。

図1 RCA入口部の急性心筋梗塞例　　　　図2 IMAのガイディングカテーテルに変更

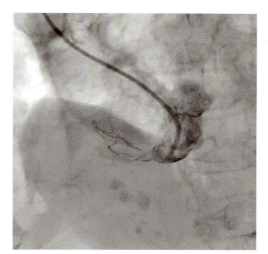
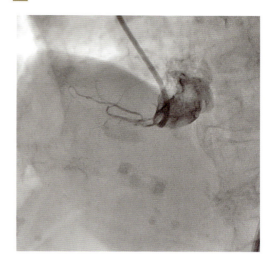

JR3.5はエンゲージできなかった。

通常は

ちょうどよいポジションを取れるガイディングカテーテルを意図的に選択することが重要である。冠動脈造影はできているが大動脈へのバックフローもあり，半分くらいエンゲージしているようなポジショニングが理想である。RAO viewで完全に同軸になっていないことを確認してもよい。また，入口部の血管径が小さい場合などではあえてガイディングカテーテルのサイズを8Frなどに大きくし，完全なエンゲージを防ぐことも1つの方法である。

ガイディングカテーテルの適切なポジショニングができた後は，ドリリングではなく病変をとらえるように丁寧なガイドワイヤー操作を行う。バックアップが不良であるためガイドワイヤーが入口をとらえられずはねられたり，とらえたとしても進んでいかないことが多い。その場合は滑り性を期待してポリマージャケットタイプのガイドワイヤーを使用することも多いが，重い先端荷重は必要ない。バックアップを高めるために病変付近に側枝が分岐していれば，そこに1本ガイドワイヤーを入れておくことでガイディングカテーテルは安定し，さらにダブルルーメンカテーテルも併用すれば，より病変通過しやすい。

本症例では，病変付近より分岐している小さな枝にフロッピーワイヤーを留置し（図3），2nd ガイドワイヤーを用いて病変通過に成功した（図4）。

高度屈曲病変

高度屈曲病変でドリリングをすると，多くの場合途中で分岐する曲がりの少ない枝ばかりに進んでしまうことが多く，それに気付かずドリリングを続けると血管損傷につながる。また，特にLADにおいて，病変の遠位部で屈曲が強く，ガイドワイヤーを末梢まで導くことに難渋することがある。この場合無理なドリリングで通過させようとすると，ガイドワイヤーの先端がsubintimaに潜り，解離や血腫を作ることがある。

図3 フロッピーワイヤー（➡）を側枝に挿入

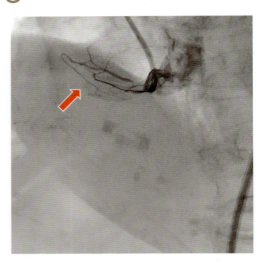

図4 2nd ガイドワイヤーは本幹に挿入できた

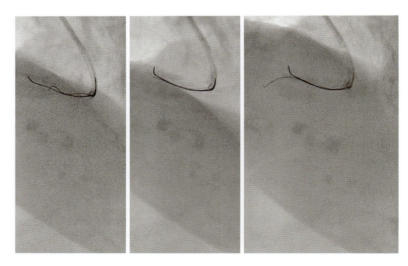

通常は

▶症例呈示

　LAD近位部の短い狭窄病変（図5➡）。末梢が屈曲（図5○）していた。
　SION blue（朝日インテック社）を使用したが屈曲部の通過が困難であり，術者はガイドワイヤー先端を屈曲の手前に止め，手技を行った。ステント留置，側枝へのガイドワイヤーリクロスなどを行っている際にガイドワイヤーが抜け，そのたびにドリリングにて屈曲をなるべく越えようというガイドワイヤー操作を繰り返すうちに，図6のように屈曲部の損傷をきたし血流が低下した。ドリリングしたガイドワイヤーの先端で血腫を作り，真腔が圧排されている状況である。
　再度SION blueにて通過を試みるも困難であり，最終的にはマイクロカテーテル下に2nd ガイドワイヤー（XT-R，朝日インテック社）を使用し，ベイルアウトに成

図5 末梢が屈曲しているLAD近位部病変

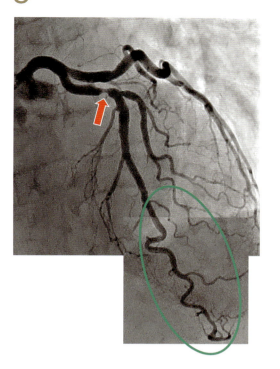

図6 ドリリングしているうちに，冠動脈解離を併発（➡）

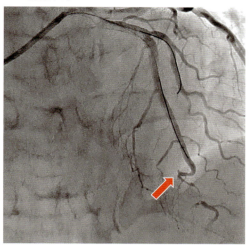

通常は功した（図7，8）。

　病変末梢に屈曲を認めるシチュエーションでは陥りやすい合併症である。ドリリングによる損傷は避けなければならない。PCIでは，ガイドワイヤーを病変の末梢まで面倒くさがらずにしっかり進めた状況で手技を行うことが基本であり，そのことを普段から心がけて実践している術者は上達も早い。

高度石灰化で抵抗が強いびまん性病変

　高度石灰化病変の場合は，そもそも血管内腔自体が小さく，さらに石灰化から受ける抵抗も強いため，ガイドワイヤー操作に難渋することが多い。ドリリングではガイドワイヤーを回転させることによって先端が受ける摩擦抵抗が減少し，滑るように進んでいく。しかし，びまん性の高度石灰化病変では通常抵抗が強く，ドリリングだけでは難しい。このときに無理にドリリングを続けると，ガイドワイヤー先端での損傷につながり，ときにガイドワイヤーがトラップすることもある。高度狭窄病変で通過しない場合は，石灰化からの抵抗が問題になっていることがほとんどである。

▶対処方法
- マイクロカテーテルを併用して石灰化からの抵抗部分をなるべく減らしつつ，ガイドワイヤーのトルクレスポンス向上を促す
- ガイドワイヤーをポリマージャケットワイヤーやテーパーワイヤーなどに変更し，

IV ③ドリリングだけでは乗り切れない病変がある

図7 ダブルワイヤーにてベイルアウトに成功

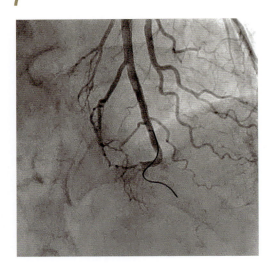

図8 XT-Rを2ndガイドワイヤーとして使用

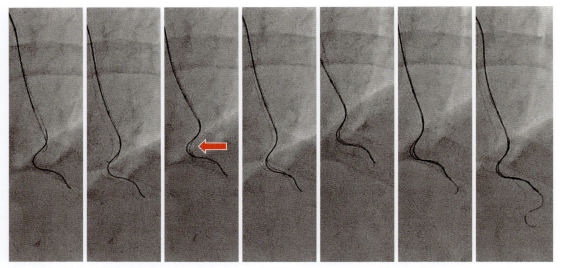

2ndガイドワイヤーを挿入する際のポイントは，1stガイドワイヤーがどこでsubintimaに挿入されたかを推測し，その部位から2ndガイドワイヤーを操作することである。
本症例では，2つ目の屈曲(➡)で小彎側を狙ってガイドワイヤー操作を行い，通過に成功している。

通常は

　　滑り性能をもたせる
- それでも困難であれば先端荷重を上げていき，penetrationの要素を加えつつ穿通していく

　当然，テーパーワイヤーやポリマージャケットワイヤー，先端荷重の重いガイドワイヤーを使えば損傷のリスクは高くなるため，変更したガイドワイヤーでさらにドリリングを続けることは好ましくない。

裏技は

入口部が屈曲し難渋した症例を呈示する（図9〜14）。

　LAD入口部の症例であるが，LAD入口部が屈曲しており，通常ドリングでこのLADを通過させることは不可能である。分岐部を描出できるviewを選択し，適切なガイドワイヤーのシェイピングを行い，意図的にガイドワイヤーを操作し通過させることが必要であった。LAD入口部が最もよく描出されるviewはAP caudalであり，working viewと設定した（図9）。

　本症例はLMTが短く，ガイディングカテーテルを普通にエンゲージしようとするとLCXに選択的に挿入されてしまい（図10），LCXにガイドワイヤーを1本挿入し，ガイディングカテーテルを冠動脈から外して手技を行った。

　ダブルルーメンカテーテル（SASUKE，朝日インテック社）のサポート下に2ndガイドワイヤーとしてSION blueを使用した。1stカーブと2ndカーブを大きくつけたが，2ndカーブの曲げ方が甘く，入口部は選択できるもののLCX方向にprolapseしてしまう状況であった（図11）。

　再度，2ndカーブをより大きく曲げ直し，先端が入口を選択できた状況で先端を右側（時計回り）に反転させるようにゆっくりとトルクをかけながら操作した。ここで押しすぎるとLCXにprolapseしてしまうため，むしろやや引き気味なテンションをかけ，たわみをとるようにして操作を行ったところ，うまく反転し末梢に通過することができた（図12，13）。ワイヤリングの方向を3D理解して理論的に操作することで，ガイドワイヤーの通過が可能となったと考える。

　ガイドワイヤーが通過した後にIVUSを施行した。IVUSではソフトプラークの性状であり，前拡張なしでもステントの広がりは十分に得られると考えられた。LMT周囲にステント留置を行う場合，前拡張で予期せぬ解離や血腫を引き起こし，必要なステント数が増えてしまうことがある。そのためIVUSでプラーク性状を評価し，ステント拡張のみで十分広がることが予想できる場合はdirect stentingを行うようにしている。狭窄が残存しているほうが入口部にステントの位置決めをする際などにプラークとステント間に抵抗が生じ動きにくくなるため，位置決めがしやすいのである。入口部にステント留置を行うため，IVUSマーキングを行い，ステント留置（Resolute onyx™ 3.5×8mm，日本メドトロニック社）を施行した。最終造影でも良好な拡張を得られ，IVUS像でも入口部にステント留置ができた（図14）。

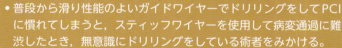

ドリングは安易に行うべからず！

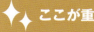 ここが重要

- 普段から滑り性能のよいガイドワイヤーでドリングをしてPCIに慣れてしまうと，スティッフワイヤーを使用して病変通過に難渋したとき，無意識にドリングをしている術者をみかける。
- スティッフワイヤーを使用する際には，原則的にはトルクのレスポンスを考え，ガイドワイヤーを進ませる方向は術者がコントロールし，意図する方向に誘導するような操作をしないといけない。
- したがって，よほどの理由がない限りドリングという操作は行ってはならない。

図9 短いLMTでLAD入口部が屈曲している

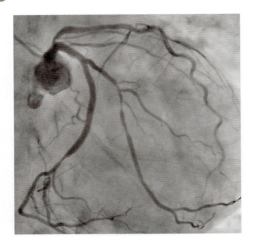

図10 ガイディングカテーテルはLCXに選択的に挿入される

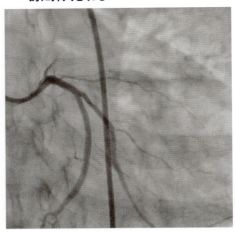

図11 LCXにガイドワイヤーを挿入し，DLCをもち込み，2ndガイドワイヤーの操作を行った

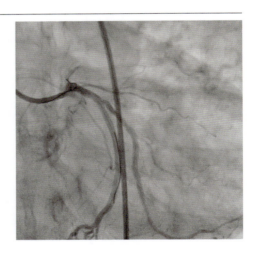

図12 2ndガイドワイヤーをLADに挿入

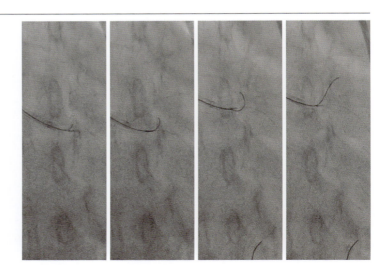

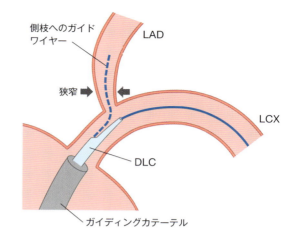

図13 DLCを使用した際のシェーマ

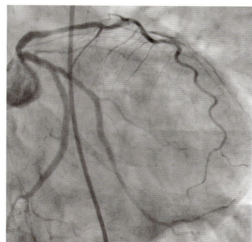

図14 ステント留置後のIVUSと血管造影

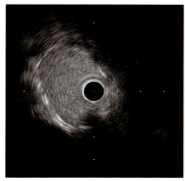
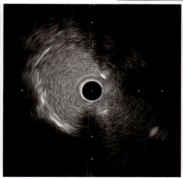
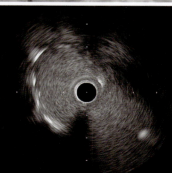

③ドリリングだけでは乗り切れない病変がある

Ⅳ. ガイドワイヤーの操作

④ Channel trackingと penetration

小林 範弘

Point

- CTOの病理を知っておくことは重要。
- 自分がいま，channel trackingをしているのか，penetrationをしているのか，認識したうえで行うことが重要。
- それぞれに必要なガイドワイヤーの特性を知ることが最も重要。

通常は（一般的には）

　ガイドワイヤー操作におけるchannel trackingとpenetrationについて述べる。この2つの方法は主に慢性完全閉塞（CTO）におけるガイドワイヤーの操作方法であるため，まずはCTOの病理を考えることから始めたい。

　図1にCTOの病理を示す。図1a〜cでは，intimal plaque内およびadventitia内には大小さまざまなneovascular channelが存在することが示されている[1]。また，高拡大像の図1dでみられるように，adventitia内のneovascular channelはmediaを横切ってintimal plaque内に向かっていることも報告されている[1]。Adventitia内のneovascular channelは通常vasa vasorumから派生している。閉塞期間が1年未満のCTOでは，neovascular channelは主にadventitiaに存在しintimal plaque内には少ないが（図2a），閉塞期間が1年を超えるとintimal plaque内にも毛細血管状にneovascular channelが多くなってくると報告されている（図2b）[1]。

　CTO内のチャンネルは大きい径のものでは250μm以上であるが，当然それ未満の小さなチャンネルもさまざま存在する。ときに透視上はチャンネルがみえないが，XT系のガイドワイヤーにてchannel trackingのように病変通過に成功することがある。これは，透視装置の分解能に限界があり，小さいチャンネルを可視化できていないためと思われる。CTO内に存在するチャンネルを無視してプラーク内を通過してもよいが，当然その際に使用するガイドワイヤーは先端荷重がある程度高いものとなるため，subintimal spaceや，ときに血管外に抜ける可能性が出てくる。したがって，CTO内にチャンネルがある場合にこれをtrackingして通過することができれば，組織に与えるダメージを最小限にしながらプラーク内を通過できることになる。

Channel tracking

　造影にてmicro channelの存在を認める場合や，造影上は認めなくても組織学的にはCTO内の軟らかい組織（loose tissue）の存在が知られているため，loose tissue trackingもときに可能である。Micro channelは径が小さく壊れやすいため，先端がテーパータイプでポリマージャケットを有し，滑り性能が付随するガイドワ

図1 CTOにおけるneovascular channel

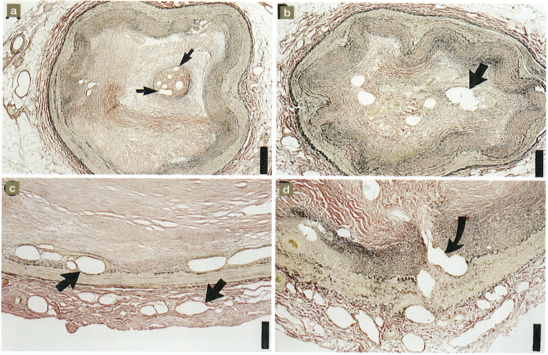

a~c：各neovascular channel（➡）　d：Intimal plaqueとadventitiaを交通するチャンネル（➡）

図2 Neovascular channelの存在部位

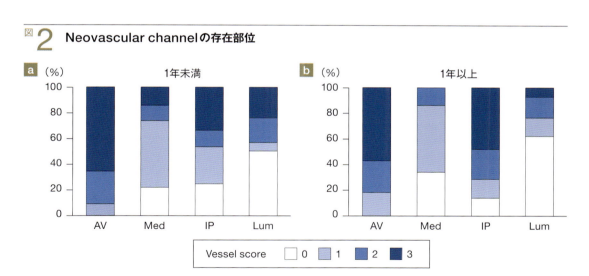

AV：Adventitia，Med：Media，IP：Intimal plaque，Lum：Lumen

（文献1より引用）

イヤーが好ましく，XT-RもしくはXT-A（朝日インテック社）が通常選択される。ともに先端荷重は3.0g未満（XT-Rは0.6g，XT-Aは1.0g）で，先端がテーパータイプ（XT-Rは0.010inch，XT-Aは0.009inch）になり，ポリマーコーティングが施されている。

　先端1〜2mmで30〜45°程度の小さな1stカーブをつけ，必ずマイクロカテーテルのバックアップ下に操作する。病変までは別のガイドワイヤーにてマイクロカテーテルを導き，ガイドワイヤーの交換を行う。

　分岐部病変や屈曲病変ではマイクロカテーテルとエントリーポイントが同軸にならないことがあり，その際は2ndカーブの作製が必要となる。しかしながら，2ndカーブを大きくつけてしまうと繊細なchannel tracking操作が難しくなり，容易にチャンネルの損傷につながる。2ndカーブを大きくつけた1stガイドワイヤーは入口部をとらえるためのものと割り切り，マイクロカテーテルの頭がCTO内にある程度挿入された時点で2ndガイドワイヤーを使用するほうが望ましい。小さく流れているmicro channelをイメージし，その隙間を縫うような感覚，あるいはガイドワイヤーの先端が抵抗を受けない点をCTO内のスペースの中で探していく感覚でガイドワイヤー操作を行う。通常channel trackingがうまくいく場合は，抵抗なくdistal true lumenまでガイドワイヤーが導かれるため，先端が当たっている感触がある場合は決して押してはならない。同時に透視上で先端がたわむような操作をしてはならず，たわみがみられるような場合はチャンネルから外れていることが多い。

　Channel trackingはantegrade approachにて大きな損傷を引き起こすことなく通過できる方法ではあるが，こればかりに固執することは望ましくない。ガイドワイヤー先端周囲にスペースが広がってしまうと，ガイドワイヤーのパフォーマンスは著しく低下する。XT系のガイドワイヤーであっても，channel trackingに固執することでスペースが広がっていくことになり，次の選択肢が狭まる。Channel trackingであっても，粘りすぎないことが重要である。

Penetration

　Channel trackingで通過に成功しない場合は，penetrationを行う方針になる。Penetrationはドリリングとは異なり，ガイドワイヤーをぐるぐると回すことはせず，先端の方向付けをする程度にトルクをきかせ，充満した組織内を押し進めていく操作方法である。当然，閉塞部の組織性状はさまざまであり，石灰化や硬い器質化血栓なども混在するであろう。そのような組織をpenetrationしようとすると，おのずと先端荷重の重いガイドワイヤーが必要になるが，同時にsubintimal spaceに潜る可能性や血管外に出る可能性も高くなっていく。

▶ 施行上の注意点
　Penetrationを安全かつ効果的に行うには，下記の点が必要である。
- 進むべき閉塞部の走行がわかっていること
- 術前のCTなどで硬い組織（石灰化）の分布を把握しておくこと
- Distal true lumenの可視化

通常は

また，penetrationを行う際に共通していえることであるが，penetrationは組織が充満している状況でこそ有用であるため，大きなスペースができてしまった状態ではガイドワイヤーが機能しない。そのため，1stガイドワイヤーが意図通りに進まずsubintimal spaceに逸れたと考えられる状況では，早めにパラレルワイヤーに移行するほうが賢明である。

▶ガイドワイヤーの選択

以前より，サポート性が高く先端荷重の重いガイドワイヤーに徐々にエスカレーションしていくことが行われてきた。その代表としてMiracleシリーズやConquestシリーズ（ともに朝日インテック社）があるが，特にConquestシリーズは穿通力が強く，直進する力が強い一方で，柔軟性に欠けるため，屈曲病変での意図的な操作は困難であった。近年では，穿通性と軌道の変化に追従する柔軟性の両立を目指したガイドワイヤーとして，Gaiaシリーズ（朝日インテック社）がよく使用される。

通常，充満された組織内でガイドワイヤーを押すと，組織から先端のシェイピング部分に抗力が加わり，ガイドワイヤーの直進力がシェイピング部で偏位し，ガイドワイヤーの軌道が変化する。これを「デフレクション」とよび，Gaiaシリーズはこのデフレクションをコントロールすることができるガイドワイヤーとなっている。紙面の都合上ガイドワイヤーの詳細な構造に関しては述べないが，穿通性に加え軌道の変化に順応する柔軟性が両立されており，先端に小さなプレシェイプが施されトルクレスポンスも優れている。

Penetrationを行う際には，強い穿通力で硬い組織を通過することと，意図的なデフレクションコントロールを行いながら閉塞部を推し進めていくことは分けて考え，前者であればConquestシリーズを，後者であればGaiaシリーズを重点的に用いてガイドワイヤー操作を行うことが重要であると考える。そのため，Gaiaシリーズで穿通力が不足していると感じた場合は，その部分のみConquestシリーズにステップアップしたり，またその逆の変更も有用である。

文献

1) Srivatsa SS, Edwards WD, Boos CM, et al : Histologic correlates of angiographic chronic total coronary artery occlusions : influence of occlusion duration on neovascular channel patterns and intimal plaque composition. J Am Coll Cardiol 29 : 955-963, 1997.

Ⅳ. ガイドワイヤーの操作

⑤3Dの理解は必要

小林 範弘

Point

- 透視画像は2Dであるが，実際の血管走行，プラーク分布は3Dである。
- IVUS画像も2Dであるが，3Dのイメージをもつことが重要。
- 難しい病変こそ，3DのイメージでPCIを行うことが成功につながる。

通常は（一般的には）

近年，ガイドワイヤーの性能は非常に優れており，多くのopen vessel病変ではフロッピーワイヤーをただドリリングすることで容易に通過する。しかしながらドリリングだけでは対処できない病変が存在し，日頃から自分のイメージどおりにガイドワイヤーを操作して通過させる訓練を積むことが重要である。ガイドワイヤーを自分の意図した方向に導くためには，標的血管の走行・側枝の分岐方向・病変の局在・ガイドワイヤー先端の向き・IVUS所見などを頭の中で三次元（3D）構築し理解することがまず重要となる。

左前下行枝（LAD）に対するワイヤリング

RAO cranial viewではLAD本幹（**図1**赤線）を右側からみていることになり，多くの場合，対角枝（**図1**黄線）がLAD本幹に重なる。そして下側に向けて中隔枝（**図1**青線）が分岐し，中隔枝との分岐部はよく描出される（**図1**）。

LAO cranial viewはLADを頭側（上側）からみているviewになり，LAD本幹と対角枝との分岐部がよく描出される。一方で，中隔枝は左側に向けて分岐するが，分岐部は不明瞭である（**図2**）。LAD本幹を近位部から末梢に向かうときに，心外膜が12時方向に確認できたとすると，通常，対角枝は左側に，中隔枝は右下側に分岐する。

ここで，RAOからみてガイドワイヤーの先端が上側に向いている状況を考えてみる（**図3a**）。このとき，LADの近位部内腔から末梢方向を覗いている状況を想像してみると，**図3b**のようになっており，ガイドワイヤーを時計回りに回転させれば先端が中隔枝の入口，そして術者の方向に動くことになる。逆に反時計回りに回転させれば，対角枝の入口，そして術者から遠ざかる方向に動くことになる。逆に回転させても多く回転して目標にたどり着くが，無駄な操作幅が大きくなり，特に慢性完全閉塞（CTO）では，ガイドワイヤー先端の動き幅で生じるスペースが大きく広がってしまい，後のガイドワイヤーの操作に難渋する。よって，3Dイメージからガイドワイヤーを最短距離で必要最小限の労力で操作することが望ましい。Open vessel病変でもこのような意識をもつことで，CTOでのガイドワイヤー操作にも役に立つ。

図1 RAO cranial view

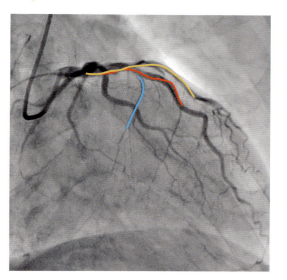

図2 LAO cranial view

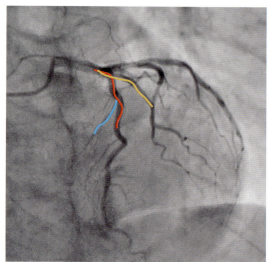

図3 LADのRAO view

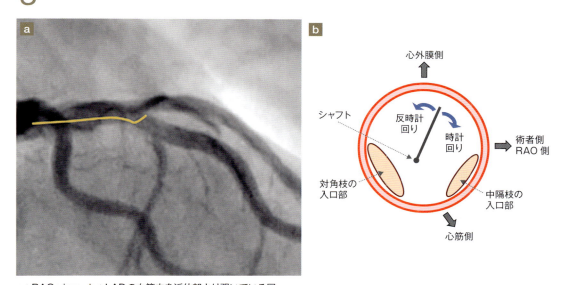

a：RAO view　b：LADの血管内を近位部より覗いている図

通常は　透視の画面は二次元（2D）であり，ガイドワイヤーの先端が1方向から「上を向いている」としても，少し術者側に向いているのか，それとも術者から遠ざかる方向に向いているのかは判定不能である．しかしながら，先端を真上に向けた状態から反時計回りに回転させると，術者から遠ざかる方向に回転していき，時計回りに回転させると術者側に回転してくることは確実であり，そのことを認識しながら意図的に操作することが重要である．

Ⅳ ⑤ 3Dの理解は必要

通常は

右冠動脈（RCA）に対するワイヤリング

　LAO方向からRCAをみると，図4のように心室側から心房側に向かってRCAをみているviewになる。一方，RAO方向からみると図5のようになり，心臓の右側面から房室間溝を下りるRCAをみるviewになる。

　ここで，LAOからみてガイドワイヤーの先端が上側に向いている状況を考えてみる（図6a）。このとき，術者がRCAの近位部内腔から末梢方向を覗いているシチュエーションでは図6bのようになっている。下側が心筋側で上側が心外膜側，左側が心室

図4　LAO view

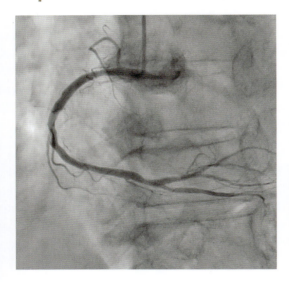

図5　RAO view

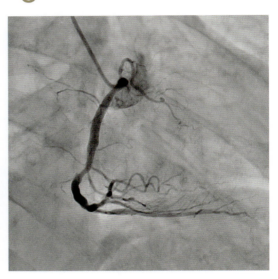

図6　RCAを近位部から末梢側に向かって覗いているイメージ

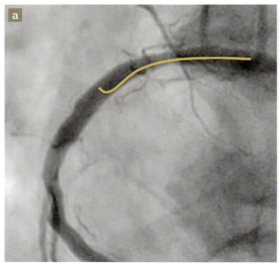
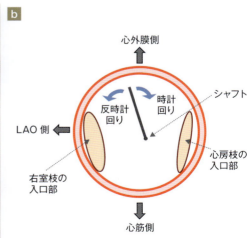

a：LAO view　b：RCAの血管内を近位部より覗いている図

120

通常は

側で右側が心房側である。RCAに対するPCIでは，CTOの場合やアンカーバルーンテクニックなどを施行する場合以外に側枝にガイドワイヤーを通すシチュエーションは少ない。しかしながら，RCAではcalcified noduleなど著明な石灰化病変に難渋することも多い。有効かつ安全なデバルキングを施行するうえでもプラークの局在（心外膜側，心筋側）も理解しつつ，ガイドワイヤー操作を行うことが重要である。

裏技は

「通常は」で示した3D理解を用い，手技が成功した実際の症例を提示する。

症例呈示

左回旋枝（LCX）のCTO症例。図7はRAO caudal方向の造影所見である。LCXの中間部に閉塞したステントを認め，CTOの出口はステントを越え遠位部まで続いている。LCXの末梢はLAD対角枝からcollateralを介し描出される（図7 ▶）がインターベンショナルなcollateralではなかった。

Antegradeにて1stガイドワイヤーが遠位部に抜けたが（図8），IVUSではsubintimal spaceであった（図9a）。IVUSの所見をみると左側に心外膜（図9b黄色部分）を認め，IVUSの上側に目指すべき真腔（図9b赤色部分）が存在することがわかる。一方，RAO caudalのviewでLCXのPL部分を考えると，術者からみて奥側が心外膜側で，術者側が心筋側である。もう一度IVUS像と照らし合わせると，術者は右側からみていることになり，さらにIVUSプローブとガイドワイヤーがほぼ重なっていることから，2時くらいの方向からみていると推測できる（図9b ➡）。よって，目指すべき真腔は現在subintimal spaceに位置する1stガイドワイヤーの少し上側に位置するということになる。

図7 **RAO caudal view**

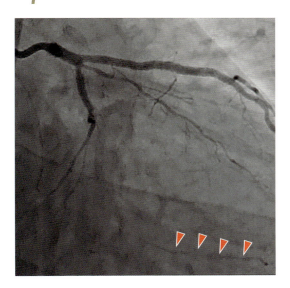

図8 **ガイドワイヤーが遠位部に抜けた**

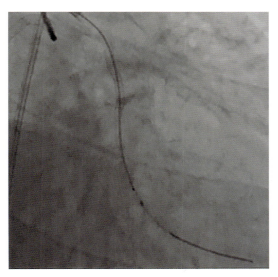

図 9 　IVUS所見

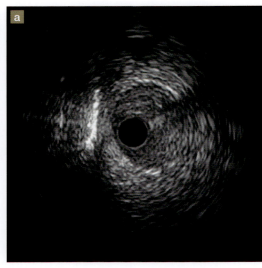
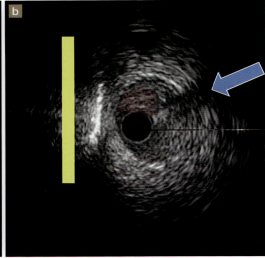

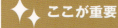

　その情報を基に，1stガイドワイヤーの上側を狙って（下側に行かないように），パラレルワイヤーを施行し，狙いどおりに真腔を通過することに成功した（図10a➡）。ガイドワイヤーの先端の動きが1stガイドワイヤーに対し，どちらに向いているかを絶えず認識しながら操作することが大切である。

　最終造影では，末梢まで良好な血流を確保できた（図11）。

> **✧✧ ここが重要**
>
> **3Dの理解はCTOのPCIにも応用できる**
> - 日ごろから冠動脈造影の読影をする際に，2Dである冠動脈造影所見を3D化して考える癖をつけることは重要である。
> - そのような考え方が応用されていくと，究極的にはCTOのPCIに生かせることとなる。
> - CTOのワイヤリングを行う際は，必ず3Dのイメージをもちながらワイヤリングをしないといけない。
> - パラレルワイヤーやkissing wire，そしてreverse CARTを行う場合には絶えず3Dのイメージをもち，真腔はどちらなのか？ ワイヤーポジションがどちらにずれているのか？ などを考えつつ手技を進める必要がある。

図 10　パラレルワイヤーを施行し，真腔を通過

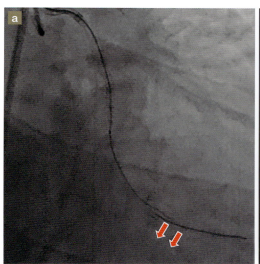
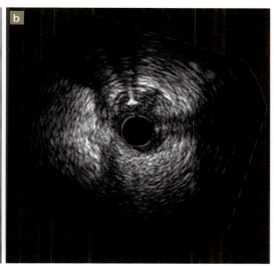

図 11　最終造影像

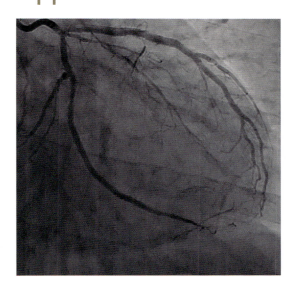

Ⅳ. ガイドワイヤーの操作

⑥CTO septal surfingの秘密

伊藤 良明

Point

- 初心者は視認性のあるseptal channelを選択することが望ましい。
- チャンネルはみえなくても，donner artery occlusion technique後にみえることがある。
- チャンネルの可視限界を知ろう。
- Septal surfingは原則テーパーワイヤーを用いる。

通常は（一般的には）

Septal channel trackingの方法

CTOのseptal channelを用いたretrograde approachは，CTO-PCIの手技として一般化しつつあり，右冠動脈（RCA）あるいは左前下行枝（LAD）におけるCTOのretrograde approachとして第一選択とされることが多い。

造影

通常はseptal channel全体を造影し，至適なチャンネルを選択後にマイクロカテーテルを挿入する。次にそのマイクロカテーテルから選択造影を行い，チャンネルの状況を多方向から確認し，その後ワイヤリングをしていくという流れで手技が進められる。

選択するチャンネルは透視上造影剤の流れ込みのある（チャンネルがみえる）視認可能なチャンネルを選択する。そして，造影上はっきりしないチャンネルは使用しないのが原則である。

みえるチャンネルを選択

初心者であれば，原則的にseptal channelは透視で確認可能なチャンネルを選択し，かつチャンネルはなるべく屈曲や蛇行のないものを選択するべきである。またチャンネルの走行も注意すべきであり，極端に心尖部側を経由するように走行しているチャンネルもあまり選択しないほうがよいと考える。

ワイヤリングは，チャンネルを造影した後にそのチャンネルの走行を最も正面からみえるviewを選択し，そのviewにて行う。

通常は

コーティングソフトワイヤーを選択

チャンネルの通過には，よほどの屈曲がなければ親水性コーティングのされたソフトワイヤーが選択され，テーパーワイヤーなどを用いる必要はない。ガイドワイヤーの操作は選択造影で確認した走行と同様のルートを慎重にガイドワイヤーを操作しながら進めていく。ガイドワイヤーの挙動がおかしかったり，明らかに逸れてしまう場合には，マイクロカテーテルを進めて選択造影をし直すか，逆にマイクロカテーテルを冠動脈本幹まで引き抜き，冠動脈全体を造影するなどしてガイドワイヤーのポジションを再チェックする。また，確認できなかった小さな側枝などが存在していないかなども再確認することが望ましい。

屈曲がある場合は？

もし屈曲が強くてガイドワイヤーが進まない場合には，ガイドワイヤーのシェイピングを変更するか，先端荷重の低いウルトラフロッピーワイヤーへの変更などを考慮する。明らかにガイドワイヤーの走行は間違っていないが，チャンネルがタイトで進んでいかないと判断した場合は，テーパーワイヤーに変更しつつ手技を進めていくのが通常の手法だと考える。

裏技は

Septal surfingが成立する理由

Septal channelで透視ではチャンネルそのものが全くみえない，あるいは確認不可能な症例をしばしば経験する。そのようなチャンネルは，原則的にretrograde approachのルートとしては使用すべきではないが，ときにそのような例でもチャンネル通過が成立することがある。この透視ではみえないチャンネルになぜガイドワイヤーが通過するのかを紐解いてみたい。

第一条件

まず第一条件として，選択造影を行った際に，チャンネルそのものがみえなくてもその後供給血管の本幹（右PD経由のseptal branchから造影したとするとLAD，あるいはLAD経由のseptalから造影をしたなら4PD）がうっすらでも造影されることが望ましい。

ただし，供給血管に他の側副血行血流が豊富に存在する場合は，コネクションがあっても本幹が全く造影されないこともありうる。まずsurfingを行うとしたら需要血管がみえるチャンネルがあればそちらから選択し，そのような血管がなければ完全なブラインドでのsurfingを行うこととなる。

Donner artery occlusion technique が有用？

筆者は最近，他の供給血管の存在が明らかな場合に，その血管にワイヤリングを行い，解離を起こさない程度のバルーン拡張で血流を遮断しながら本幹のチャンネルの造影を行うということもしている（donner artery occlusion technique）。そうすることで，他の供給血管の血流の一部が遮断され，みえなかった需要血管の血流が確認できることがある。チャンネル選択に迷うような症例では，ときに非常に有用な方法である。

どこを通過するのか？

では，このsurfingはなぜ成立することがあるのであろうか？　そしてガイドワイヤーはどこを通過しているのであろうか？

結論をいうと，septal surfingは適当にガイドワイヤーを操作しているわけではなく，結果的にはガイドワイヤーはきちんと血管内を通過している。つまりsurfingといいながら，ガイドワイヤーは血管を探りながら血管内を通過させているのである。

なぜ，透視では確認できないチャンネルにガイドワイヤーが進みうるのか？　筆者の考えでは透視で血管がみえていないだけということに結論付けられる。透視機器のメーカーによる違いもあると思うが，透視でみえる二点分解能の限界値はどのくらいなのであろうか？

通過する理由

当院の透視の機械でフレームレートを7.5あるいは15フレームにして実験をすると，透視での人間（筆者）が可視できる二点分別能の限界は363μmであった（**図1a**）。つまり363μm以下の血管に関しては，仮に造影剤が流れていても透視ではその血管は確認あるいは描出ができないということになる。

これがsurfingのからくりであると理解している。透視ではみえないが，実際には血管が存在するわけである。

このみえない血管にどうしてガイドワイヤーが通過していくのであろうか？

一般的なガイドワイヤーは0.014inchであり，その径は約356μmである（**図1b**）。つまり透視の二点分別能の限界値とほぼ同じであるため，可視化可能な血管であれば0.014inchのガイドワイヤーは容易に挿入可能ということになる。一方，透視でみえない，つまり363μm以下の径の血管であった場合は，0.014inchのガイドワイヤーを進めていくのは物理的にも難しい可能性がある。したがってseptal surfingを行うほとんどの場合，ガイドワイヤーはテーパーワイヤーが用いられ，0.009inchや0.010inchの径のものが選択される。これらの径は229～254μmに換算されるが，理論的にはこれらの径の血管ならガイドワイヤー通過は可能であるということになる（**図1b**）。

筆者はseptal surfingの秘密として，このようなからくりが存在するものと考えている。そのため，仮に造影でみえない血管やチャンネルであっても需要血管の存在

図1 二点分解能のテスト

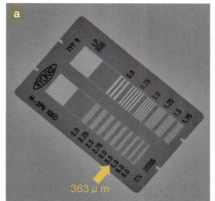

a：透視における二点分解能の限界を測定するメジャー。当院の透視でフレームレートを7.5に設定して二点分解能の限界値を算出すると、筆者の目では363μmが限界点であった。
b：1inchは25.4mmに相当するので、通常使用する0.014inchガイドワイヤーの太さはμmに換算すると約356μmとなる。通常可視可能なチャンネルは二点分解能とは違うと考えられるが、おそらく360μm相当の太さのチャンネルに対して操作を行っていると考えている。つまり、可視可能な360μm程度のチャンネルに対して、約356μmの0.014inchガイドワイヤーを通過させているということになる。Septal surfingにおいて、コネクションはあるがみえていないというのは、360μm以下のチャンネルが存在しているのであろう。そのため、そのようなチャンネルに対しては、0.014inchガイドワイヤーではなく0.010inch（254μm）を用いるのは理にかなっていると個人的には考える。結論として、XT-Rが通過するチャンネルは可視限界を超えている可能性がある。それゆえ、channel surfingが成立する例がある。

裏技は が確認できた場合はテーパーワイヤーを用いたseptal surfingは成立しうるし、施行してもよい手技だと筆者は考えている。

成功の秘訣

　Surfingを行う場合には、ある程度の経験がないといけない。もちろん透視ではみえない血管を通過させるわけなので、経験的に血管の走行をある程度予測しながらガイドワイヤー操作を行わなければならず、万人が行ってよい手技ではない。

　Septal channelのコネクションのパターンをある程度想定しながら、妥当と思われる方向にブラインドで、しかしある程度は意図的にガイドワイヤーを誘導することが成功の秘訣である。

Surfingのコツ（図2, 3）

　Surfingのポイントは、ガイドワイヤー先端の挙動がおかしくないかが重要であり、急に反転したり屈曲してしまう場合は、本来の走行とは違うことを認識しなければならない。バリエーションとして屈曲しながら実はコネクションが存在することもあるため、そのあたりは術者の経験をも含め正誤を判断しながら手技を進めなければならない。そしてワイヤリングの最中に心室期外収縮（PVC）などが出現しているかと

図2 Septal surfingを施行した例-1

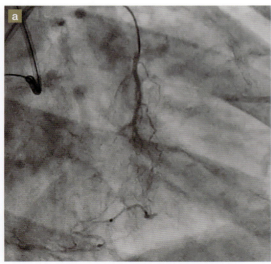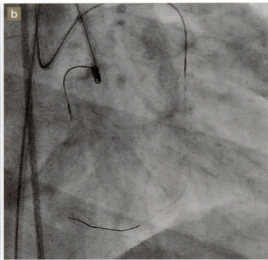

a：RCAのCTOで，LADからseptal channelを介した需要血管がみられたが，選択造影を行うと4PDへの交通はあるもののチャンネルを確認することはできなかった。
b：SIONを用いたchannel surfingを行うと，ガイドワイヤーは通過しえた。視認できなくてもSIONの推進力で通過してしまう例ももちろん存在する。

裏技は

いうことが，血管内を走行しているかどうかの判断材料となる。通常ガイドワイヤーが小さな側枝などに迷入すると，すぐにPVCが出現する。したがってPVCが多発する場合には，そのルートは無理にそれ以上進めないほうがよい。ときどき細い血管内のチャンネルにガイドワイヤーがきちんと進んでいく際にも，PVCが多発することがある。そのため，PVCが出現した際には注意深くガイドワイヤーの挙動をみながら正誤の判断をするということが求められる。そのあたりがsurfingの難しさであると考える。

最後に，最も重要なのがガイドワイヤーの操作感である。抵抗を感じずにガイドワイヤーが頭で思い描いた方向に進むのであればそれが最も望ましい。

これらの感覚を総合的に判断しながらsurfingを施行することで，起死回生の一手を講じることができる場合もある。みえないチャンネルには勝機はないと決して思わず，裏技を使ってsurfingを成功させていただきたい。

図3 Septal surfingを施行した例-2

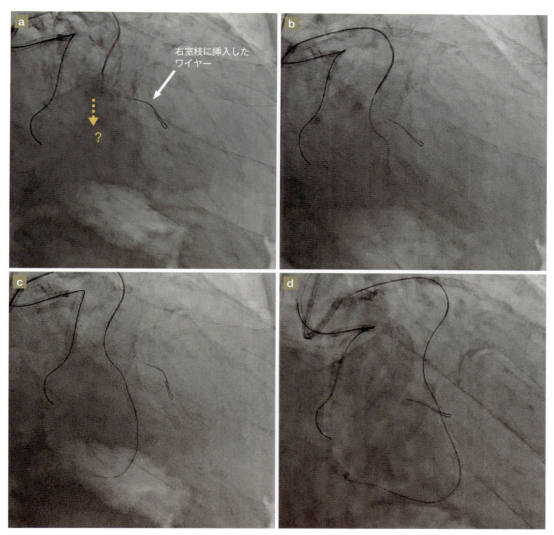

a：RCAのCTOで，LADのseptalから4PDは全くみえず，見た目での需要血管のコネクションも見られなかった．しかし他にチャンネルがなく，septal surfingを施行した．
b：XT-Rを用いてガイドワイヤーの抵抗のないところを探りながら，PVCなどが生じない方向，さらには過去の自身の経験上交通のありうるチャンネルの方向にsurfingを行った．
c：ガイドワイヤーは一部かなり心尖寄りに動いたが，抵抗なく進み，最後は4PDと思わしき方向に進んでいった．
d：最終的にはseptal surfingが成立した．

V. バルーンのデリバリー：いろいろな対応法

① ダブルワイヤー

本多 洋介

Point
- ガイディングカテーテルのバックアップ，屈曲，石灰化などによりバルーンのデリバリーが難しい症例に遭遇することは少なくなく，ダブルワイヤーが有用となる症例がある。
- ダブルワイヤー施行においては，ダブルルーメンカテーテルが有用である。
- デバイスは2ndガイドワイヤーに通過させる。

通常は（一般的には）

ダブルワイヤーは，先行しているガイドワイヤーにもう1本パラレルにガイドワイヤーを挿入することによって，冠動脈を伸展させ，血管壁との摩擦・抵抗を減らしてデバイスの通過性を向上させるテクニックである（図1）。

通常の1stガイドワイヤーでデリバリーが困難な場合に，もう1本のワイヤーを挿入し，サポート力を高める手技となるが，2ndガイドワイヤーは1stガイドワイヤーと同様か，ややサポート力の高いと考えられるガイドワイヤーを選択する。

その際デバイスは，1stガイドワイヤーではなく2ndガイドワイヤーのほうにデバイスを挿入するとガイドワイヤーの軌道も変わっている可能性があり，デバイスが通過する可能性がある。

ステントデリバリーが難しい場合，一般的にはバルーニングを先行する場合が多いが，不安定プラークが予想され，direct stentingを行いたいときにも有用なテクニックである（この場合，ステント留置の際に片方のワイヤーを抜くことを忘れてはならない）。

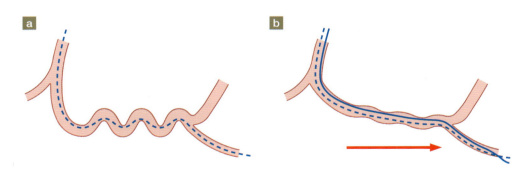

図1　ダブルワイヤー
a：通常の1stガイドワイヤー通過後の冠動脈
b：2ndガイドワイヤー挿入により冠動脈が伸展した状態（➡）

---- 1stガイドワイヤー
—— 2ndガイドワイヤー

裏技として，ダブルワイヤーの Tips & Tricks を紹介する。

ダブルワイヤーについて

　ダブルワイヤーでは2ndガイドワイヤーを挿入するが，この際にはSASUKE（朝日インテック社）やCrusade（カネカ社）などのダブルルーメンカテーテル（DLC）の使用が簡便で，迅速である。

　屈曲や石灰化のある血管に2ndガイドワイヤーを通過させる場合，ワイヤー操作により1stガイドワイヤーと絡む場合がある。するとバルーンは病変の手前で全く進まなくなり，ダブルワイヤーの意味をなさない。そのため，DLCを用いると2本のガイドワイヤーが絡むことはなく，ダブルワイヤーの状態にすることができる。しかし，本来バルーンが通過しない部位はDLCも通過するとは限らず，その場合には病変部は2ndガイドワイヤーにて通過させることになり，慎重な操作が必要である。

　ダブルワイヤーにする場合の2ndガイドワイヤーは，1stガイドワイヤーよりもサポート力の高いと思われるガイドワイヤーを選択するのが一般的である。ただし病変手前に屈曲がありガイドワイヤーにてアコーディオン現象をすでにきたしているような場合は，サポートワイヤーを挿入するとさらにガイドワイヤーのバイアスがかかり，むしろバルーン挿入がより困難になることがあるため，症例によって使い分ける必要がある。

ダブルワイヤーが奏功しないケース

　ダブルワイヤーに変更してもデバイスが通過しない症例，またダブルワイヤーにすることによって通過がより困難になる症例もある。石灰化の強い症例では，ダブルワイヤーはデバイスの先端チップが石灰化に当たりやすくなってしまい，ダブルワイヤーにしたことで通過性が落ちる場合があることを念頭においておかなければならない（図2）。

ダブルワイヤーが奏功するケース

▶ 標的病変の手前にステントが留置されている症例

　標的病変の手前にステントが留置されている症例において，バルーンの先端チップが当たることにより通過しないケースでダブルワイヤーが有用なケースがある。
- ダブルワイヤーにすることで先端チップの当たりが変わって通過するケース
- もう一方のガイドワイヤーに乗せ換えると通過するケース
- 片方のガイドワイヤーを引き気味にすることによってバルーン通過に成功するケース

などである（図3）。

裏技は

V
① ダブルワイヤー

図2 LAD #6ステント越しにステントを挿入しようとした症例

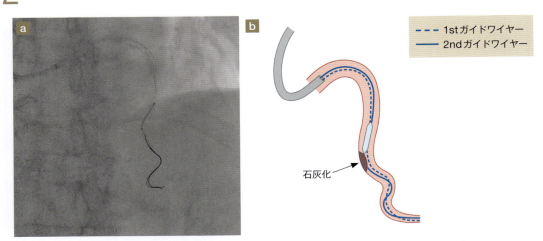

a：LADの#7にステントを留置すべくダブルワイヤーとした。
b：ダブルワイヤーにより血管が伸展。ステントの先端チップがちょうど石灰化に当たるようになり，通過困難と推測された。

図3 病変近位のステントにデバイスが干渉する症例

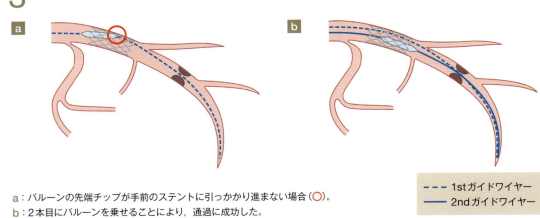

a：バルーンの先端チップが手前のステントに引っかかり進まない場合（〇）。
b：2本目にバルーンを乗せることにより，通過に成功した。

裏技は

▶ 石灰化により困難な症例

　図4は非常に難渋した症例である。近位部の石灰化病変に対してロータブレーターを施行後，バルーンの通過を試みたが小径バルーンも全く通過しない状況であった。ガイディングカテーテルの同軸を意識しながら，ガイドエクステンションカテーテルを使用し，バルーンスリッピングテクニックを行ってもバルーンが通過せず，通常のガイドワイヤーとサポートワイヤーのダブルワイヤーとし，バルーンスリッピングテクニックの際に2本のガイドワイヤーを強く引き込むことによりバルーンの通過に成功した。ダブルワイヤーをアンカーのように使用してバルーンが挿入できた症例であった。

図 4 ガイドエクステンションカテーテルをバルーンスリッピングさせる際にダブルガイドワイヤーが奏功した症例

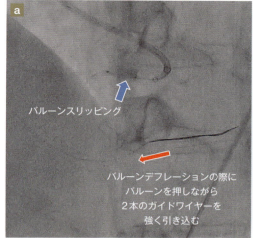
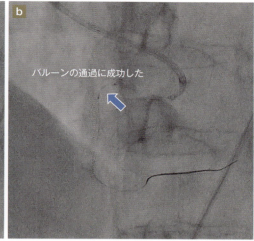

バルーンスリッピング

バルーンデフレーションの際に
バルーンを押しながら
2本のガイドワイヤーを
強く引き込む

バルーンの通過に成功した

➡：バルーン

V. バルーンのデリバリー：いろいろな対応法

② アンカーバルーンテクニック

堤　正和

Point
- ガイディングカテーテルが冠動脈に対して同軸（coaxial）になりうるか，確認しておく。
- アンカーする枝，バルーン径，拡張圧を適切に選択する。
- アンカーバルーンの押し引きでガイドの位置を適切な場所にコントロールする。
- 通常のアンカーバルーンテクニック以外に，パラレルアンカー，アンカースリッピング，アンカーワイヤーなどのテクニックも選択肢となる。

通常は（一般的には）

アンカーバルーンテクニックとは，通過させたい部位とは別の枝にガイドワイヤーを通過させ，枝でアンカーバルーンを拡張させることにより，より強力なガイディングカテーテルのバックアップを得，かつガイディングカテーテルを冠動脈に対し同軸（coaxial）にすることで，デバイスの通過性を向上させるテクニックである（図1）。

アンカーバルーンテクニックの手順とコツ

まずアンカーを試す前にガイディングカテーテルが冠動脈に対し本当に十分に同軸となっているのか確認する。アンカーせずとも，ガイディングカテーテルを同軸にするだけでバックアップが得られ，デバイスがデリバリーできることも少なくない。一方，ガイディングカテーテルを同軸にすることが難しい場合や，同軸にしても十分なバックアップが得られない場合もアンカーバルーンテクニックは有効である。

アンカーバルーンテクニックを用いる場合，標的病変以外でアンカーバルーンを拡張する必要があるため，なるべくプラークのない側枝で行ったほうが動脈解離

図1　一般的なアンカーバルーンテクニック

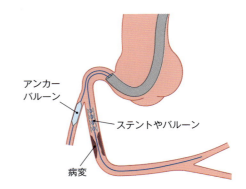

右冠動脈（RCA）#2の高度狭窄に対しデバイスがデリバリーできず，円錐枝あるいは右室枝を用いてアンカリングすることができる。

通常は

どの合併症を起こさない。先に留置したステントがあればステント内が最も安全である。また，適切なバルーンサイズと拡張圧を選ぶ必要がある。大きすぎる径のバルーンや高すぎる拡張圧では，血管損傷をきたすおそれがあるため注意する。セミコンプライアントバルーンを用いて，低圧からアンカーの効果を確認しつつ，徐々に必要なアンカーの効果が得られる圧まで上げていく。アンカーの効果の確認としては，アンカーバルーンを引いたときにガイディングカテーテルがディープにエンゲージされ，アンカーバルーンを押したときにガイディングカテーテルが冠動脈から離れる動きをするようであれば効果があるといえる。アンカーバルーンを押し引きした際にアンカーバルーン自体が動くようであれば拡張圧が足りない，もしくはバルーンサイズ自体が小さい可能性を考える。

アンカーする側枝は，なるべく本幹の血管に対して並走するような側枝があれば望ましい。そのほうが強力なアンカーがかかるからである。

症例呈示

左前下行枝（LAD）と第一対角枝（D1）のtrue bifurcation lesion（図2a）に対し，culotte stentの方針で治療を開始した。D1方向にステント留置後，LAD方向にワイヤーを取り直し，IVUSで確認後，LAD方向に開窓のためのバルーニングを行い，LAD方向にステントを留置した。再度，D1方向にワイヤーを取り直し，IVUSで確認を行った。

最終的にkissing balloon technique（KBT）を行おうと，D1方向にバルーン挿入を試みたが，バックアップ不足によりデリバリーに難渋したため，アンカーバルーンテクニックを用いる方針とした。

分岐部の遠位側でショートバルーンを拡張し，トラップできていることを確認後，D1方向にバルーンをデリバリーすることに成功した（図2b）。

KBTを行い（図2c），手技に成功した（図2d）。

裏技は

パラレルアンカーテクニック

アンカーを行うために適した側枝はないが，通常のバルーンは通過する病変に対し，それよりも通過性の低いスコアリングバルーンやステントを病変にもち込む際に使用するテクニックである。標的血管病変より遠位でアンカーバルーンを拡張し，縦方向にパラレルにアンカーする方法である（図3）。

アンカースリッピングテクニック

ステント留置後の側枝へのバルーン通過に難渋する場合，ステントの遠位でバルーンを拡張しアンカーバルーンテクニックを用いる（図4）。それでうまくいかない場合は，通過できない場所であえてアンカーバルーンを拡張し，アンカーバルーンを引きのテンションをかけつつデフレーションすると同時に，通過させたい側枝用のバルー

図2 D1に対して本幹のアンカーバルーンテクニックを用いた症例

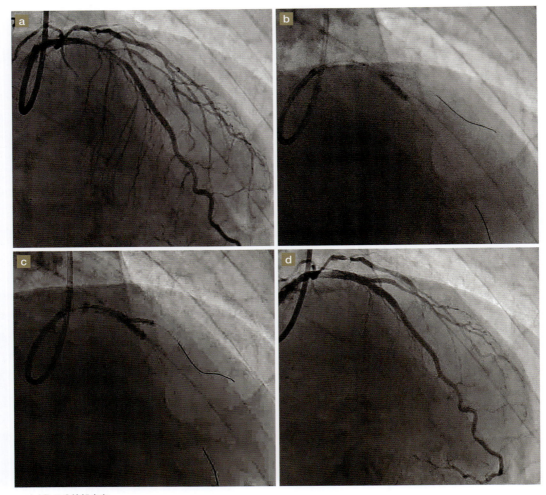

a：LADの分岐部病変。
b：Culotte stent後，D1へのバルーン挿入が困難であり，LADにバルーン拡張し，アンカーとした。
c：KBTが施行可能となった。
d：最終造影像。

裏技は

ンを挿入する方法がある。側枝入口部付近で拡張したアンカーバルーンの影響で側枝用のバルーンの先端チップの軌道自体を変える，もしくは先端チップの当たる角度が変わることで通過することがある（図5）。

またPOTのように，ステントを再拡張することでセルの角度が変化し，側枝バルーン先端への干渉が解除することも期待できる。

▶ 症例呈示

LADとD1の分岐部病変（図6a）に対し，single stent with KBTの方針で手技を開始した。LADにステント留置後POTを施行し，D1方向にワイヤーを取り直しIVUS

図3 同一血管でのアンカー（パラレルアンカー）

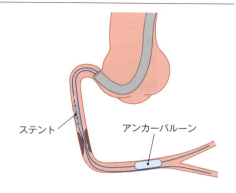

RCA#2に高度狭窄に対しステントがデリバリーできず，#3でアンカーバルーンテクニックを行ってパラレルアンカーテクニックとした。

図4 ステント側枝へのアンカー-1

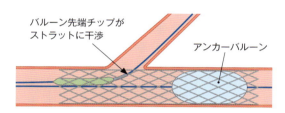

側枝をjailしているステントのストラットにバルーンの先端チップが引っかかり，側枝にバルーンをデリバリーすることができない。

図5 ステント側枝へのアンカー-2

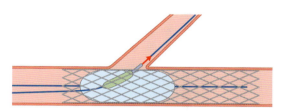

あえて側枝入口部でバルーンを拡張し，引きのテンションをかけながらデフレーションすると同時に側枝用バルーンを滑り込ませる。側枝用バルーンの軌道や角度が微妙に変わり，干渉していたストラットに引っかからなくなることがある。

裏技は

で確認後，KBTを行うべくバルーンをもち込んだが，D1方向にデリバリーできなかった。

分岐の遠位側でバルーンを拡張する通常のアンカーバルーンテクニックを試したが通過できなかった。そのため，アンカースリッピングテクニックを用いることとした。

分岐部をまたぐようにLAD本幹のバルーンを挿入し，D1方向に通過させたいバルーンの先端をカバーして拡張させた（図6b）。

LAD本幹のバルーンをゆっくりデフレーションすると同時に，LAD本幹のバルーンに引きのテンションをかけつつ，D1方向へのバルーンを進めていったところD1入口部への進入角度が変わり，先ほどまで干渉していたステントストラットに干渉することなく，D1にデリバリーすることができた（図6c）。

KBTを行い（図6d），血行再建に成功した（図6e）。

図6 LADの分岐部病変

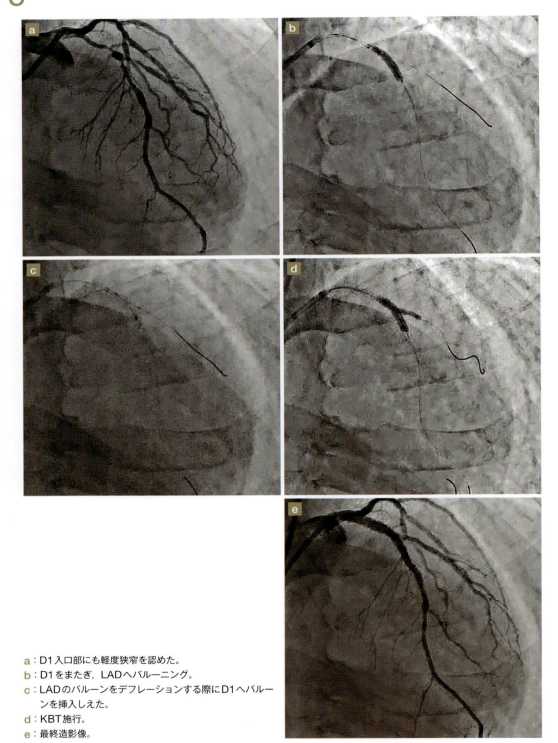

a：D1入口部にも軽度狭窄を認めた。
b：D1をまたぎ，LADへバルーニング。
c：LADのバルーンをデフレーションする際にD1へバルーンを挿入しえた。
d：KBT施行。
e：最終造影像。

図7 通過困難な〈病変A〉より近位に治療適応の〈病変B〉が存在する場合

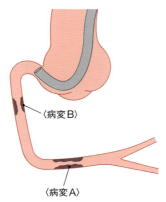

図8 アンカーワイヤーテクニック

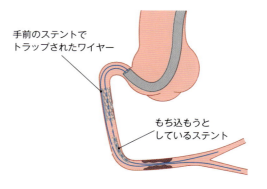

バディワイヤー（2本ワイヤー）にして，先に〈病変B〉にステントを留置。ステントによってトラップされたガイドワイヤーをアンカーとしてバックアップを得る。

裏技は アンカーワイヤーテクニック

　バルーンではなく，ガイドワイヤーを用いてアンカーテクニックを行う方法がある。アンカーテクニックを用いないとステントの通過が困難な病変〈病変A〉より手前もしくは別の枝に治療適応の病変〈病変B〉が存在する場合（図7）に限られるが，バディワイヤーにしておき，先に〈病変B〉にステントを留置する。バディワイヤーのうちの1本はステントと血管壁に挟まれ，トラップされた状態になる（図8）。トラップされたガイドワイヤーをアンカーにすることでバックアップを得ることができる。なお注意点としては，〈病変A〉にステントをデリバリーすることに成功した後は，ステントを留置する前にアンカーワイヤーを抜去もしくは〈病変A〉のステントにも二重にトラップされないように〈病変A〉より手前まで引いておく必要がある。二重にトラップされても抜けなくなることは少ないが，非常に強くトラップされてしまい抵抗が強いためワイヤー断裂のリスクが高まること，それに逆らってワイヤーを引き込もうとすると，ガイディングカテーテルが必要以上にディープにエンゲージされ入口部損傷などをきたすおそれがあるため，注意が必要である。

V. バルーンのデリバリー：いろいろな対応法

③子カテ
（みんな知らないバルーンスリップ）

毛利 晋輔

Point

- 子カテ（もしくはガイドエクステンションカテーテル）からバルーンを少し出した状態でバルーンインフレーションし血管を拡張，バルーンデフレート時にバルーンに引きのテンションを加えながら子カテを押すテクニックである。
- アンカーバルーンの応用であるが，子カテが進まないときに有用である。

通常は（一般的には）

　石灰化病変，屈曲病変，病変の近位部にステントが留置されている症例ではデバイスのデリバリーに難渋する。デバイスを病変までもち込めないときに，子カテ（もしくはガイドエクステンションカテーテル）を使用する。短い距離であれば，そのまま子カテを冠動脈内に進めることが可能である。進めることが困難な場合はバルーンやIVUSを可能な限り冠動脈の奥まで挿入し，そのシャフトの剛性を利用して子カテを進めたり，アンカーバルーンテクニックを用いて子カテを標的部位まで進める。

　通常はアンカーバルーンにて十分なアンカーがかかっていれば子カテなどが挿入されていくが，挿入部に屈曲や石灰化，またはすでに留置されたステントなどが存在し，どうしても子カテが進まないことがある。

裏技は

　子カテが進まない理由として，pushability不足やガイドワイヤーと子カテの段差が考えられる。それらをクリアするために，バルーンスリッピングテクニックを用いる。2つのパターンを図示する。

　図1は，バルーンを子カテから出した状態でバルーンデフレーションを行うパターンである。使用するバルーン径は子カテの径と同じか，やや大きめのものを用いる。バルーン長はあまり短いとバルーン自体がスリップしてしまうので，少なくとも12mm以上の長さのものが望ましい。拡張圧は本来同部位は標的血管部ではなく，バルーン拡張をすべき場所ではないためなるべく低圧で処置ができるなら行ったほうがよい。通常は6atm程度でスリッピングができることが多い。

　バルーン拡張後は十分にバルーンが拡張して子カテとのギャップがなくなってからバルーンデフレーションする。その際にバルーンカテーテルに引きのテンションを加えつつ，子カテは逆に押すことにより子カテがバルーンを滑り末梢側へ挿入できる。

　図2は，バルーンの先端を子カテから少しだけ出した状態でバルーンインフレーションを行うパターンである。その結果，
(1) バルーンと子カテが一体化することにより子カテの剛性が強くなり，pushability

図1

バルーンスリッピングテクニック-1

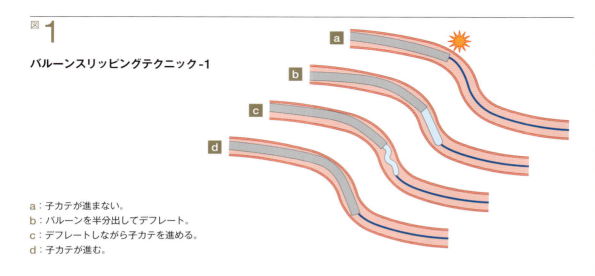

a：子カテが進まない。
b：バルーンを半分出してデフレート。
c：デフレートしながら子カテを進める。
d：子カテが進む。

図2

バルーンスリッピングテクニック-2

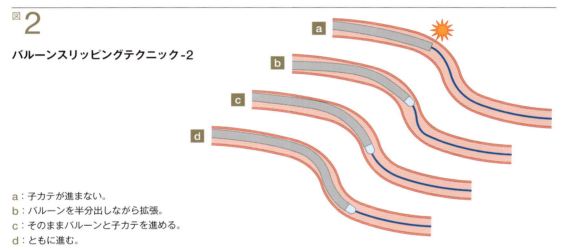

a：子カテが進まない。
b：バルーンを半分出しながら拡張。
c：そのままバルーンと子カテを進める。
d：ともに進む。

裏技は　　　　　が上がること
(2) 子カテの先端とガイドワイヤーとの段差がなくなること
により通過性が上がる。

　アンカーバルーンテクニックとバルーンスリッピングテクニックを組み合わせることで，子カテのデリバリーは大抵なんとかなる。もちろん子カテの種類を知っておき，径や滑り，サポート力などにより使い分けることも重要である。

症例呈示

　患者：70代，男性。
　現病歴・症状：高血圧症あり。心不全で入院。冠動脈造影で右冠動脈（RCA）の慢性完全閉塞（CTO）を認めたため，PCIの方針となる。

図3 バルーンスリッピングテクニックを行った例

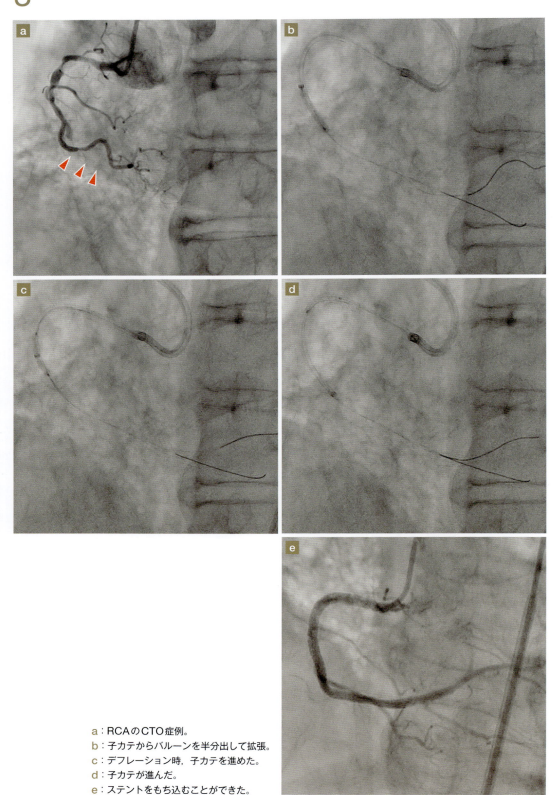

a：RCAのCTO症例。
b：子カテからバルーンを半分出して拡張。
c：デフレーション時，子カテを進めた。
d：子カテが進んだ。
e：ステントをもち込むことができた。

裏技は

① 冠動脈造影。RCA中間部からの慢性閉塞病変を認める（**図3a**）。

② ガイドワイヤー通過後，ステントデリバリーが困難であった。子カテからバルーンを少し出し，バルーンインフレーションを行った（**図3b**）。

③ バルーンデフレートしながら，バルーンカテーテルに引きのテンションを加えながら子カテを押し込んだ（**図3c**）。

④ 子カテを標的部位までもち込むことができた（**図3d**）。

⑤ ステントも問題なくデリバリーでき，最終造影を行った（**図3e**）。

V. バルーンのデリバリー：いろいろな対応法

④初心に帰る
―ガイディングカテーテルを変更

阪本 泰成

Point

- ガイディングカテーテルのバックアップを考える。
- サポートが必要と考えたときは，ガイディングカテーテルの変更を考える。
- バックアップ不十分な状態で手技を進めない。

通常は（一般的には）

　PCIを施行するうえで，病変に応じたアプローチ部位の選択，ガイディングカテーテルの径や種類の選択は非常に重要である。そこを見誤り後々の手技の最中にさまざまな後悔をする例をよくみかける。

　よくあるのが，バックアップカテーテルは必要ないと判断していたのに，強力なバックアップが必要となってしまう例である。途中からガイディングカテーテルの形状を変えるわけにもいかず，またサイズをアップしたいが変えられず，やればやるほどうまくいかないという経験をした術者は少なくないと思う。

　近年，ガイディングカテーテルのバックアップがなくてもダブルワイヤーにしたり，各種ガイドエクステンションカテーテルを用いたり，アンカーをするなど，バルーンがデリバリーできない際の回避法はさまざま存在する。

　しかし，ある程度の段階でガイディングカテーテルを変更し，最初からやり直したほうが結果的に瞬時に治療が終了するという例も経験する。しっかりしたサポートが得られるガイディングカテーテルの選択の下で治療を行うことは基本中の基本である。そのため，最初にガイディングを選択しエンゲージした際に，病変が複雑性病変でサポートがある程度必要であると考えた場合は，そのガイディングカテーテルのサポートを再考する。場合によっては，ガイディングカテーテルをそのまま使用せずに変更して治療したほうが，結果的には短時間でシンプルなPCIを施行することができるのである。

裏技は

バックアップが不十分である原因を分析する

　PCIでバックアップが不十分な状態で手技を進めてしまうことは本来あってはならないが，ガイディングバックアップがいかに重要か思い知らされる症例はある。ガイディングカテーテルの変更における裏技は存在しないが，何のカテーテルに変更するかはきちんと考慮しないといけない。

　つまり，現状で何が原因でバックアップが得られていないのかを分析できていなけ

れば，ガイディングカテーテルをよりよいものに変更はできないからである。例えば，ガイディングカテーテルの素材，ポジション，形状アプローチ，径の問題などについて分析をするべきである。

症例呈示

▶症例1（図1）

　橈骨動脈よりアプローチし，左回旋枝（LCX）の高度石灰化病変に対するPCIを行った症例。ガイディングカテーテルは6Frのextra back up（EBU）3.5を使用し，治療を開始した（**図1a**）。ガイドワイヤー通過後に1.5mmの小径バルーンのデリバリーを試みたが，子カテを併用してもバルーンの通過は困難であった（**図1b**）。EBUの形状が3.5と小さかったこと，EBUがパワーポジションにならなかったこと，6Frであったことなどに起因していると判断した。本症例は，ガイディングカテーテルを6FrのAmplatz left（AL）1.5に変更した。するとバルーンは病変を通過したが，拡張は結局できず，マイクロカテーテルを挿入後にRota Wire™（ボストン・サイエンティフィック社）に入れ替え，ロータブレーターによる石灰化のアブレーションを行った（**図1c**）。その後，バルーンは問題なく拡張し，ステントを留置しPCIは終了した（**図1d〜f**）。

　EBU形状はLCXの方向を向きやすいが，バックアップポジションにはなりにくい。LCXには圧倒的にALのほうがバックアップが得られるので，このような症例では最初からALを選択すべきである。

▶症例2（図2）

　右冠動脈（RCA）近位部からの慢性完全閉塞（CTO）症例（**図2a**）。中隔枝を介した側副血行路によりRCA末梢がかろうじて造影されていた。順行性のガイディングカテーテルは8Fr Judkins right（JR）3.5を使用し治療を開始した（**図2b**）。

　順行性のワイヤーはRCA近位部の屈曲した部位で偽腔方向へ進んだため，左前下行枝の中隔枝を介した側副血行路からの逆行性アプローチを追加した（**図2c，d**）。

　中隔枝の側副血行路からCTO遠位部へのワイヤー通過に成功後は，kissing wire techniqueで閉塞部へのアプローチを開始した（**図2e〜g**）。

　Antegradeのワイヤーからマイクロテーテル（Corsair Pro 135cm，朝日インテック社）を進めようと試みたが不通過，TREK® 1.5×12mm（アボット社）で右室枝にバルーンアンカーをし，Kamui 1.25×9mm（朝日インテック社）の通過を試みるも不通過，ガイディングカテーテルも不安定で，バックアップサポート力の明らかな不足が考えられた。数回トライした後にガイディングカテーテルが外れ，順行性のシステムがすべて跳ね，全抜去となってしまった。

　ここでRCAのガイディングカテーテルを8Fr AL 1.0へ変更し，治療を再開した。幸い，すぐに再度順行性のガイドワイヤーを冠動脈内の元の位置まで進めることに成功した。

　再び同じバルーン（Kamui 1.25×9mm）を使用したところ，ガイディングカテーテルをJR→ALへ変更後は問題なくCTO内を通過していき，バルーニングすること

図1 ガイディングカテーテルを変更して治療に成功した例

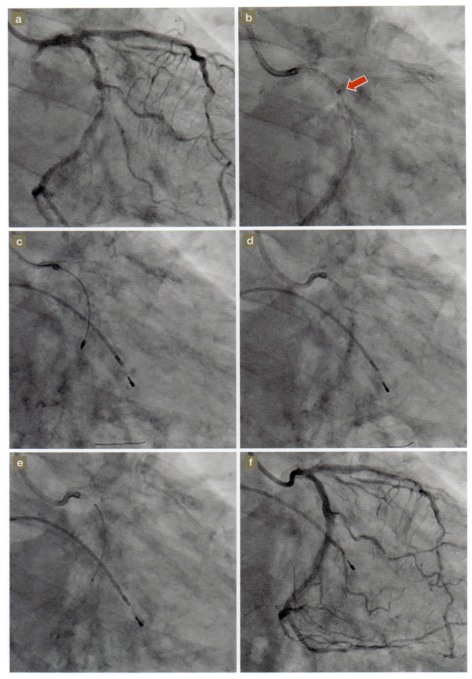

a：EBU3.5をエンゲージ
b：バルーン不通過（➡）
c：AL1.0に変更し，ロータブレーター施行
d：バルーン拡張
e：ステントをデリバリー
f：最終造影像

図2　RCA CTO症例でガイディングカテーテルを変更した症例

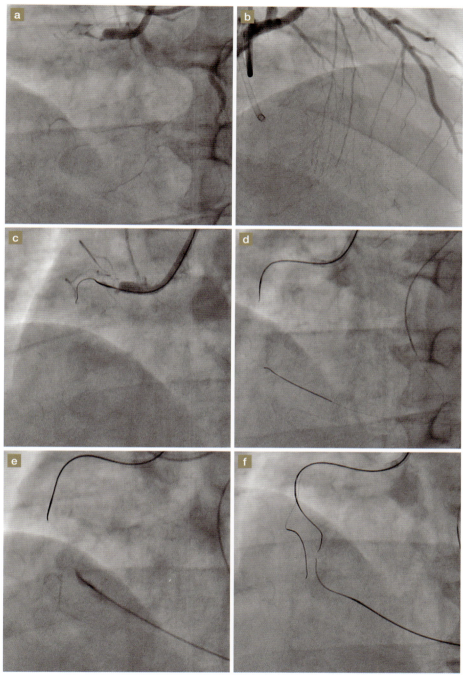

a：RCAのCTO症例。
b：LAOからの側副血行路。
c：JRのガイディングカテーテル使用下に，順行性ワイヤーは偽腔へ。
d：逆行性ワイヤーは中隔枝を通過。
e：逆行性マイクロカテーテルから先端造影。
f：順行性ワイヤーをリワイヤーした。

図2 （続き）

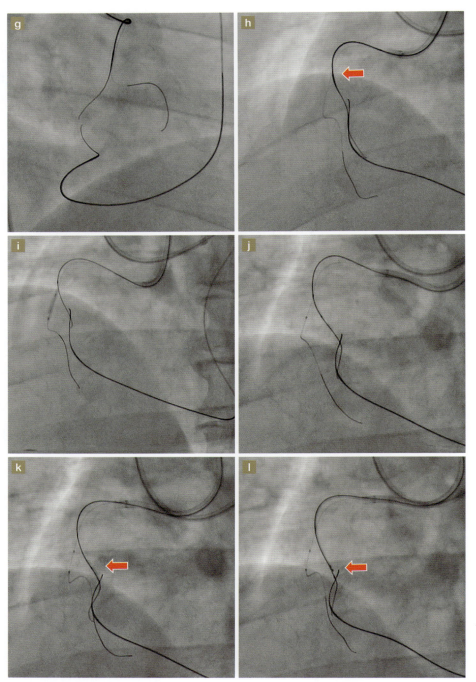

g：Kissing wire。
h：Kissing wireは成立せず，reverse CARTを行うべく，順行性にCorsairを進めようとするも，挿入困難。
i：右室枝にバルーンアンカーをするも，バルーンは不通過であった。
j：システム全抜去後，AL1.0のガイディングカテーテルに変更。
k：再度アンカーバルーンを行うと，バルーンはCTO内に進んだ（➡）。
l：IVUSを挿入（➡）。

図 2 （続き）

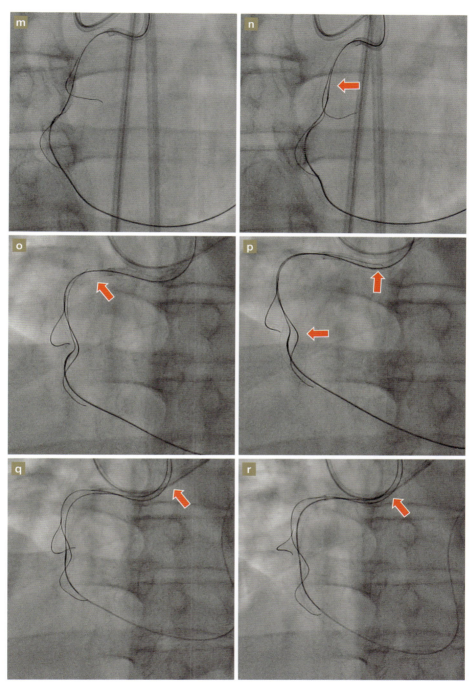

m：Reverse CART 施行。
n〜q：逆行性ガイドワイヤー（→）は，順行性ガイディングカテーテルに挿入できた。
r ：Rendezvous 施行（→）。

図2 (続き)

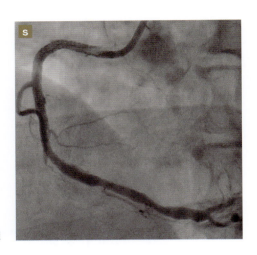

s：最終造影像

裏技は

ができた。IVUS（Navifocus® WR，テルモ社）をCTO内に進めることも可能であった。
　Reverse CARTの形を作り，Externalization→Rendezvousに成功した。遠位部より計3本のエベロリムス溶出性ステント（3×38mm，3.5×38mm，3.5×23mm）をオーバーラップさせて留置し，治療終了とした。

ガイディングカテーテルの特性を体得する

　ガイディングカテーテルは各メーカーからさまざまな形状のものが販売されており，使用可能であるが，表記上同じ形状であっても実際の形や性能は異なる。バックアップ力や硬性，耐久性などが異なるため，どのような特徴があるか，ある程度知っておく必要がある。
　カテーテルの特性は定量化できるものがないため，術者が実臨床で使用し，特性を体得するか，エキスパートの術者からアドバイスを受けるなどするとよい。

V. バルーンのデリバリー：いろいろな対応法

⑤KBTのちょっとした裏技

山脇 理弘

Point

- Modified jailed balloon technique (mJBT) は側枝保護を目的としたkissing balloon technique (KBT) であり，側枝入口部のバルーンの位置に注意する。
- Proximal optimization technique (POT) は，遠位部マーカーをカリーナに合わせることが重要で，側枝分離の不良な症例ではイメージングによるマーキングが重要である。
- KBTの前にガイドワイヤーがステントの外にツイストしていないか，至適なセルから側枝へリクロスできているか，イメージングデバイスで確認する。

通常は（一般的には）

Kissing balloon technique (KBT) は本幹，側枝へ2つのバルーンを挿入し，同時拡張を行う方法である。三方活栓チューブで同時拡張する方法が普及している。インデフレーターのコスト面の節約だけでなく，同時拡張時の時間的なバルーン拡張のずれも少なく，本幹と側枝の圧自体を変化させるmodified KBTも，1つのインデフレーターで可能となる[1]。

KBTが臨床成績を改善させるかはいまだ議論が尽きず，2ステントストラテジーでは有効性は確立しているが，1ステントストラテジーにおいては，はっきりしていない[2, 3]。今後は臨床的重要性のある側枝を含んだ，左主幹部 (LMT) 病変での大規模臨床研究の結果が待たれる。

裏技は

Jailed balloon technique (JBT)

側枝閉塞は周術期心筋梗塞の原因になり，分岐部のPCIにおいて避けるべき合併症の1つである。側枝閉塞の機序（**図1**）として，古典的なプラークシフトに加え，カリーナシフトが閉塞機序の主体といわれている[4]。Jailed wire techniqueは側枝閉塞の危険の高い病変に使用されてきたが，ワイヤーリクロスに難渋する症例にも遭遇し，左回旋枝 (LCX) など側枝閉塞によりバイタルが変化しうる緊急性のある症例も存在する。JBTは，このような病変に対して有用と考えられ，むしろ複雑な分岐部病変への手技をシンプルにする可能性もある。

Modified jailed balloon technique (mJBT)

オリジナルのJBTは，jailed wire techniqueのように側枝に挿入したバルーンをステントでjailし，側枝の血流が低下した場合のみ拡張を試み，本幹と側枝へのス

図 **1** 側枝閉塞の機序

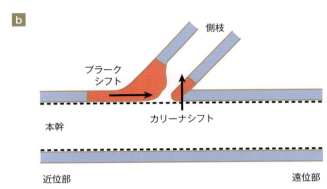

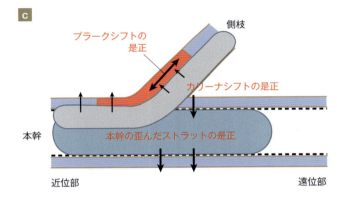

a：カリーナ対側の側枝のプラークや対側の本幹の角度やプラーク分布が問題となる。
b：プラークシフトとカリーナシフト。
c：bを回避するためにKBTを行う。

裏技は

ペースを作製することで側枝を保護する方法である。Saitoらにより，側枝のバルーンを最初からKBTのように同時拡張する方法も考案されている[5]。mJBTを施行した場合，近位本幹のステント非圧着はある程度は避けられない。通常はproximal optimization technique（POT）を行い，これを補正した後，側枝にワイヤーリクロスを試みる。

▶ 症例呈示（図2）

LMTおよび左前下行枝（LAD）の石灰化を伴う2つの分岐部病変（図2a）。
1.75mmのロータブレーター（ボストン・サイエンティフィック社）にてLMT〜LADにアブレーションを施行し（図2b），OFDIを施行したところ，対角枝の閉塞を認めた（図2c）。このため，SASUKE（朝日インテック社）を使用して対角枝にワイ

ヤリングを行って保護し，LAD本幹石灰化部分をカッティングバルーンで拡張した後（図2d），mJBTを行った。Jailed balloon は1.5〜2.0 mm程度の小口径バルーンを使用することが多い。本症例は側枝のバルーン1.5 mmはセンターマーカーのため，まず拡張し，jailed balloonの位置決めを行う。ローテーションアンギオグラフィで，バルーン近位部の位置をカリーナか，若干近位部の側枝の肩部分へ位置させておく。本症例は側枝のバルーンの近位部のマーカーをステントに一致させて，カリーナ反対側の肩の部分をカバーした（図2e）。この位置により，シフトしてきたカリーナから側枝閉塞を免れることが多い。バルーンが側枝の遠位すぎると，バルーンがしっかり側枝入口部にかかっている場合に比べ，mJBTを行っても側枝入口部にスペースは得られにくい。

次にステントの位置を決めて，最終的にステントとバルーンの同時拡張を行った（図2g）。その後，側枝のバルーンを抜去し，再度本幹のバルーニングを施行し，近位部のステント非圧着を解消した（図2h）。側枝は良好な血流を得た（図2i）。近位部へPOTを施行し（図2j），側枝はTIMI 3であるため，LAD分岐部の治療を終えた。その後，LMTにculotte stentingを施行し，手技を終了した。

POT，KBT前のイメージングモダリティ

筆者らはKBTを施行する直前にイメージングモダリティ（IVUS，OCT）を本幹から必ず施行している。理由は，ガイドワイヤーがステントの外を通過していないか，側枝のカリーナ近くの至適な部分からリクロスできているかを確認するためである。至適なPOTバルーンサイズの決定とカリーナの位置の同定にも有用である。側枝の分離ができない場合は，カリーナの位置を，IVUSによるマーキング造影やOCTによるangio co-registrationで確認する。POTバルーンの遠位マーカーをカリーナへ当てて拡張することが至適なPOTの条件である（図3）。

同時拡張か，側枝からか？　2リンクか，3リンクか？

すべてのステントは，側枝の単独拡張を行うと，本幹の側枝反対側が引っ張られて変形かつ引きつれを起こす。2リンク構造は，3リンク構造であるかつてのマルチリンク構造のXIENCE®（アボット社）と比較し，本幹の変形が大きい傾向がある（図4）。KBTはこれを補正しうるが（図1），ステントストラットの均一な分布という観点からは，2リンク構造のステントを使用してKBTを行う場合は，側枝からではなく，最初から同時拡張したほうが，不均一分布を低減できる可能性がある。

一方，2リンク構造のステントのほうが3リンクの構造に比較して，3.5mmの大きい側枝を使用したベンチモデルでは，ステントの非圧着部位が，KBT後で少ないことが報告されている[6]。

以上から，2リンク構造，3リンク構造のどちらが分岐部ステントに向いているかは議論のあるところであるが，いまのところ無作為化比較試験においては臨床的な差は出ていない[7]。今後は，大きな側枝を有するLMT病変などで，OCT/OFDIを使用した，より詳細な前向き研究が待たれる。

図2 石灰化を伴うLAD〜D1病変

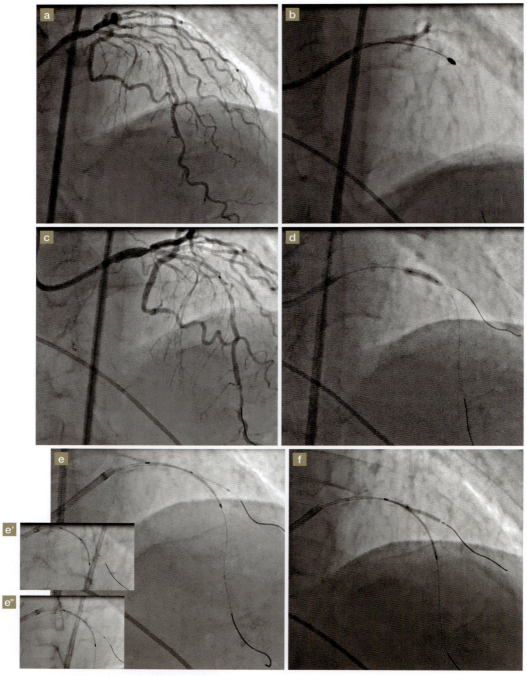

a：石灰化を伴うLAD〜D1分岐部病変である。
b：1.75mm burrでロータブレーターを施行した。
c：直後の造影では，D1の閉塞を認めた。
d：LAD本幹をカッティングバルーンで拡張。
e〜e"：ローテーションアンギオグラフィで側枝バルーンの位置を決めた。
f：側枝のバルーンを拡張。

図2 （続き）

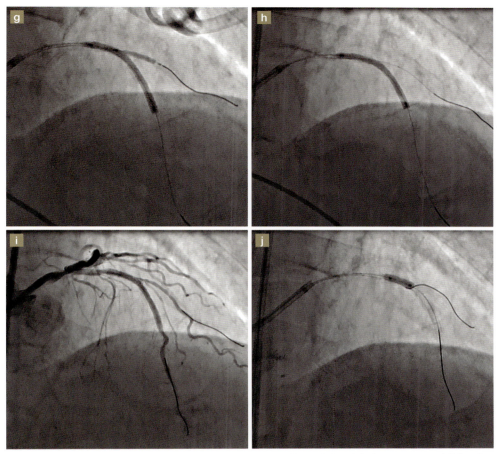

g：mJBT　h：側枝のバルーンを抜去して，本幹の後拡張。　i：側枝の良好な血流を確認。　j：POTを追加した。

図3　至適なPOTバルーンの位置

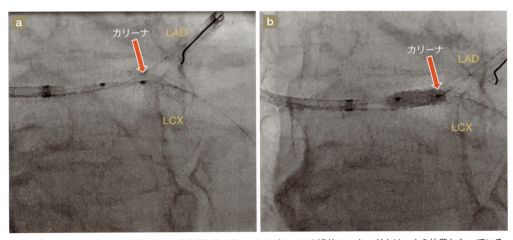

a：LMT～LCXにステントが挿入され，POTを行った。　b：バルーンの遠位マーカーがカリーナの位置となっている。

図 4 シングルステントに対し，側枝のみの拡張およびKBTを施行した際のステント形状

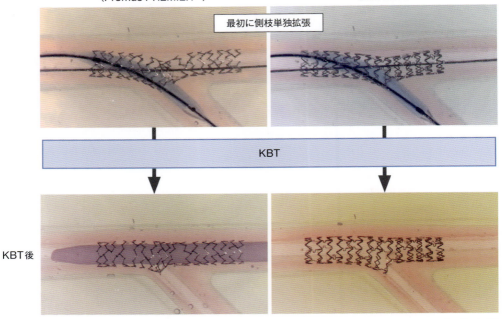

（アボット社）

側枝へKBTバルーンが通過できないとき

前述のイメージングデバイスにより，側枝へのガイドワイヤーの位置が適切か，ガイドワイヤーがステントの外にストラットを縫っていないか，著明なステント非圧着がないかを検討する。問題がなければ，カテーテルのバックアップや，血管自体の蛇行，側枝の高角度が問題ではないか検討する。KBTであれば，本幹のバルーンでアンカーテクニックを行うのが最も有効と考えられる。

▶症例呈示（図5）

蛇行のあるLMT病変（図5a）であり，crush stentを施行した。LAD方向（図5b），LCX方向（図5c）へ前拡張を施行し，位置合わせを行ってから（図5d），LCX方向にステントを留置し（図5e），LMT～LADへのステントでクラッシュした（図5f，g）。KBTを行うべくLCXへのバルーン通過を試みるが，LCX入口部の3重ストラットとガイディングカテーテルのバックアップが弱いため通過ができず（図5h，i），LAD方向にバルーンを拡張して，アンカーテクニックを行い通過させた（図5j，k）。LCXの開窓を行い（図5l），最終的にKBTを行って終了した（図5m，n）。

ストラットにより側枝バルーンの先端が当たって通過できないときは，本幹のバルーンで側枝をjailした状態で拡張し，デフレーションと同時に側枝のバルーンを進める方法も有効なこともある。押し付けていると，側枝のバルーンの先端もだんだ

図5 アンカーバルーンテクニックで側枝へKBTバルーンを通過させた症例

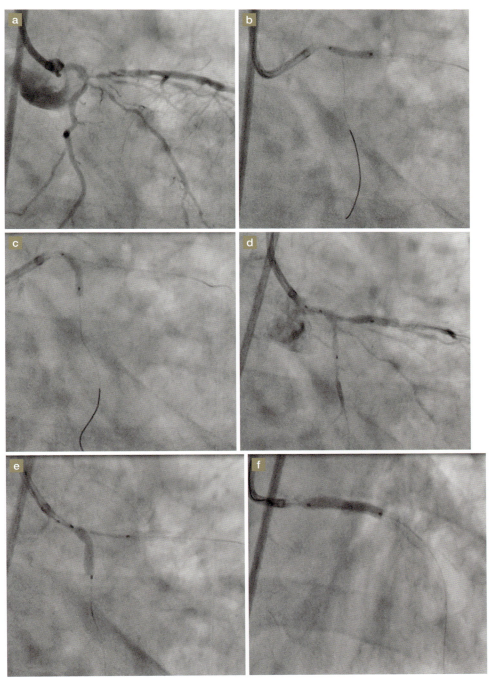

a：蛇行を伴うLMT bifurcation。
b：LMT～LADへ前拡張。
c：LMT～LCXへ前拡張。
d：Crush stentingを行うために位置を合わせた。
e：先に側枝にステントを留置。
f：本幹のステントをLMT～LADに留置し，LCXのステントをクラッシュした。

図5（続き）

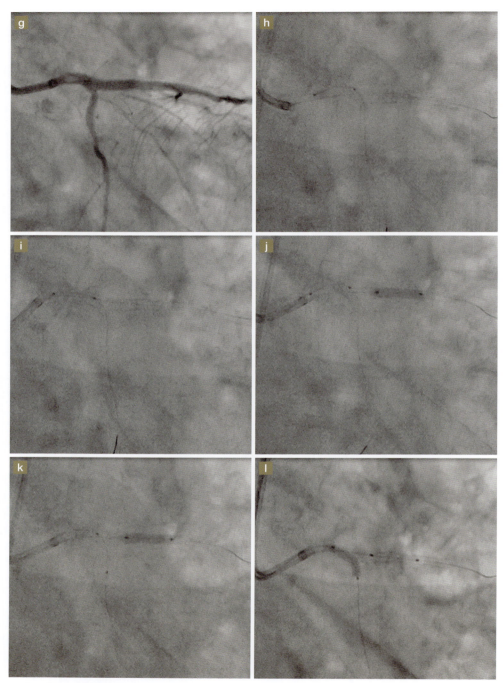

g：Crush stent施行後。
h, i：KBTを行うべく，LCXにバルーンをデリバリーするが，通過できない。
j, k：本幹にバルーン拡張して，アンカーバルーンテクニックでLCXへバルーン通過に成功した。
l：LCXへバルーン拡張。

図5 (続き)

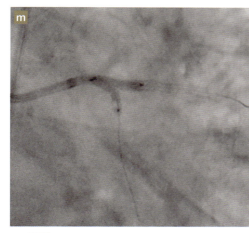
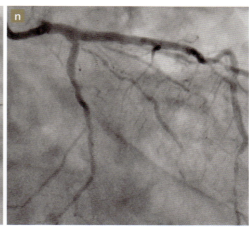

m：KBT。
n：最終造影像。

裏技は

ん変形してきて，ますます通過しなくなるので，側枝バルーンを別の種類，すなわちよりプロファイルの小さいバルーンに交換するのも手である。

Crush stentの場合は，1.5mm程度の小口径バルーンを単独で通過させてからストラットを開けておくと，KBTバルーンは通過しやすい。それでも通過しなければ，ガイドエクステンションカテーテルを使用する。うまくいかない場合は別の種類のよりシャフトの強い3本目のガイドワイヤーで側枝のストラットを取り直す方法も試してみる。

文献

1) Mortier P, Hikichi Y, Foin N, et al : Provisional stenting of coronary bifurcations: insights into final kissing balloon post-dilation and stent design by computational modeling. JACC Cardiovasc Interv 7 : 325-333, 2014.
2) Yamawaki M, Muramatsu T, Kozuma K, et al : Long-term clinical outcome of a single stent approach with and without a final kissing balloon technique for coronary bifurcation. Circ J 78: 110-121, 2013.
3) Yu CW, Yang JH, Song YB, et al : Long-term clinical outcomes of final kissing ballooning in coronary bifurcation lesions treated with the 1-stent rechnique : results from the COBIS Ⅱ registry (Korean Coronary Bifurcation Stenting Registry). JACC Cardiovasc Interv 8 : 1297-1307, 2015.
4) Yamawaki M, Murasato Y, Kinoshita Y, et al : Mechanism of residual lumen stenosis at the side branch ostium after final kissing balloon inflation : a volumetric intracoronary ultrasound study of coronary bifurcation lesions. J Interv Cardiol 29 : 188-196, 2016.
5) Saito S, Shishido K, Moriyama N, et al : Modified jailed balloon technique for bifurcation lesions. Catheter Cardiovasc Interv 92 : E218-E226, 2018.
6) Hikichi Y, Umezu M, Node K, et al : Reduction in incomplete stent apposition area caused by jailed struts after single stenting at left main bifurcation lesions: micro-CT analysis using a three-dimensional elastic bifurcated coronary artery model. Cardiovasc Interv Ther 32 : 12-17, 2017.
7) Yamawaki M, Muramatsu T, Ashida K, et al : Randomized comparison between 2-link cell design biolimus A9-eluting stent and 3-link cell design everolimus-eluting stent in patients with de novo true coronary bifurcation lesions : the BEGIN trial. Heart Vessels 2019 [Epub ahead of print]

V. バルーンのデリバリー：いろいろな対応法

⑥究極の裏技とは？
（Ultra SOUL ?）

平野 敬典

Point

- Ultra SOUL techniqueとは，ultra-long inflation in superficial femoral artery stenosis and occluded lesions using guide liner (Ultra SOUL) のことであり，これをcoronary PCIに応用したテクニックである。
- Ultra SOUL techniqueは末梢血管治療 (EVT) におけるlong inflationを行う目的として開発したテクニックであり，バルーンの横にGuideLiner PVを留置することで，バルーニング中でも下肢への血流を得ることができ，虚血を回避できる方法である。
- GuideLiner PVの横でバルーン拡張を行うことで，GuideLiner PVが固定され強力なバックアップが得られるのも特徴の1つであり，それをPCIに活かした裏技を紹介する。

通常は

　一般的には右冠動脈 (RCA) 入口部の高度狭窄病変，もしくは入口部からの慢性完全閉塞 (CTO) 病変に対しバックアップを得るためには，まずAmplatz typeをはじめとするバックアップの強いガイディングカテーテルを用いる。それでも十分なバックアップが得られない場合には，ガイドエクステンションカテーテルや子カテを併用したり，側枝がある場合にはガイドワイヤーやバルーンを側枝に留置し，それらをアンカーとしてバックアップを得るなどの方法を試みるのが一般的であろう。

裏技は

　末梢血管治療 (EVT) において，Ultra SOUL technique[1]はultra-long inflation in superficial femoral artery stenosis and occluded lesions using guide linerのことで，本来ロングインフレーションを行うためのテクニックである。ガイドエクステンションカテーテルのモノレールルーメンを病変の近位側と遠位側に合わせ，その部分でガイドエクステンションカテーテルをバルーニングすることで，血流を維持しつつ長時間のインフレーションを可能とするテクニックである（図1，2）。ガイドエクステンションをトラップすることにより，ガイドエクステンションカテーテルが強力なバックアップサポートを獲得することになり，それをPCIにも活かせる症例があったので，裏技として紹介する。

症例呈示

患者：60歳代，男性。
RCA入口部〜＃2のステント内再閉塞病変に対して治療を行った（図3a，b）。
ガイディングカテーテルはHyperion（朝日インテック社）Amplatz left (AL) 0.75

図1

Ultra SOUL techniqueの手順

a：GuideLiner PV
b：拡張したバルーン
①病変部に2本のガイドワイヤーを通過させる。
②はじめにGuideLinerを通過させる。
③続いて他方のガイドワイヤーにバルーンを乗せ，病変部を通過させる。
④GuideLinerの横でバルーンを拡張させる。
⑤血流がGuideLinerのカテーテルルーメンを通り，バルーンの末梢に流れるため，バルーニング中の虚血が回避できる。

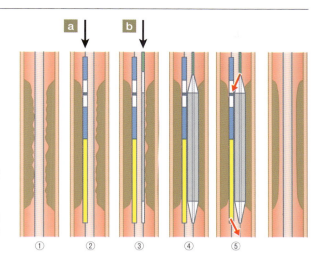

図2

Ultra SOUL technique 施行中の圧波形

圧波形はプレッシャーワイヤーを使用し計測している。GuideLiner PV末端側で約60％の血圧を保つことが可能である。

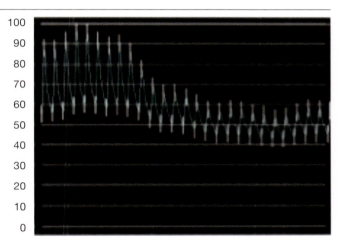

> **裏技は**
>
> SHではエンゲージできず，Judkins right (JR) 3.5 SHにてエンゲージを行った。
> 　ULTIMATE bros3およびCorsair Pro 135cm（ともに朝日インテック社）にてantegrade wiringを開始するも，バックアップが全く得られず，antegradeからのアプローチを一端断念し，左冠動脈からのretrograde approachへ切り替えた。
> 　しかし，AC channel，septal branch経由でchannel trackingを試みるも通過が得られず，他にインターベンショナルなcollateralもないため，retrograde approachは断念した（図3c，d）。
> 　再度antegradeからSASUKE（朝日インテック社）を用いたパラレルワイヤーを行い，Conquest Pro12とMiracle 12g（ともに朝日インテック社）が＃2くらいまで進んだ。さらにSapphire® Ⅱ NC（2.0/10mm，オーバスネイチメディカル社）を拡張させ，アンカリングを行いながらワイヤリングを続行するも，ガイドワイヤーは進まなかった。また，バルーンアンカーを行いながらGuideLiner 7F（日本ライフライン社）をもち込もうとするも，RCA内には挿入できず断念している。

術者はあらゆる手を尽くし，断念するしかないと考えていたが，RCAは入口部からステントが入っており，解離などをきたす心配は少ないと判断した。そこでEVTでよく使用しているUltra SOUL techniqueが提案され，施行することとなった。

右橈骨動脈を穿刺し，6Fr JR3.5 SHを挿入してダブルガイドカテーテルとした。もともと使用していた7Frガイディングカテーテルより Sapphire® II Pro（2.0/10mm）でアンカリングし，GuideLiner 7Fを少し進めることができた。

次に6Frガイディングカテーテルよりワイヤリングを行い，Sapphire® II Pro（2.0/10mm）を挿入し，GuideLinerの横でバルーニングを施行した。

GuideLinerを冠動脈壁（ステント内）に押さえ付け，Ultra SOUL techniqueの完成とした（図3e〜g）。

Ultra SOUL techniqueにより強力なバックアップを得ることができ，ガイドワイヤー通過に成功した。IKAZUCHI Zero（2.0/10mm，カネカ社）も病変を通過し拡張することができた（図3h〜j）。

RCA#3末梢よりバルーンで拡張を行い（図3k〜n），RCA#3にSYNERGY™（2.25/20mm），RCA#2にSYNERGY™（2.25/20mm），SYNERGY™（2.5/28mm），RCA#1にSYNERGY™（3.0/20mm）を留置し（ボストン・サイエンティフィック社），良好な病変部の拡張および血流を得ることができ，手技終了となった（図3o）。

術者はなかば諦めかけていた局面で，EVTのテクニックによりPCIの成功を導くことができたと実感した。

8Frガイディングカテーテルを使用したUltra SOUL technique

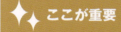ここが重要

- 8Frガイディングカテーテルを使用すれば，ガイディングカテーテル1本でUltra SOUL techniqueを行うことが可能である（図4）。
- この方法を行う場合，バルーンとGuideLinerを挿入する順番の工夫が必要である。
- まずバルーンを先に挿入し，続いてGuideLinerを入れる。手技が終わりデバイスを抜去する際にも同様の工夫が必要であり，GuideLinerを先に引き抜き，続いてバルーンを抜くようにする。
- 同時にバルーンおよびGuideLinerを同時に引き抜こうとすると，ガイディングカテーテル内でスタックしてしまうことがあり，ピットフォールとして知っておくべきである。
- この方法は冠動脈入口部に解離をきたす可能性があるため，入口部の血管径が十分にある症例や入口部にステントが留置されている症例，全周性の高度石灰化があり入口部に解離をきたす危険性が少ない症例など，限られた症例で行うべきである。

図 3　RCAの逆位部ステント内閉塞症例

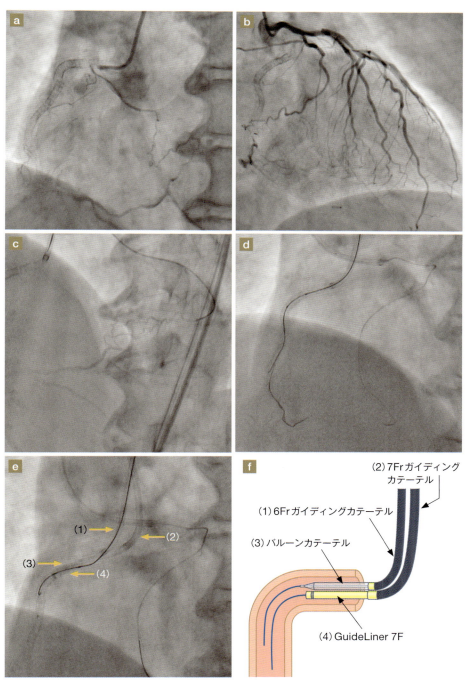

a：RCA＃1〜2のステント留置内のCTO病変．RCA円錐枝から末梢へのbridge collateralを認める．
b：左冠動脈からのGrade II collateralを認める．　c：AC branchからのcollateral造影像．
d：Septal channelはトラッキングできず，antegrade approachを再開した．
e：RCAよりUltra SOUL techniqueにてアプローチを開始．
　(1) 右橈骨動脈アプローチにて挿入した6Frガイディングカテーテル　(2) もともと使用していた7Frガイディングカテーテル
　(3) 拡張したバルーン　(4) 7Fr GuideLiner
f：シェーマに示す．

図 3 （続き）

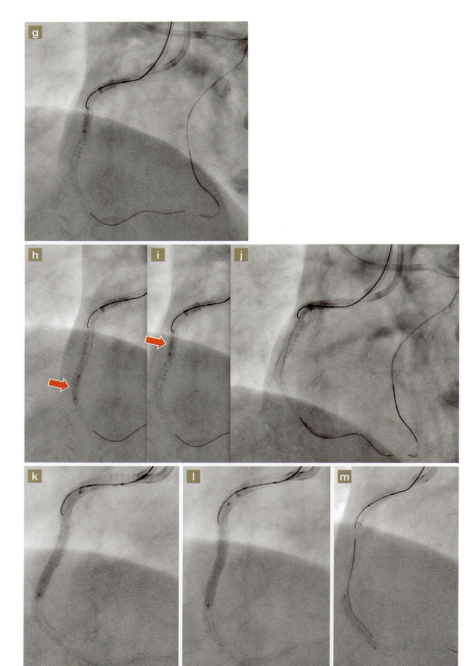

g：Ultra SOUL techniqueにより強力なバックアップを得ることができ，IKAZUCHI Zero（2.0/10mm）を使用し，ガイドワイヤー通過に成功．
h〜j：ガイドワイヤー通過後にRCA ＃3末梢よりSapphir® II Pro（2.0/10mm）にて順次20atmで拡張を行った（➡）．
k〜n：RCA ＃3にSYNERGY™（2.25/20mm, k），RCA ＃2にSYNERGY™（2.25/20mm, l），SYNERGY™（2.5/28mm, m），RCA ＃1にSYNERGY™（3.0/20mm, n）をそれぞれ留置できた．

図 3 （続き）

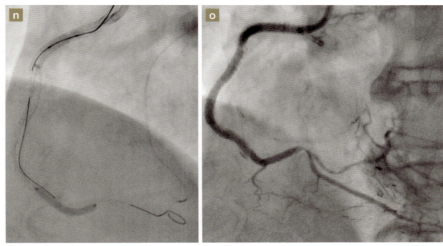

o：良好な病変部の拡張・血流を得て，手技終了となった。

図 4 8Frガイディングカテーテルを使用した Ultra SOUL technique

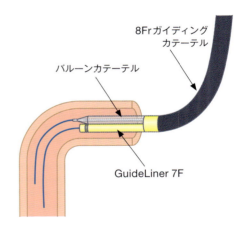

文献

1) Shirai S, Hirano K, Makino K, et al : Ultra-long inflation in superficial femoral artery stenosis and occluded lesions using GuideLiner ("Ultra SOUL") : a case report. Ann Vasc Surg 57 : 253-256, 2019.

VI. スコアリングバルーンやカッティングバルーンの使い分け

デリバリーの際のちょっとした裏技

牧野 憲嗣

Point
- 各種スコアリングデバイスがある。
- Non slip element (NSE) は匍匐前進が可能。
- Wolverine™ はタッピングをせず挿入する。

通常は（一般的には）

石灰化病変に対するステント留置に際しては，ステント留置前の病変に対するpreparationが非常に重要となってくる。石灰化の程度が高度で，イメージングデバイスをもち込むことができなければ，ロータブレーターによるデバルキングが必要である。イメージングデバイスが病変を通過すれば，石灰化の定量および定性評価を行い，一般的には180°程度の表層性石灰化病変であれば石灰に割を入れるスコアリングバルーンやカッティングバルーン，さらに耐圧バルーン拡張が行われている。また，線維石灰化プラークなどもスコアリングバルーンやカッティングバルーンの適応病変と思われる。これらのデバイスは，通常のバルーンよりも通過性がやや劣る点が問題である。

Lacrosse NSE ALPHA（グッドマン社）

スリッピング防止型バルーンに分類され，バルーン上に3本のエレメントを備える（図1）。3本のエレメントは120°ずつ均等に広がるように配置されている（図2）。
バルーン表面にはナイロン製のガイドワイヤーが装着されている。そのガイドワイヤーの横断面が楔型（図3）であることから，高い応力を血管壁に効率よく集中させてスリップを防ぐのみならず，ガイドワイヤーの走行に沿って内膜の長軸方向にスコアリング効果を発揮する。

図 1
Lacrosse NSEのエレメント

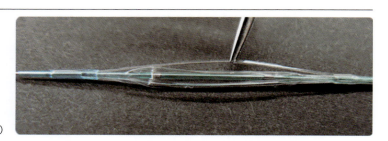

（グッドマン社）

図2 3つのエレメント

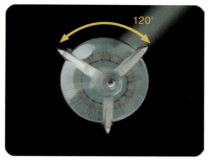

（グッドマン社）

図3 エレメントの形状

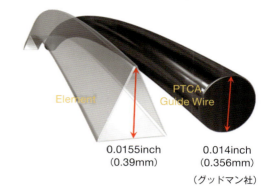

（グッドマン社）

図4 ScoreFlex® NC

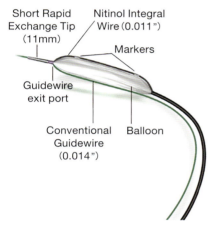

（オーバスネイチメディカル社）

図5 Flextome™とWolverine™

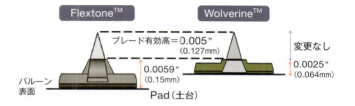

（ボストン・サイエンティフィック社）

ScoreFlex® NC（オーバスネイチメディカル社）

　Non slip element（NSE）と同様に，石灰化病変やステント再狭窄病変に用いられる。ノンコンプライアントバルーンであるため，しっかりと高圧拡張できることも特徴である。ショートモノレールタイプとなっており（11mm），ナイチノール製のインテグラルワイヤーを搭載（0.011inch）し，冠動脈挿入時の0.014inchのガイドワイヤーとともにスコアリングエレメントになっている（図4）。

カッティングバルーン
（Flextome™/Wolverine™，ボストン・サイエンティフィック社）

　バルーンの表面に3～4枚の金属製ブレードが搭載されている（図5）。
　血管拡張機序は，内膜の長軸上に鋭利な切開を入れることにある。一般的に，石灰化を伴わない求心性の短い病変や小血管，分岐部病変などが適していると従来は

図6 Wolverine™とFlextome™のバルーンプロファイル

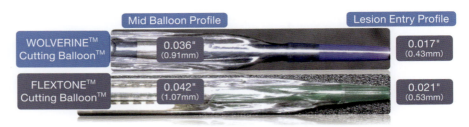

（ボストン・サイエンティフィック社）

通常は

いわれていたが，高度石灰化病変でも有用な場合はある。

偏心性の場合は冠動脈穿孔の危険もあり，注意を要する。しかし，ステントレスで手技を完結したい場合や，ロタブレーターが使用できない，またはハイリスクな症例などでは正確にIVUSで血管径やプラークの性状を理解できれば，有用といえるだろう。

デバルキングの能力は高いが，デリバリーにおけるストレスと，拡張後の回収時には十分にデフレートしないとかなり抵抗があるケースもあり，ブレードの脱落の危険性もある。しかし，Wolverine™は土台が薄くなったこと（図5），またバルーンプロファイルが小さくなったこと，コーティングの変化により，従来のカッティングバルーン（Flextome™）より通過性が向上している（図6）。

裏技は

現状のスコアリングバルーンやカッティングバルーンはデバルキング能力が高いほど，デリバリー能力が低い傾向にある。Lacrosse NSEはカッティングバルーンと比べて，通過性が比較的よいためストレスは少ない。安全性も高く使用しやすいが，デバルキング能力に関しては劣る。

NSE挿入の際のテクニックとして，先端にエレメントがあるため，高度狭窄病変に，先端が入れば手前から匍匐前進のように進めることができる（図7）。

図7 匍匐前進の可能性

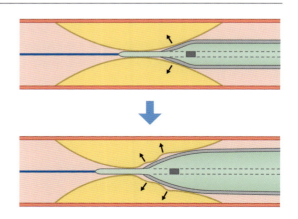

症例呈示

▶症例1

高度石灰化病変を有する不安定狭心症（図8）。

左回旋枝入口部に高度の石灰化を伴う病変を認め，デバイスの通過は困難であった（図8a，b）。しかし，Lacrosse NSEの先端が狭窄病変に入ることによって（図8c），匍匐前進に成功し病変を拡張することができ（図8d），最終的にステントを留置して，良好な血流を得られている（図8e）。

匍匐前進のためには，エレメント部分のテーパー部分が近位部側と同等に拡張されないと前進しないため，そこまで圧をかける必要があるので注意したい。

▶症例2

右冠動脈（RCA）#1の高度石灰化病変（図9）。

ロータブレーターは高度な屈曲のために，リスクが高く，カッティングバルーンが必要となった症例である（図9a）。イメージングデバイスは通過せず，Wolverine™単独では病変部の通過は困難だったが（図9b），ダブルワイヤーとして，タッピングをせずに押し続けることでWolverine™が挿入された（図9c）。最終的にステントを留置し，良好な血流を得て終了した（図9d）。

このように，本来ロータブレーターの適応になる病変であるが，デバルキング能力がより必要になる場合にカッティングバルーンを使用することによりロータブレーターを使用せずに終えることができた。

まとめ

Lacrosse NSEやWolverine™のデリバリーのコツは，エレメントやブレードが付いていることに起因しているかどうかはわからないが，タッピングをしないで持続的に押し続けることでスルっと挿入されることが多く，その特徴を知っておくとよい。

最近では，子カテを使用して，さまざまなデバイスを挿入することが増えている。GuidLiner V3（5.5Fr，日本ライフライン社）やGUIDEPLUS®（ニプロ社）などを用いることによって，石灰化病変や屈曲性病変へのデバイスデリバリーを可能にする。しかし，気を付けなければならないのは，スコアリングバルーンのサイズによっては，抵抗があったり，スタックする危険性もあるので注意したい。**表1**にNSEの挿入可能なサイズを示す。

以上のように，スコアリングバルーンやカッティングバルーンは，そのデバルキング能力とは裏腹にデリバリーに難渋することがある。しかし，その特徴と病変背景を十分に考慮することで有効に使用することができる。

図 8 【症例1】LCX入口部の石灰化病変

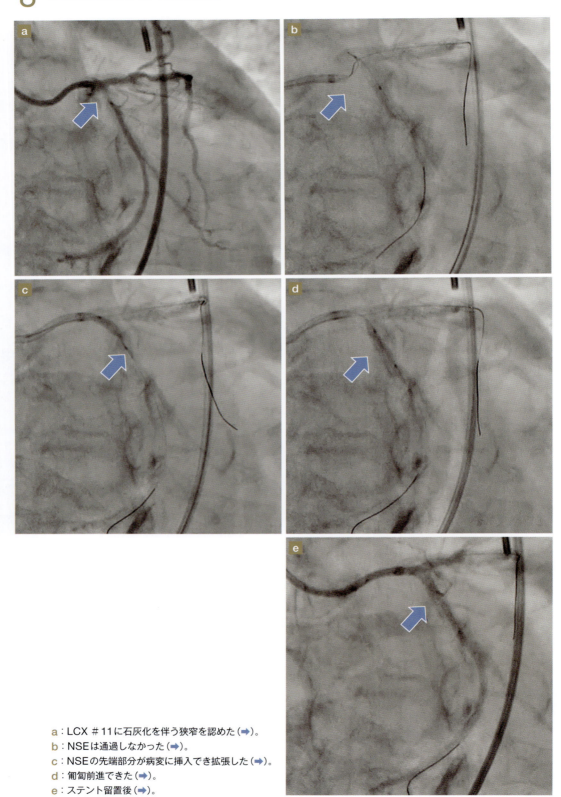

a：LCX #11に石灰化を伴う狭窄を認めた（➡）。
b：NSEは通過しなかった（➡）。
c：NSEの先端部分が病変に挿入でき拡張した（➡）。
d：匍匐前進できた（➡）。
e：ステント留置後（➡）。

図9 【症例2】RCA#1の高度石灰化病変

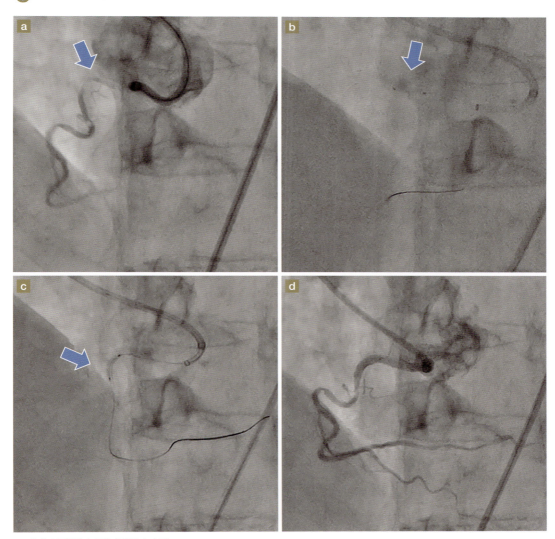

a：高度の石灰化と屈曲を認めた（→）。
b：Wolverine™は通過しなかった（→）。
c：ダブルワイヤーにするとWolverine™が進んだ（→）。
d：最終造影像。

表1 ガイドエクステンションカテーテルへのNSEの挿入可能サイズ

	GuidLiner V3 5.5Fr	GUIDEPLUS®	GuidLiner V3 6Fr	GUIDEZILLA™
外径	4.92Fr	4.95Fr	5.22Fr	5.04Fr
内径	3.90Fr	3.96Fr	4.26Fr	4.35Fr
NSE挿入許容サイズ	～2.5mm	～2.25mm	～3.5mm	～3.5mm

GUIDEZILLA™：ボストン・サイエンティフィック社

Ⅶ. ステント留置

①ステントデリバリーが できない際のコツ

毛利 晋輔

Point

- デリバリー困難の原因を考える。決して力ずくで行わない。
- バックアップ，病変およびルートの性状評価を行う。
- 子カテ（もしくはガイドエクステンションカテーテル）を使用する。
- はじめから大腿動脈アプローチを選択する。

通常は（一般的には）

「力ずくでもち込めばステントは脱落する」。このことを肝に銘じておく必要がある。

実際にはステントが通過困難で，ステントをカテーテルに引き戻そうとしたときに，ステントがガイディングカテーテルに干渉し，めくれ上がったステントストラットがガイディングカテーテルの端に引っかかり脱落することが多い（**図1**）。

ステントを標的部位までもち込めない場合，力任せに通過を試みるのではなく，その原因を考え，対処することが重要である。

ステントがもち込めない原因として，下記の点が挙げられる。

(1) 不十分なガイディングカテーテルのバックアップ
(2) 病変までのルートの形状
(3) 病変部の性状

それぞれについて解説していく。

不十分なガイディングカテーテルのバックアップ

▶ ガイディングカテーテルの選択

ガイディングカテーテルのバックアップが不十分な場合，ステントを挿入するときに作用・反作用で容易にガイディングカテーテルが抜けてしまう。そのため，はじめからサポート力の強いカテーテルを選択するのがよい。

当院では入口部病変などの特殊な場合を除き，

- 右冠動脈（RCA）病変と左回旋枝（LCX）病変
  ⇒ Amplatz type（AL）のガイディングカテーテル
- 左前下行枝（LAD）病変
  ⇒ Back up type（RBUやSPBなど）のガイディングカテーテル

をそれぞれ用いて治療を行っている。

バックアップは，「備えあれば憂いなし」と考えてカテーテルの形状を選択することが重要である。

図 1 ステントの脱落

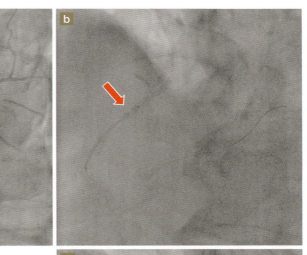
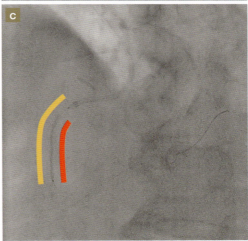

a：RCA遠位部病変。
b：ステント挿入困難のため，ステントを一度回収しようとしたところ，ステント近位端がガイディングカテーテルでディフォメーションし，脱落した（➡）。
c：バルーン（黄線）とディフォメーションして縮んだステント（赤線）。

通常は

▶カテーテルと冠動脈を同軸にする

　一方向での血管造影で十分にエンゲージできているようにみえても，実は同軸になっていないことがある。LAO viewだけではなく，RAO viewも確認し，ガイディングカテーテルと冠動脈の同軸性を確認することが重要である。特に右冠動脈の場合は，RAO viewを確認し，同軸性を確認することは重要である。

▶Deep engageを行う

　6Frのガイディングカテーテルは小径で，シャフトが軟らかいため，冠動脈内に深く挿入することができる。ガイドワイヤーを冠動脈末梢まで挿入した後，バルーンカテーテルやIVUSカテーテルなど，サポートになるものを挿入した状態でガイディングカテーテルをゆっくり押し込む。サポート力が足りない場合は病変部でアンカーバルーンテクニックを用いてもよい。その際は，ガイディングカテーテルによる血

管損傷に注意することはもちろんのこと，心筋虚血もきたすため手技は素早く行う必要がある。

▶ サポートワイヤーに交換，もしくはバディーワイヤーとする

マイクロカテーテルを用いてサポートワイヤーに交換，もしくはもう1本（あるいは2本）ガイドワイヤーをクロスさせ，バディーワイヤーとすると，サポート力が得られてステントデリバリーが容易になる。

▶ アンカーバルーンテクニック

対象血管の側枝，標的部位，もしくはその遠位でバルーンアンカーをかけてステントの挿入を試みる。健常血管を損傷する可能性もあり，以前に標的血管にステント留置されている症例なら，ステント留置部位でアンカーをかけたほうが安全である。

病変までのルートの形状

▶ 血管壁とステントの摩擦抵抗が高い

病変部までのルートの高度屈曲（Shepherd's crookなど），石灰化や狭窄の有無，以前のステント留置などにより，ステントデリバリーが困難となる。サポートワイヤーやバディーワイヤーで血管の進展を行うことにより，ステントデリバリーが容易となる。複数本ステントを留置する場合，病変の遠位部からステントを留置することを心がける。一般的に先に手前にステントを留置すると，その遠位部へのステントデリバリーが困難となる。虚血が生じる場合や，近位部に高度狭窄病変がある場合は，近位部病変の治療を優先して行う。

また，以前に病変の手前にステントが留置されており，ステントの拡張不十分やperi-stent contrast stainingでステントが浮いている症例，入口部からステントストラットが飛び出している症例でのワイヤリングは注意が必要である。ガイドワイヤーがステントのストラットを縫う可能性があり，IVUSなどのイメージングモダリティでガイドワイヤーが通過しているルートをよく確認する必要がある（図2）。

病変部の性状

▶ 病変のpreparation

まず，大前提として十分な前拡張を行う必要がある。治療部位が高度石灰化高度狭窄の場合，バルーン拡張で十分に病変が拡張しないため，前処置としてロータブレーター（ボストン・サイエンティフィック社）やDiamondback 360（Cardiovascular Systems社/メディキット社）を使用し，デバルキングおよびlesion modificationを行う。

使用できない場合は，ノンコンプライアントバルーンやスコアリングバルーンを用いてしっかり拡張を行う（もし十分な拡張が得られない場合は，ロータブレーターが可能な施設への紹介を考慮する）。

図2 病変までのルートを確認

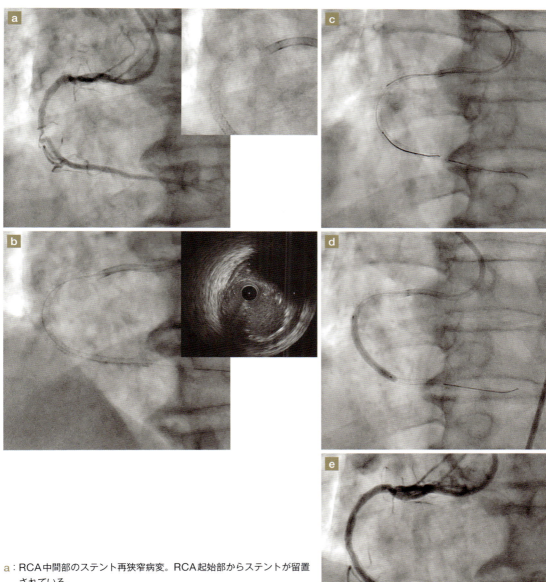

a：RCA中間部のステント再狭窄病変。RCA起始部からステントが留置されている。
b：ガイドワイヤー通過後，IVUSで確認。浮いたステントストラットの外側をガイドワイヤーが通過していた。
c：IVUSで確認しながら，ステントの中をもう1本のガイドワイヤーで通過し直した。
d：薬剤溶出性バルーンはスムーズに通過，バルーン拡張した。
e：最終造影像。良好な拡張を得ることができた。

子カテ/ガイドエクステンションカテーテルの使用

　ガイディングカテーテルの中に小径のガイディングカテーテルを挿入し，子カテとして使用することにより強いバックアップを得ることができる。一方で，子カテを挿入した状態では造影が困難であったり，子カテ挿入・抜去の手技が煩雑であることが問題である。

　ガイドエクステンションカテーテルの登場により，その手間は解消された。GUIDEPLUS®（ニプロ社）が特に通過性に優れており，当院ではよく使用している。いずれのデバイスにおいても，バルーンスリッピングテクニックもしくはアンカーバルーンテクニックなどを用いて確実に子カテ（もしくはガイドエクステンションカテーテル）を病変通過させることが重要である（図3）。子カテが病変を通過していない場合，子カテ自体のサポート力が小さいためにステントが病変を通過せずに子カテが抜けてデリバリーできないことがある。また，ガイドエクステンションカテーテル使用時，ガイディングカテーテルに対して小径のものを選択した場合，ステントを進める際，ガイディングカテーテル内のギャップ部でステントが脱落する可能性もあるので注意が必要である。いずれのデバイスを使用するにしても，常に血管損傷や挿入中の心筋虚血に注意を払う必要がある。

ステント先端チップの当たりを変える

　冠動脈の中枢側でステントが通過しにくい場合は，ガイディングカテーテルを引き上げる，もしくは押し付け，カテーテルの先端チップの血管への当たりが変わることでステント通過がしやすくなる。バディーワイヤーとしている場合は，もう一方のガイドワイヤーにステントカテーテルを乗せ換えることが有効な場合がある。マイクロカテーテルを用いてHI-TORQUE WIGGLE®ガイドワイヤー（アボット社）に交換することで，ステント先端チップの血管壁への当たりを変えることでデリバリーが容易となる症例もある（図4）。

その他

　ステントカテーテルの先端チップの形状や長さが異なること，またすでにステント先端が破損している可能性があるために，別のステントに変更するのも1つの方法である。そもそもガイディングカテーテルのサポート力がない，同軸性が得られないという場合は，アプローチ部位も含めたガイディングカテーテルの変更を考えてみるのもよい。当院では通常，橈骨動脈アプローチを選択しているが，デバイスデリバリーが困難と想像される症例においては，ためらうことなく大腿動脈アプローチを選択している。バックアップが強いため，太いカテーテルを選択する。

図3 ガイドエクステンションカテーテルを使用

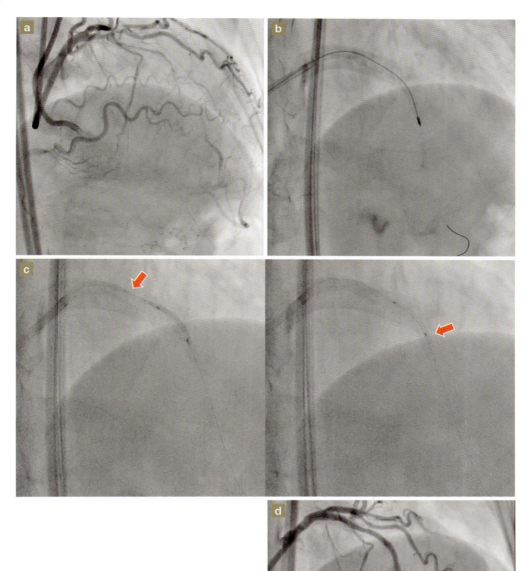

a：LAD中間部の石灰化を伴うCTO病変。
b：ガイドワイヤー通過後にロータブレーターでアテレクトミーを施行した。
c：アンカーバルーンテクニックおよびバルーンスリッピングテクニックでGUIDEPLUS®を病変部に進めた（→）。
d：ステントを留置し，最終造影。

図 4　WIGGLE®ガイドワイヤーを使用

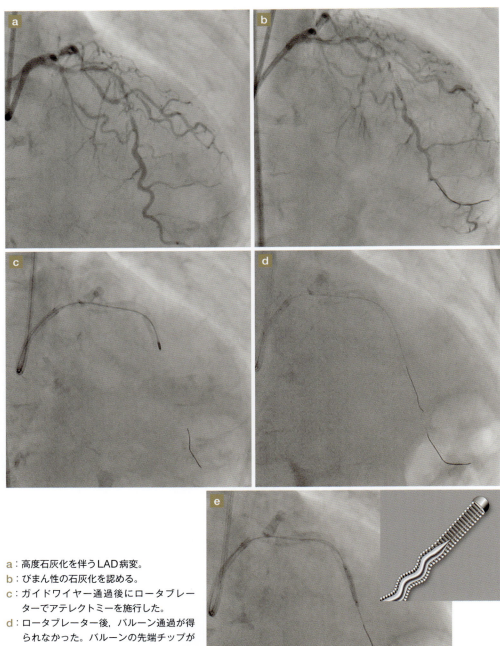

a：高度石灰化を伴うLAD病変。
b：びまん性の石灰化を認める。
c：ガイドワイヤー通過後にロータブレーターでアテレクトミーを施行した。
d：ロータブレーター後，バルーン通過が得られなかった。バルーンの先端チップが血管の蛇行に追従できないためと考え，WIGGLE®ガイドワイヤーを挿入した。
e：バルーンカテーテルをWIGGLE®ガイドワイヤー（画像提供：アボット社）に乗せて進めたところ，バルーンのデリバリーに成功，バルーン拡張を行った。

VII. ステント留置

②入口部ステント留置法の
コツ

毛利 晋輔

Point

- 適切なガイディングカテーテルの選択が重要。
- ステントの位置決めは，右冠動脈入口部はLAO view，左主幹部入口部はcranialもしくはLAO viewで行う。
- ステントの位置決めにIVUSマーキングが有効である
- IVUSマーキングをする際，各メーカーのIVUSのトランスデューサーの位置を知っておく必要がある。

通常は（一般的には）

　冠動脈入口部病変へのステント植え込みは，入口部ジャストに留置できれば理想である。冠動脈入口部に高度狭窄病変がある場合，ガイディングカテーテルのエンゲージが困難なことがある。ステントを適切な位置に植え込むためには，カテーテルを入口部から浮かせて造影する必要がある。そのため，入口部に対して同軸にエンゲージできるガイディングカテーテルを選択することが非常に重要となる。

　右冠動脈（RCA）入口部の治療の際，基本的にJudkins right（JR）カテーテルを用いる。虚血を防ぐためにサイドホール付きのものを用いるのが望ましい。基本的にLAO viewでステントの位置決めを行う。

　左主幹部（LMT）入口部の治療の際，挿入時と抜去時に冠動脈とカテーテルの同軸性を保つことができるという点から，extra back up（EBU）typeのガイディングカテーテルを当院では用いている。基本的に正面cranial viewもしくはLAO viewでステントの位置決めを行う。

　Judkins left（JL）の場合，ガイディングカテーテルのスムーズな出し入れができないことが多く，バックアップカテーテルのほうがよい。

　ステントの位置決めを行う際，もう1本の別のガイドワイヤーでガイディングカテーテルからバルサルバ洞内へループを作ることにより，入口部の大動脈壁のマーカーとして利用できる。また，大動脈内にガイディングカテーテルを浮かすことができるため，造影にて入口部を確認しやすくなる（**図1a～e**）。

　入口部に留置するステントの選択として，8～9mmの短いステントを選択するとステントスリップをきたし脱落する可能性がある。特にLMTの場合，分岐部までの距離が十分にあるなら少し長めのステントを選択するほうがベターである。ステントの種類によっては，ステント端とマーカーの位置関係が異なるので注意が必要である。また，ステントスリップを防ぐためにはバルーンによる十分な前拡張を行い，石灰化が高度な病変の場合はロータブレーターでアテレクトミーを行うことが重要である。

図1 RCA入口部症例

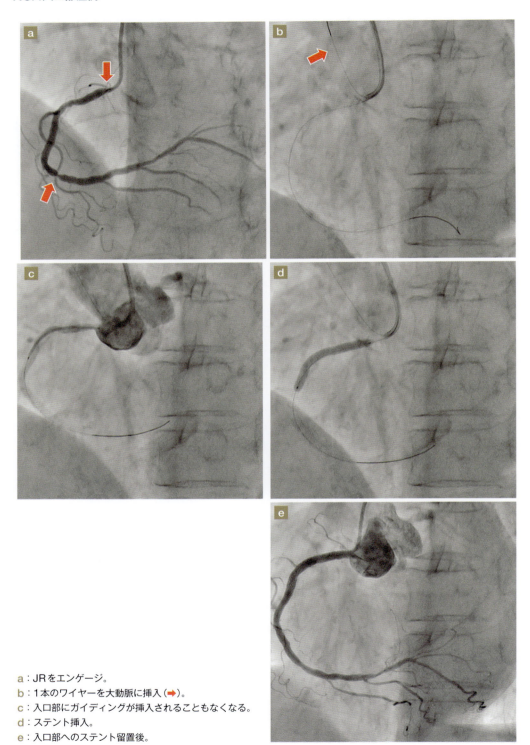

a：JRをエンゲージ。
b：1本のワイヤーを大動脈に挿入（→）。
c：入口部にガイディングが挿入されることもなくなる。
d：ステント挿入。
e：入口部へのステント留置後。

裏技は IVUSを用いたステント留置法

　IVUSカテーテルを用いて血管造影の画像上にマーキングを施すことで，正確なステント留置を行うことができる（IVUSマーキング）。IVUSマーキングはRCA入口部の場合はLAO viewで，LMT入口部の場合はLAOかAP cranial viewで行う。IVUSでちょうど入口部がみえる位置でIVUSカテーテル（トランスデューサー）を保持する。その状態で冠動脈造影を行えば，造影上の正確な冠動脈入口部の位置を同定することができる。ここで重要なのは各メーカーのトランスデューサーの位置を知っておくことである（図2）。IVUSを用いたステント留置の方法を，症例を呈示しながら解説する。

▶症例1（図3）

　患者：50歳代，男性。
　現病歴・症状：高血圧症，脂質異常症あり。労作時息切れあり，当院受診。冠動脈造影にてRCA入口部の高度狭窄が判明，PCIの方針となる。

① ガイディングカテーテルはJR 4.0，サイドホール付きを選択。RCA入口部に高度狭窄を認めた（図3a➡）
② LAO 50°で大動脈入口部に対してIVUSマーキングを行った。IVUSで入口部を確認した状態で冠動脈造影を行った（図3b➡）。
③ IVUSマーキングを指標に入口部にステント留置を行った（図3d）。
④ ガイディングカテーテルのエンゲージを外し，バルーンを大動脈に引き込んで入口部の後拡張を行った（図3e）。
⑤ 最終造影像。IVUSで入口部ジャストの位置にステントが留置できたのを確認し

VII ② 入口部ステント留置法のコツ

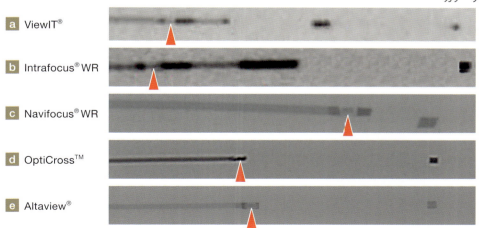

図2　IVUSカテーテルにおけるトランスデューサーの位置

a ViewIT®
b Intrafocus® WR
c Navifocus® WR
d OptiCross™
e Altaview®

カテーテル先端

a〜c, e：テルモ社　d：ボストン・サイエンティフィック社

181

図3 【症例1】RCA入口部にステントを留置した例

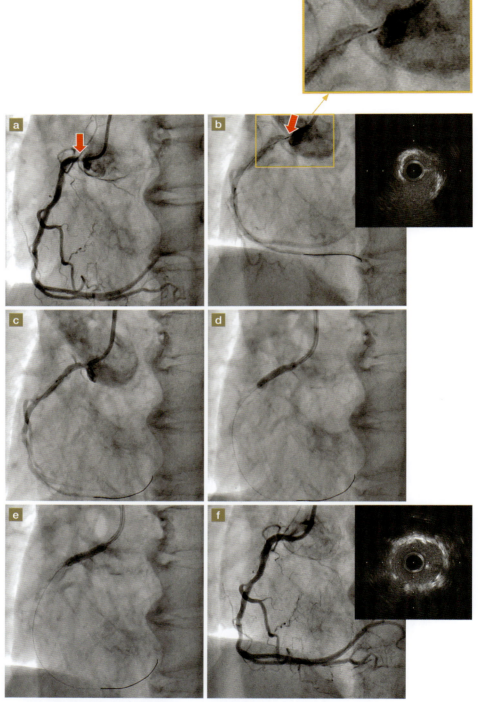

a：冠動脈造影像。RCA入口部に高度狭窄病変を認めた（➡）。　b：IVUSマーキングを行った（➡）。
c：ステントの位置決めを行った。　d：バルーン拡張を行った。
e：バルーンを大動脈内に引き込んで入口部のバルーン拡張を行った。
f：最終造影像。IVUSでステントがジャストに留置されていることがわかる。

た（図3f）。

▶症例2（図4）

患者：70歳代，男性。

現病歴・症状：糖尿病，高血圧あり。労作時胸痛出現し当院受診。冠動脈造影にてLMT入口部の高度狭窄を確認，PCIの方針となる。

① ガイディングカテーテルはEBU 3.5，サイドホール付きを選択。LMT入口部に高度狭窄病変を認めた（図4a）。

② 正面CRA viewでLMT入口部に対してIVUSマーキングを行った。IVUSで入口部を確認した状態で冠動脈造影を行った（図4b）。

③ 入口部の前拡張を行った（図4c）。

④ IVUSマーキングを指標に入口部にステント留置を行った（図4d）。

⑤ ガイディングカテーテルのエンゲージを外し，バルーンを大動脈に引き込んで入口部の後拡張を行った（図4e）。

⑥ 最終造影像。IVUSで入口部ジャストの位置にステントが留置できたのを確認した（図4f）。

図4 【症例2】LMT入口部にステントを留置した例

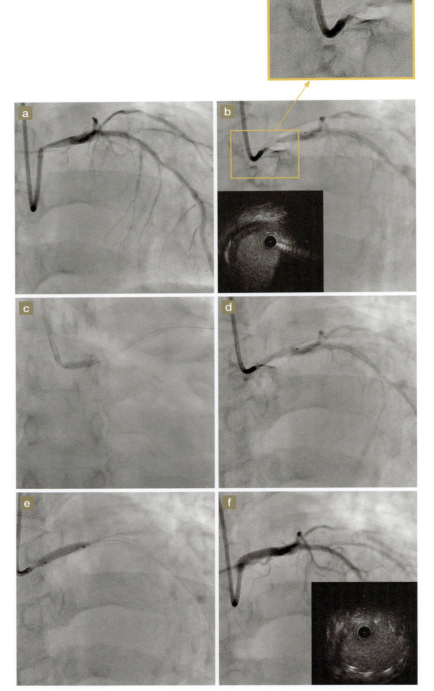

a：冠動脈造影像。LMT入口部に高度狭窄病変を認めた。　b：IVUSマーキングを行った。
c：入口部の前拡張を行った。　d：ステントの位置決めを行った。
e：ステント留置を行った。　f：最終造影像。

Ⅶ. ステント留置

③ステントオーバーラップの 際のコツ

堤　正和

Point

- どこでオーバーラップさせるか，血管内イメージングを用いて適切なプランニングを行う。
- 重要な側枝を二重にjailしないように注意する。
- 病変長が最も長くみえるviewで留置する。
- In the markerとon the markerの違いを知っておく。

通常は（一般的には）

わが国で使用できる既存のステントの場合，最長でも38mmないしは48mmであり，びまん性狭窄のlong lesionに対しては1本でフルカバーできない場合もしばしば経験する。

また，遠位部と近位部の血管径の差が大きい場合は，あえて2本の径の異なるステントを連続留置して治療することも多いだろう。2本のステントを連続留置する場合にその継ぎ目にあたるオーバーラップ部分は，ステントストラットが二重になることを考えれば，可能な限り少ないほうがよい。

通常は血管内イメージングのプルバック記録などから得た全体の病変長を基に2本のステントのそれぞれの長さを決定し，どの場所で，どの程度オーバーラップさせて留置するかを考える。最終的にきちんとオーバーラップしているか，どの程度オーバーラップしているかは血管造影上で視認して決定し留置することになる。

ステントのオーバーラップを確認する場合は，血管造影上で病変長が最も長くみえるviewで留置するとよい。病変長が短縮してみえるようなviewではオーバーラップが必要以上に長くなったり，逆に隙間を生じgeographic missとなる場合があり，注意しなければならない。また，多くのステントはin the marker（マーカーの内側にステントがある）構造となっているが，XIENCE®シリーズ（アボット社）はon the marker（マーカー上にステントの両端がある）構造となっているため，その違いを知っておく必要がある。Resolute Onyx™（日本メドトロニック社）はステント自体の視認性が高く，マーカーどころかステント自体がよくみえるため，オーバーラップの際や入口部にjust stentingする際にやりやすさがある。

シネアンジオ装置の中にはSCORE StentView（島津製作所）やLive StentBoost（フィリップス社）といったステントの描出を強調する機能を搭載しているものもあり，オーバーラップの際の助けになるだろう。

当院ではそのような機能は使用していないが，よほど肥満の強い患者でない限り，病変長が長くみえるviewの透視のみで位置決めに困ることはほとんどない。肥満の強い患者で透視がみえにくい場合は，caudal viewではなく，腹部を避けたcranial viewなどを参考にオーバーラップを確認するなどの工夫をすればよい。

通常は

また、ステントオーバーラップの基本は遠位部から留置だが、基本的に冠動脈は遠位部のほうが血管径は小さくなるため、遠位部より近位部に留置するステントのほうがステント径は大きいはずである。そのため、通常はオーバーラップ部では、より小さい径のステントの内側に大きい径のステントが留置されることになるため、ギャップは生じない。もちろん、近位部と遠位部でステント径に大きく差があるようなtapered vesselのlong lesionの場合は、中間部（遠位部に留置したステントにとっての近位部、図1a）や近位部（近位部に留置したステントの近位部、図1b）はアンダーサイズで、圧着不良を生じると思うので、それらについては血管内イメージングの情報を基に、適切なサイズのバルーンで後拡張を行い、適宜圧着するようにする。

ステント遠位端に解離などを生じ、やむをえず遠位部に径のより小さいステントを追加留置しなくてはいけなくなった場合などは、ステント間のギャップをなくすためにオーバーラップ部に後拡張を行うようにしている。そうすることで、ストラットの圧着を得、ステント血栓症の生じるリスクを減じ、より正常に近い内膜被覆を得やすいほか、ガイドワイヤーの再挿入時などに、ステントとステントの隙間のスペースにガイドワイヤーが迷入することを避けることができる。

側枝の分岐部を二重にjailしないようにステントオーバーラップをどこでするのかは、事前の血管内イメージングなどの情報を基にしっかりデザインしてステントの長さを決める必要がある。つまり、オーバーラップする場所は側枝のない場所である必要がある（図2，3）。

図4のように分岐部を二重にjailしてしまうと、側枝へのwire recrossingに難渋するだけでなく、kissing balloon technique（KBT）を行う際のバルーンの通過も困難になるうえ、十分に側枝入口部を拡張できない可能性があるため避けるべきである。

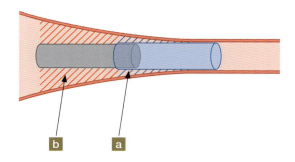

図 1 ステントオーバーラップの例

これらの箇所はステントのmalappositonが生じているため、適切なサイズのバルーンを用いて後拡張し、血管壁に圧着する必要がある。
基本的に中間部であるaの位置については、近位部にステントを留置した際に、そのマウントバルーンを少し奥にデリバリーしてオーバーラップ部分を後拡張するだけで圧着が可能なことが多い。

図2 重要な（保護すべき）側枝を含むlong lesionの例

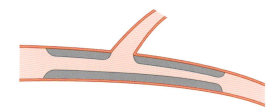

図3 側枝の分岐部より遠位部でのステントオーバーラップ

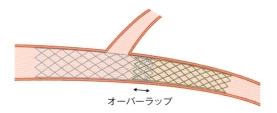

オーバーラップ

側枝の分岐部でのオーバーラップを避け，分岐より遠位部でオーバーラップするように2本のステントの長さを調整した。

図4 側枝の分岐部におけるステントオーバーラップ

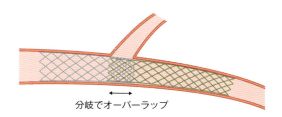

分岐でオーバーラップ

ちょうど側枝の分岐部でオーバーラップしてしまったため，分岐部を二重にjailしてしまっている。こうなってはいけない。

③ステントオーバーラップの際のコツ

裏技は

　ステントオーバーラップ時に2本目に挿入するステントが1本目に挿入したステントに干渉してしまい，挿入できないことがある。

　そのような場合はダブルガイドワイヤーにしたり，子カテをもち込んだり，バルーンアンカーなどを施行することがある。そのほかWIGGLE®ガイドワイヤー（アボット社）を用いてガイドワイヤーの軌道を変えることでステントのもち込みに成功することもある（図5）。

　現在のステントは，以前に比べバルーンから脱落することは少なくなったものの，無理にデリバリーをしようとすればもちろん脱落のリスクを伴う。したがって上記の手法の中では，アンカーにより無理にステントを挿入しようとする手技はステント脱落のリスクが高いため避けたほうが望ましい。

　病変部が冠動脈末梢でなければ，子カテをもち込んでステントを挿入するのが最も安全で確実な方法である。その際に注意すべきことは，子カテからステントを出した後は原則的にステントは回収できないということである。子カテは種類にもよるが小口径であり，ステントを再度子カテ内に挿入しようとするとステントと子カテが干渉し，ステントのストラットが変形してしまい回収ができなくなったり，脱落することもありうる。

子カテをもち込む際には，アンカーバルーンテクニックやバルーンスリッピングテクニックを用いて，ステントを留置しようとする部位まで確実に子カテをもち込んでからステントを留置する必要がある。

WIGGLE®ガイドワイヤーは，シャフトがジグザグの形状となっており，ステントストラットとの干渉を避けることができる。しかし，必ずしも施設に常備してあるとは限らず使用できないこともあろう。

そのようなときに筆者が行う裏技は，自分でガイドワイヤーにジグザグ状のシェイピングをつけるという手法である。

自作ジグザグワイヤーを用いたステント留置

1stガイドワイヤーにステントを挿入してもどうしてもステントに干渉してしまう場合は，もう1本のガイドワイヤーをもち出し，数カ所にジグザグ状のシェイピングをつける。その状態で冠動脈に挿入してステントをもち込めばよい。どうしてもワイヤーの操作がうまくいかない場合は，ダブルルーメンカテーテルを1stガイドワイヤーに挿入してその中に2ndガイドワイヤーを挿入すれば確実に1本目のステントの末梢に2ndガイドワイヤーをもち込むことができる。

あとは2ndガイドワイヤーにステントをマウントしてもち込めばよい。もしそれでもステント同士が干渉してしまう場合は，ステントをマウントしているガイドワイヤーを少し引くことでステントとの干渉がなくなり，ステントがデリバリーできる（図6）。

ジグザグに作製したワイヤーは透過性の部分だと透視上みえにくいこともあるので，不透過部分の長いガイドワイヤーを用いて施行してもよいが，筆者は通常のガイドワイヤーを用いてステント留置を行っている。

裏技として是非覚えておいてほしいテクニックである。

図5 WIGGLE®ガイドワイヤーにてステント留置した症例

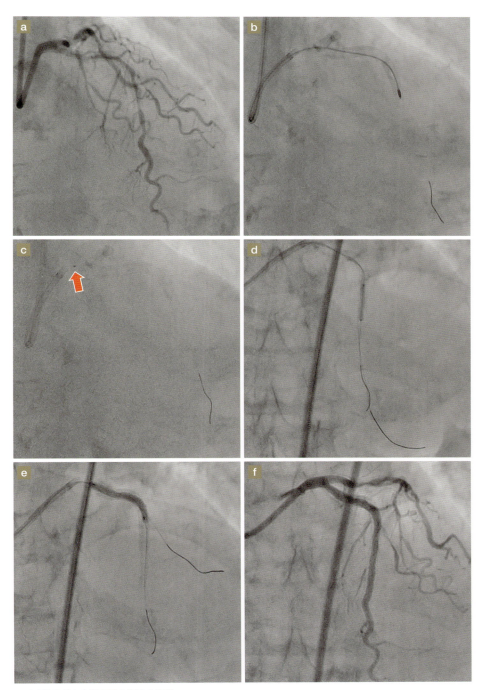

a：LADのびまん性石灰化病変の症例。
b：ロータブレーターを施行した。
c：しかし，その後バルーンが挿入できなくなった（➡）。
d：そこでWIGGLE®ガイドワイヤーを挿入したところ，バルーンは容易にLADの中間部に進んだ。
e：最終的にはステントを留置した。
f：WIGGLE®ガイドワイヤーにて石灰化への当たりを変えることにより，バルーンやステントのデリバリーが可能となった症例であった。

図 6 自作ジグザグワイヤーが功を奏した症例

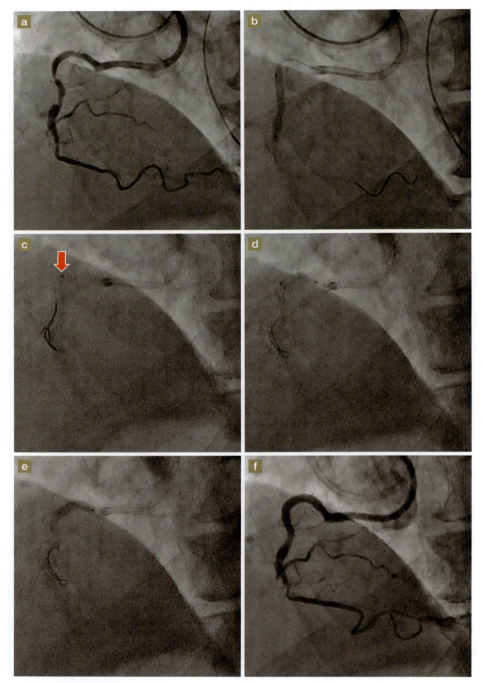

a：RCAのタンデム病変。
b：＃2にステントを挿入した。
c：しかし，その近位部に2本目のステントを挿入しようとしたが，1本目のステントに干渉してしまい挿入できなかった（➡）。
d：そこでジグザグに曲げたワイヤーを挿入し，ステントをもち込むとステントは進んだ。
e：ステントを留置した。
f：最終造影像。

図 7　RCAのCTO症例

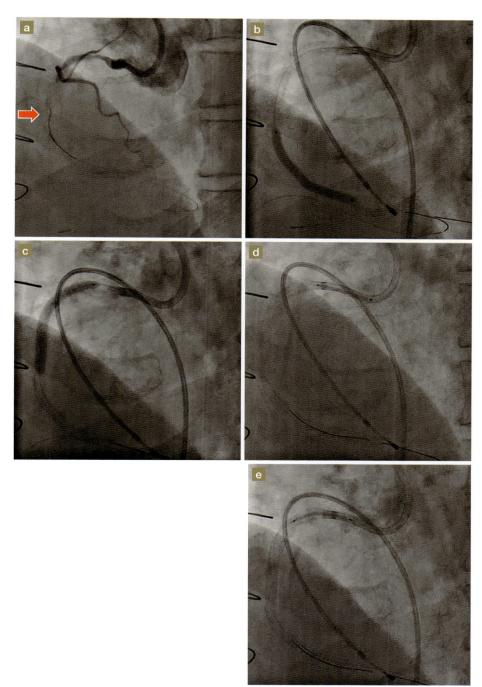

a：RCAのCTOで，GEAを介したretrowireが#2末梢まで挿入されている（→）。
b：ガイドワイヤーは通過し，ステントを挿入した。
c：近位側にもステントを挿入した。
d：しかし，#1にステントが挿入できないため，自作したジグザグワイヤーをもち込んだ。
e：すると，抵抗なくステントがもち込めた。

図7 (続き)

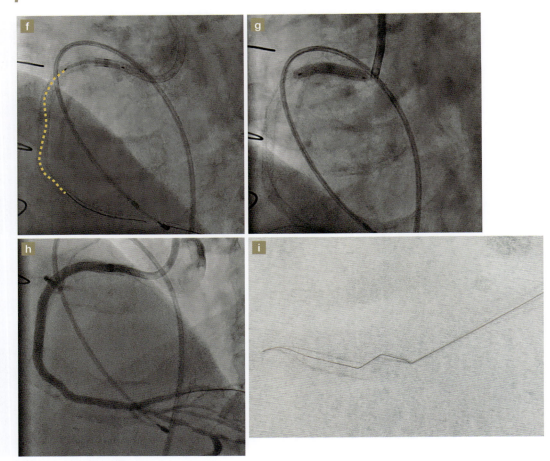

f:ワイヤーの軌道(破線)。
g:ステント留置。
h:良好な拡張が得られた。
i:実際に使用した自作ジグザグワイヤー。

VII. ステント留置

④側枝のワイヤリングの軌道を確認する方法—IVUSにて

伊藤 良明

Point

- 側枝のガイドワイヤーポジションの確認は，ダブルルーメンカテーテルよりもIVUSを用いて行うことが重要である。
- 側枝のガイドワイヤーの軌道はマニュアル操作をすると理解しやすい。
- 側枝のガイドワイヤー通過後，そこよりも遠位部にストラットそして側枝への腔があるかが重要である。
- Single crossover stent，culotte stentにおいては，原則的に，側枝は遠位部，crush stentのcrush側は真ん中を狙う。

通常は（一般的には）

分岐部病変の治療において，側枝をjailしてステントを留置し，その後ガイドワイヤーをリクロスする際にはどうすればよいか？

ダブルルーメンカテーテル（DLC）を用いて確実にステント内から側枝にワイヤリングを行っている術者も多いと思う。もちろんその方法は間違っておらず，側枝にワイヤリングを行う確実な方法の1つである。しかしDLCを用いたからといって，ステントストラットの近位部あるいは遠位部を狙ってワイヤリングを行い，それを確認することは困難である。

そこでしばしばIVUSを用いてガイドワイヤーの軌道のチェックを行うことがある。その際には，側枝に対して真ん中から通過しているかを確認すること，あるいはIVUSの長軸像を描出し，前後関係を見ることで判別していると思う。多くの術者は，通常そのような方法で側枝へのワイヤリングの軌道の是非を確認しているのではないだろうか？

近年はOCTなどを用いてステントの種類に応じた至適ストラットのクロスポイントなどが検討されるようになってきたが，IVUSでもう少し高い精度でクロスポイントを評価することは可能なのだろうか？

裏技は

ガイドワイヤーのクロスポイントは，IVUSである程度評価することが可能である。

ポイントは，術者がIVUSをマニュアルで操作をすることである。IVUSを意図的に操作することで，ガイドワイヤーのわずかなクロスポイントの違いを描出，あるいは評価することが可能となる。

その方法として，まずは側枝へワイヤリングを行う。筆者はよほどのことがない限り，DLCは使用しない。その理由は，DLCを1本使用すること，またDLCを抜去する際に何らかのトラッピングのバルーンが必要になることで，コストがかかるため

裏技は

である。そして何よりも時間がかかる。DLCを用いて側枝ワイヤリングを行いイメージングで確認したら，入れ直さなければならないとなった状況では，再度DLCを用いてワイヤリングし，その後またイメージングを行わないといけないため，さらに時間がかかる。DLCの使用にかかわらず，その後，側枝のガイドワイヤーの軌道をIVUSにて確実に評価することが重要である。

側枝へのワイヤリングが終了したら，本幹のガイドワイヤーにIVUSを挿入する。ステント全体をIVUSで観察した後に側枝の方向とガイドワイヤーのクロスポイントを確認する。

側枝へのストラットは，原則的により遠位側にできたほうがよい（図1）。しかし，図2のように側枝の遠位部分にリンクのコネクションが接することもある。

続いてマニュアル操作を行い，側枝のガイドワイヤーがステントストラットを通

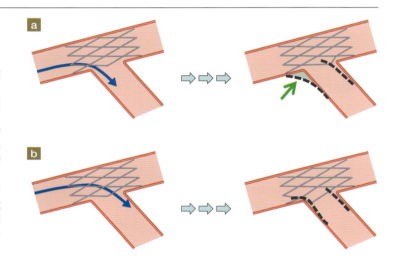

図1 **側枝のワイヤリングポイント**

a：シングルステントを行った後に側枝のガイドワイヤーをクロスするポイントは，近位側からクロスしてしまうとその後バルーン拡張などを行った際にカリーナ部分でストラットが浮いてしまったり，カリーナ対側の側枝側は解離が生じたりすることがある。

b：カリーナに近い遠位側から側枝のワイヤリングができれば，バルーン拡張後にはストラットがカリーナ対側側に倒れ込み，カリーナ部分でステントが浮いてしまうことも少ない。

図2 **2.5mmの側枝からみた本幹のストラットと至適クロスポイント**

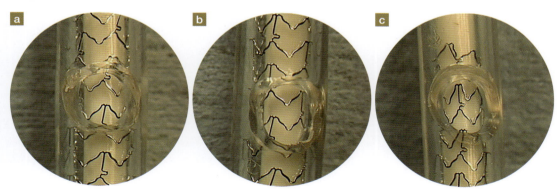

In vitro では，2.5mmの側枝にはステントはさまざまな留置の方法が存在する。
a：上方が遠位側だとすると，リンクにカリーナがかかってしまっている。この場合は，その1つ手前のセルからワイヤリングを行ったほうがよい。
b，c：遠位部から挿入したほうがよい。

裏技は

過する部位を描出する。ここではミリ単位での操作を行う。

次にその位置からIVUSを少しだけ奥に進める。中引きのIVUSシステムのほうが緻密な操作はしやすいが，直引きのものでも確認は可能である。奥に押した際にガイドワイヤーが通過しているストラット（セル）が閉じることを確認する。そのまままもう少しIVUSを奥に進める。そのときに再度側枝へ通ずるストラット（セル）が存在するとすれば，側枝へのガイドワイヤーは側枝に対して最も遠位側からは挿入されていないと判断できる。したがって，遠位側から挿入されていないと判断した場合は，側枝のガイドワイヤーを抜去し，再度ワイヤリングを行う（図3，4）。

側枝方向に進んだら再度IVUSを挿入して軌道を確認する。そうすることで，側枝にとって最も遠位側のセルにガイドワイヤーを挿入することは可能である。

最も遠位側のセルから側枝にガイドワイヤーが挿入されている場合は，側枝へのガイドワイヤーがストラットを通過後に遠位側にはセルが閉じると同時に，カリーナが存在する（図5～8）。そのような場合は，少なくとも側枝へのガイドワイヤーは最も遠位側のセルから挿入されたと判断することができる。ただし，現状のIVUSの分解

図3 IVUSにおける側枝ワイヤーのチェックポイント

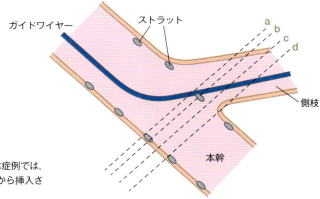

IVUSで側枝へのワイヤリング後の見方を確認する。本症例では，ガイドワイヤーが側枝に，1つのストラット分近位側から挿入されている。

図4 図3a～dにおけるIVUSの見え方

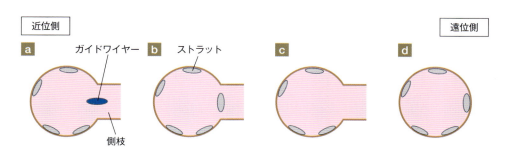

側枝にガイドワイヤーが通過している（a）。そこからマニュアル操作を行い少しだけ末梢側に進めると，本症例ではストラットがみえる（b）。その位置からさらに末梢側に少しIVUSを進めたとき（c）に側枝に交通する内腔が確認できたとすると，ガイドワイヤーは近位側から挿入されていると判断される。最終的にはIVUSをさらに末梢に進め（d），カリーナがみえる部分まで確認しておく。

図 5 側枝ワイヤーのパターン

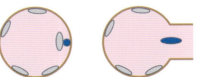

最も末梢側からガイドワイヤーが通過している場合は，ガイドワイヤーが通過して（①a）その少し末梢に進めた際に（①b），ストラットが見えないまま①cのカリーナが出現する場合は最も末梢側からガイドワイヤーが通過していると判断できる。その他注意すべきは，側枝方向へ側枝の真ん中からガイドワイヤーが挿入されているかをチェックする（②）。また，ステントの内腔をきちんとガイドワイヤーが通過しているかも確認しないといけない（③）。

図 6 左前下行枝（LAD）近位部の石灰化を伴う狭心症の症例

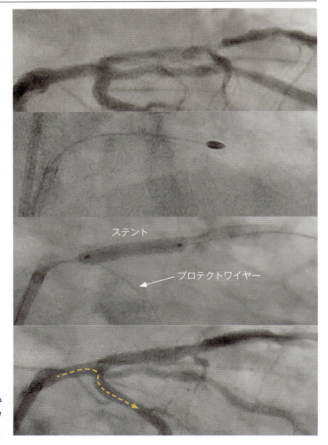

ロータブレーターを施行後，ステントを左主幹部にかけて挿入した。左回旋枝（LCX）はjailされ，ガイドワイヤーをLCXにリクロスした。

図7 ガイドワイヤー通過後のIVUS像-1

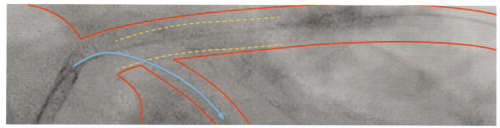
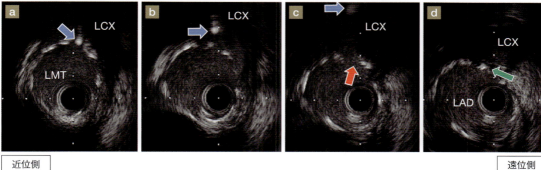

近位側　　　　　　　　　　　　　　　　　　　　　　　　　　　　遠位側

右から左へとゆっくり動かしている。
a：LCXにガイドワイヤー（➡）が通過している。
b：少し奥にIVUSを進めると，ガイドワイヤーは完全にLCXに進み，ストラットもみえている。
c：そこでさらにIVUSを進めると，再度LCXに交通する腔を認めた（➡）。
d：その奥はカリーナがみえた（➡）。
つまり本症例では，ガイドワイヤーは1ストラット近位側からLCXに挿入されていることがわかった。

図8 ガイドワイヤー通過後のIVUS像-2

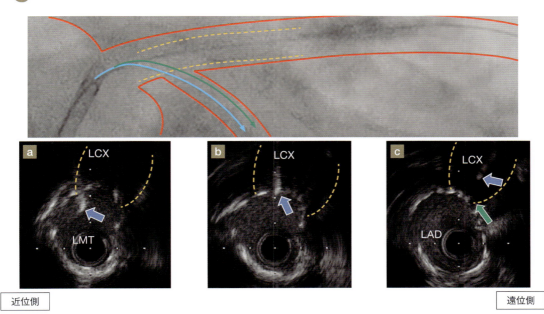

近位側　　　　　　　　　　　　　　　　　　　　　　　　　　　　遠位側

再度リワイヤリングを行いIVUSを行うと，ガイドワイヤーがLCXにクロスした後の末梢側はすぐにカリーナ（➡）が出現し，最も末梢側からガイドワイヤーが通過していることがわかる。

Ⅶ ④ 側枝のワイヤリングの軌道を確認する方法—IVUSにて

197

能ではステントの構造までを描出する精度はなく，カリーナの部分にリンクがかかっているかどうかまでは判別は不可能である。そこまでこだわるのであれば，OCTを行う必要がある。

原則的にシングルステントを分岐部に施行する場合は，側枝へのワイヤリングはより遠位部を狙うことで異論はないかと考える。

また，2ステントを用いてYステント（culotte stent）を行う際も，より遠位部から側枝へのワイヤリングを行うことが原則である。

そのため，そのような場合はDLCを使用する・しないにかかわらず，その後にIVUSによる側枝へのガイドワイヤーの評価をすることが重要である。

Crush stentを施行し，最終的にkissing balloon techniqueを行う場合，側枝へのワイヤリングの軌道がどこがよいかということはわかっていない。しかし，筆者の経験では，より遠位側よりは側枝に対して真ん中から挿入できると側枝の入口部でのステントの圧着が良好な例が多い。

ところが，crush stent後の側枝へのガイドワイヤーの軌道はIVUSでは確認が難しく，実際には透視をみながら側枝への中心部を狙って挿入しているのが現状である。

Ⅶ. ステント留置

⑤側枝のワイリングの軌道を確認する方法—OCTにて

山脇 理弘

Point

- 血管内イメージングを使用し，遠位部のカリーナに近いセルから側枝へリワイヤリングを行うことで，ステントの良好な圧着を側枝入口部に得ることができる。
- 3D-OCTを併用すると，本幹から俯瞰的に観察できるため，IVUSガイドや2D-OCTガイドよりもリンクの位置が明らかになることが多い。
- 分岐角度やリンクの位置は，術者にはコントロールできない。側枝の角度が深く，90°近くになる分岐部や，リンクがカリーナにかかる場合は，遠位部からリワイヤリングできても，ある程度のステント非圧着は残るので固執しない。
- 逆に角度が浅く，リンクがカリーナにかかっていない場合はチャンスであり，できるだけ3D-OCTで遠位部からrecrossingを試み，ステント非圧着を減らすべきである。

通常は（一般的には）

　分岐部病変において，側枝入口部は再狭窄の好発部位である。薬剤溶出ステント（DES）の導入により，治療成績は改善すると期待されたが，いまだ同部位の再狭窄率の高さは未解決の問題である。これを克服するため，final kissing balloon inflation（FKB）を行う前は，側枝へのリワイヤーをできるだけカリーナに近い部位で行うことが推奨されている。これにより，側枝入口部にストラットを圧着することが可能となる。実際には，できるだけ側枝が分離できる透視角度を選択し，jailed wireを指標にしてrecrossingを行う。

　ダブルルーメンカテーテル（DLC）の併用は，下記の点において有用である。

- 側枝ワイヤーのバックアップ
- トルク性能の向上
- ステント近位端からステント外やガイドワイヤー同士のツイストの予防

ただし，DLCを用いれば遠位側からワイヤリングができるわけではない。

　側枝へのリワイヤー軌道の確認には，IVUSが有用である。

　本幹近位部からゆっくりスクロールし，リワイヤーしたガイドワイヤーが側枝方向へ，画面から消えていく様子を注意深く観察する。特にカリーナ近傍の観察は重要である。本幹近位部から遠位部へスクロールしていき，側枝内にガイドワイヤーがすでに存在するにもかかわらず，本幹にストラットが現れ，さらにカリーナ近傍にも現れるようだと，ガイドワイヤーはかなり近位部からリワイヤーされている可能性が高く，軌道を取り直す必要が生じる（**図1**）。これに気付かずにKBTを施行すると，ストラットがカリーナへ大幅に残存する結果となる（**図2**）。

　最近，わが国で主流となっているDESのプラットホームは，3リンクタイプと2～2.5リンクタイプに大きく分かれる。前者ではpeak to valleyリンクである，かつてのマルチリンク構造を基礎とするXIENCE®シリーズ（アボット社）と，クラウン同士

通常は を中間部で結んだOrsiro（日本ライフライン社）が挙げられる（図3）。一方，後者ではpeak to peakリンク，いわゆるX-connectionであるResolute Onyx™（日本メドトロニック社），Ultimaster®（テルモ社），SYNERGY™（ボストン・サイエンティフィック社）が挙げられる。IVUSガイドのワイヤー軌道の確認のため，術者はこれらの構造をある程度理解しておくことが必要となる。しかし，X-connectionが主流の2リンクデザインDES（特にヘリカル構造のResolute Onyx™）を使用した場合，二次元（2D）画面のみでは，リンクの位置などがよくわからないことが多い。また石灰化病変などでは，さらに同定は困難になる場合がある。

図 1 側枝へのワイヤリングが近位側から挿入された場合のIVUS像

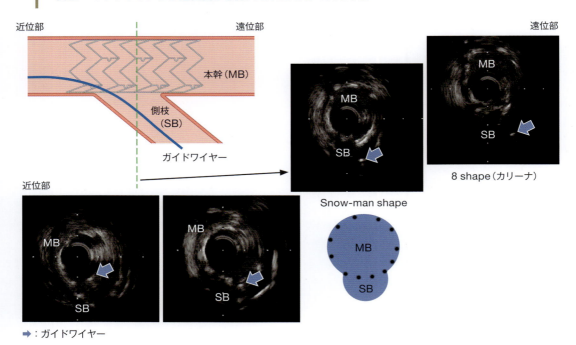

➡：ガイドワイヤー

図 2

カリーナにおける strut malapposition

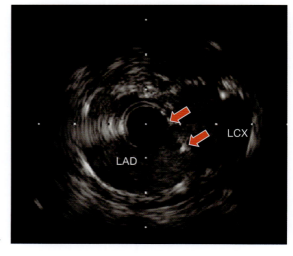

➡：ステントストラット

図3 ステント種類別のリンクのパターン

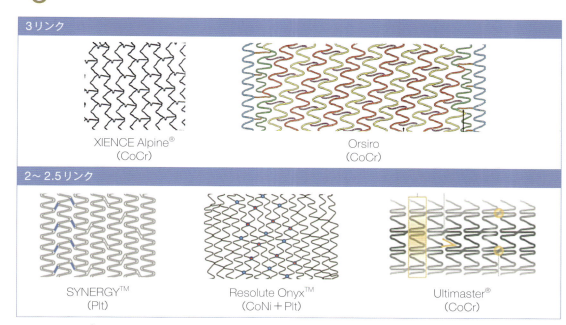

XIENCE Alpine®：アボット社，Orsiro：日本ライフライン社，SYNERGY™：ボストン・サイエンティフィック社，Resolute Onyx™：日本メドトロニック社，Ultimaster®：テルモ社

裏技は

これに対して三次元（3D）-OCTを併用すると，本幹から俯瞰的に観察できるため，リンクの位置が明らかになることが多い。筆者らも参加した多施設共同の3D-OCT bifurcation registryを示す。リンクがカリーナにかかる場合（link connecting type）とリンクがカリーナにかからない場合（link free type），さらにdistal wiringの定義は図4のとおりである。Link free typeで，かつdistal cellをリワイヤーできた場合（distal recrossing）を，link free type and distal re-wiring（LFD）と定義すると（図5），それ以外のすべて（non-LFD）に比べて，明らかに側枝のステントの非圧着率は少なかった（図6）[1]。また分岐部角度も重要であり，比較的浅い角度の分岐部のほうが，よりステントの非圧着は少なかった[1]。一方，2Dだけでなく3D-OCTを併用してwire recrossingを同定したほうが，側枝のステントの非圧着率は有意に少なかった[2]。

以上から，側枝の灌流域が大きく，臨床的に無視できない分岐部病変（i.e. LAD-diagonal，LAD-LCX）に対して，kissing balloon technique（KBT）を使用して側枝へ血行再建を行う際には，術中3D-OCTを使用してリンクの位置を確認し，KBTの前にできるだけ遠位部のセルからrecrossingを試みたほうがよい。しかし，リンクがカリーナへかかる，かからないは，術者がコントロールできない。このため，側枝の角度が深く90°に近くなる分岐部で，かつリンクがカリーナにかかった場合は，ある程度の側枝のステント非圧着はやむをえないと考えるべきである。しかし，この場合もできるだけ遠位側からrecrossingを試み，ステント非圧着を減らすべきである。

図4 リンクとカリーナの関係

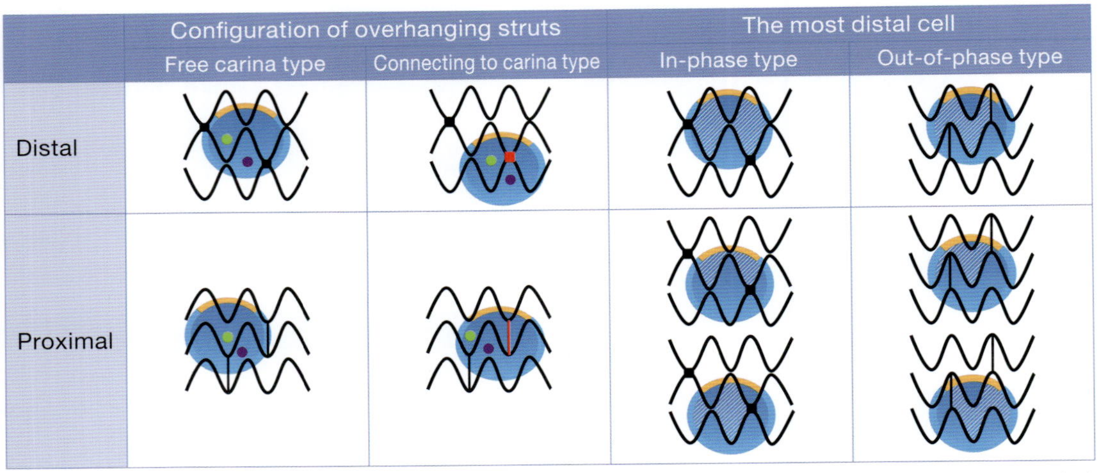

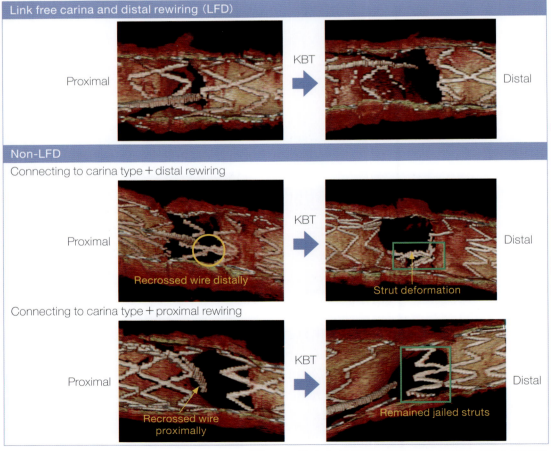

(Okamura T : EuroIntervention 10 : 907-915, 2014より引用)

図5 OCTによるリンクの評価とワイヤリング

(Okamura T et al : CVIT-3D OCT研究会合同会議, 2016より引用)

図6 リンクフリーの有無とワイヤリングの軌道がステント非圧着に及ぼす影響

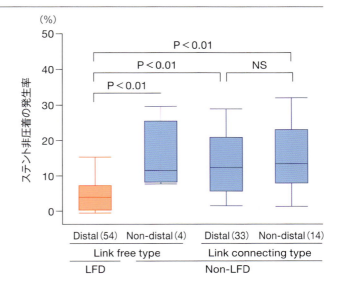

（文献1より引用）

裏技は

　2リンクシステムのほうが，3リンクシステムより，カリーナにリンクがかかる可能性は低いことがわかっている[1]。どちらのタイプのステントが分岐部に適しているか，いまのところ臨床的な差は得られていない[3]。また，FKBを1ステントに対して施行すべきかどうかも賛否両論，意見が分かれている[4,5]。側枝は本幹に比較し虚血が生じにくいと報告され，生理的な虚血と血管造影の狭窄度が相関しないこともわかっている[6]。

　しかし，灌流域と血管サイズの大きい側枝に対しては，急性期の虚血解除以外にも，
- 将来的な血行再建に備えて側枝入口部の内腔を確保しておくこと
- ステントの非圧着をできるだけ低減して長期的な臨床成績を改善していくこと

は患者にとって重要であり，術者は3D-OCTを使用し，確実な手技に注意を払うべきである。

文献

1) Okamura T, Nagoshi R, Fujimura T, et al : Impact of guidewire recrossing point into stent jailed side branch for optimal kissing balloon dilatation : core lab 3D optical coherence tomography analysis. EuroIntervention 13 : e1785-e1793, 2018.
2) Nagoshi R, Okamura T, Murasato Y, et al : Feasibility and usefulness of three-dimensional optical coherence tomography guidance for optimal side branch treatment in coronary bifurcation stenting. Int J Cardiol 250 : 270-274, 2018.
3) Yamawaki M, Muramatsu T, Ashida K, et al : Randomized comparison between 2-link cell design biolimus A9-eluting stent and 3-link cell design everolimus-eluting stent in patients with de novo true coronary bifurcation lesions: the BEGIN trial. Heart Vessels 2019.［Epub ahead of print］
4) Yamawaki M, Muramatsu T, Kozuma K, et al : Long-term clinical outcome of a single stent approach with and without a final kissing balloon technique for coronary bifurcation. Circ J 78 : 110-121, 2014.
5) Yu CW, Yang JH, Song YB, et al : Long-term clinical outcomes of final kissing ballooning in coronary bifurcation lesions treated with the 1-stent technique : results from the COBIS II registry (Korean Coronary Bifurcation Stenting Registry). JACC Cardiovasc Interv 8 : 1297-1307, 2015.
6) Koo BK, Kang HJ, Youn TJ, et al : Physiologic assessment of jailed side branch lesions using fractional flow reserve. J Am Coll Cardiol 46 : 633-637, 2005.

Ⅷ. 子カテの使用法

① 何に使う，使える？

阪本 泰成

Point

- 以前は直線状のガイディングカテーテルを用いていたが，近年はガイドエクステンションカテーテルを用いることが多くなった。
- 病変をバルーンやステント，イメージングデバイスが通過困難な状況で使用する。
- OCT/OFDIを使用する際に，血球除去が不十分な状況で使用する。

通常は（一般的には）

　PCI施行中にデバイスの通過が困難になる原因は，力が効率よくデバイスへ伝わらない（剛性の低下），もしくは治療対象の冠動脈や病変部位との間に生じる摩擦，抵抗が強い場合である。また，ガイディングカテーテルのバックアップ力が足りずにデバイスが挿入できないこともある。子カテを用いると冠動脈内での摩擦・抵抗を減じることができ，ガイディングカテーテルのバックアップ力も増すので有用な手技である。

　これまでは6Frや7Frのガイディングカテーテルに5Frや4Frのガイディングカテーテルを挿入して使用され，親子カテシステム（mother in child system）などとよんでいた。その際に使用していた子カテは，直線状の4Frあるいは5Frのガイディングカテーテルを用いていたため，親カテの中に挿入すると子カテの長さが足りないという状況が生まれていた。

　そこでそのような場合は，親カテのYコネクターを取り外し，止血弁（Yコネクターより短い）に付け替えて使用することでYコネクター分の長さが止血弁の長さに短縮でき，有用であった。しかし，止血弁から空気が混入してしまったり，冠動脈造影が困難であったりするため，十分な造影ができず，ステントの留置の際などにはその位置決めが難しくさまざまな問題があった。

裏技は

　最近は子カテの代わりにモノレール状になった子カテ（ガイドエクステンションカテーテルとよばれる）が用いられるようになった。

　これらのガイドエクステンションカテーテルが冠動脈内に挿入できないとき，通常は何らかの小口径のバルーンをもち込み病変か，病変の遠位部で拡張し，アンカーを行うことが多いと思われる。しかし，アンカーをしてももち込めない例が存在する。そのような場合，バルーンスリッピングテクニックという裏技を使用すると，ガイドエクステンションカテーテルをもち込めることが多い。

　ここではそのテクニックを紹介したい。

裏技は

バルーンスリッピングテクニック

　ガイドエクステンションカテーテルがアンカーをかけても進まない原因は，ガイドエクステンションの先端部が何かに当たっているからである。

　その何かはステントや石灰，屈曲した冠動脈壁などであるため，その部分の抵抗をなくすべくガイドエクステンションカテーテルの中にバルーンを進め，バルーンの近位側半分をガイドエクステンションカテーテルから出して抵抗がある部分で拡張をしてしまう。もちろん，それだけでガイドエクステンションカテーテルが進むわけではないので，そのバルーンをデフレーションさせるときにガイドエクステンションカテーテルを押しながらデフレーションさせると，バルーンをスリップしながら奥に押し込めることが多い。これを「バルーンスリッピングテクニック」という。

　アンカーが無効な場合には是非施行していただきたい。この際はセミコンプライアントバルーンのほうが有用な場合が多く，バルーンの長さも短いものよりは長めのバルーンを選択したほうが有用である。

　以下にガイドエクステンションカテーテルが有用で，バルーンスリッピングテクニックも用いた症例を紹介する。

症例呈示

▶屈曲病変

　屈曲病変においては，剛性の低下によりデバイスが通過困難になる。ガイドエクステンションカテーテルを使用した場合，治療対象の冠動脈が進展されるためそれに対処可能である。効率よく使用するためには，ガイドエクステンションカテーテルの先端は病変遠位部（**図1**➡）を通過させたほうが剛性の低下は最小限になり（**図1**➡），確実にステントの留置が可能となる。

▶石灰化病変（図2）

　治療対象冠動脈の石灰化との摩擦・抵抗に阻まれ，IVUSが不通過であったが，ガイドエクステンションカテーテルを使用することでIVUSのシャフトのたわみがとれ，効率よくデバイスへ力を加えることができた。近位部が進展されることで力の加わる方向も変わり，デバイスの通過が可能になったとも考えられる。

▶分岐部病変（図3）

　2本のステント（culotte/crush stent technique）で治療する際に二重，三重になったステントストラット越しにデバイスを通過させる状況などでは，7Frガイド内（本症例はLauncher EBU3.5，日本メドトロニック社）には2本の0.014inchガイドワイヤーと外径が小さいガイドエクステンションカテーテル（5.5Fr GuideLinerやGUIDEPLUS®）が入るため，ガイドワイヤーを残したまま分岐部遠位へ子カテを挿入し，デバイスをデリバリーすることが可能である（**図3b**➡部分がGUIDEPLUS®の先端）。

図1 病変を越えてガイドエクステンションカテーテル挿入

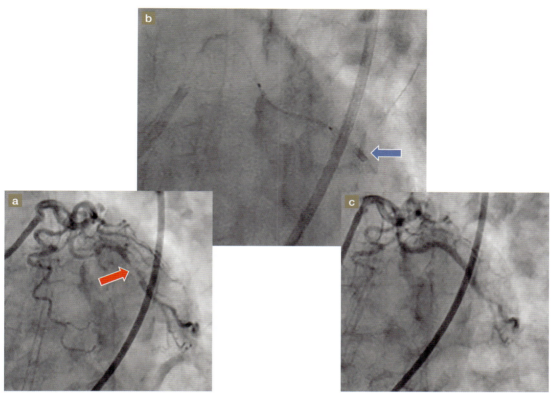

a：LCX抹消の狭窄病変だが，近位部に屈曲を認める。
b：ガイドエクステンションカテーテルの先端（➡）。
c：ステント留置。

裏技は

▶ 慢性完全閉塞（CTO）病変（図4）

　左前下行枝（LAD）のステント再閉塞症例で（図4a）ガイドワイヤー通過後，マイクロカテーテルが閉塞遠位部へ通過せず（図4b），ガイドワイヤーの交換が困難な状況でガイドエクステンションカテーテル（本症例では7Fr GuideLiner V3）を使用し，小径のバルーン（Ryurei 1.0＊5mm）を通過させることが可能であった（図4c）。バルーン拡張後は，問題なくマイクロカテーテルの通過が可能であった（図4d）。

▶ OCT/OFDIガイドPCI（図5）

　血球除去を行う際にガイドエクステンションカテーテルを選択的に対象の冠動脈へ挿入することで，より鮮明な画像を得ることができる（ガイディングカテーテルのサイドホールを閉じることが可能）。

　ガイドエクステンションカテーテルを使用しないで血球の除去を行った場合はLADも造影剤で満たされているが（図5b），選択的に左回旋枝（LCX）へガイドエクステンションカテーテルを挿入することでLCXのみが造影剤で満たされており，より鮮明な画像を得ることができる（図5d）。

図 2 RCAの石灰化病変。ガイドエクステンションカテーテルにてIVUSを通過

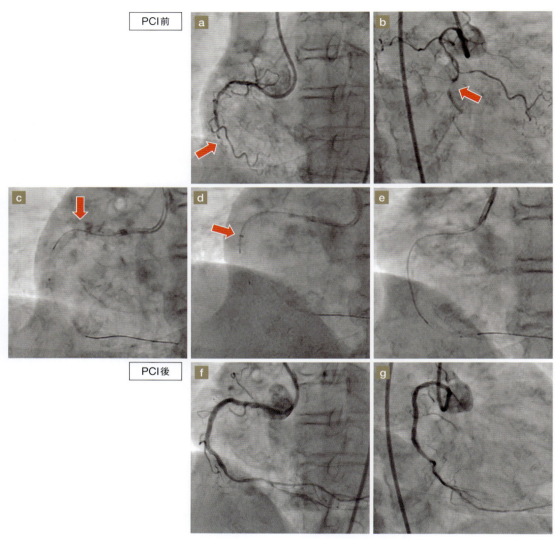

a：LAO viewにて#2に狭窄を認める（➡）。　b：RAO viewでは，#1〜2の屈曲を認める（➡）。
c：IVUSは通過しなかった。　d：ガイドエクステンションカテーテルをバルーンスリッピングテクニックにて進めた（➡）。
e：IVUSを挿入できた。　f：バルーン，ステント挿入後。　g：最終造影像。

裏技は

▶ ガイドエクステンションカテーテルをバルーンスリッピングテクニックにて挿入した症例

　RCAのステント閉塞の症例である（図6）。ワイヤリングに難渋し，CROSS BOSS（ボストン・サイエンティフィック社）を用いて末梢へのガイドワイヤー通過に成功した。その後バルーン拡張を行うが，残存新生内膜が多量に存在したため，Diamondback360（Cardiovascular Systems社/メディキット社）にてアブレーションを行った。その後ステントを挿入しようとするもデリバリーができないため，ガイドエクステンションカテーテルをもち込み，留置することとした。ガイドエク

図3 GUIDEPLUS®を用いてステントをデリバリー

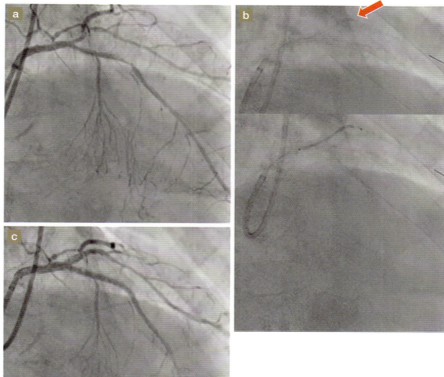

a：LAD #6の分岐部病変。
b：(上)LADにガイドワイヤーを挿入しつつ、D1へGUIDEPLUS®を挿入。
　(下)ステントを挿入。
c：最終的にculotte stentを施行。

裏技は

ステンションカテーテルは単体ではデリバリーできなかったため、バルーンスリッピングテクニックを用いてRCA末梢へ挿入することができた。

ガイドエクステンションカテーテルは、種類が多く、サイズもさまざまなものが存在する。

対角枝へのステントのために、対角枝に対してバルーンスリッピングテクニックを施行した症例を呈示する（図7）。

小口径の血管であってもガイドエクステンションカテーテルの種類を選択することで、難渋する可能性のある症例がスムーズに治療できうる。

図 4 CTO病変においてガイドエクステンションカテーテルが有用

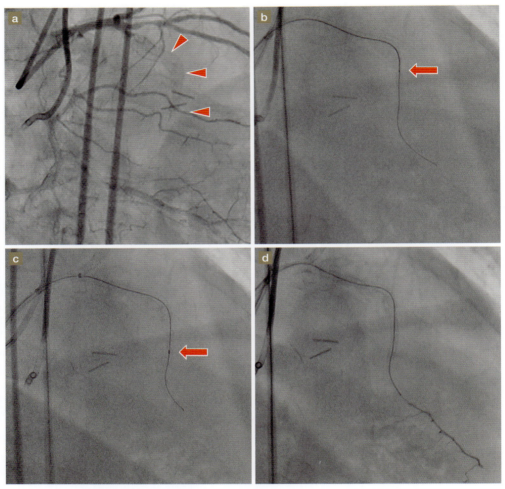

a：LADのステント閉塞症例　b：マイクロカテーテルは進まなかった。
c：ガイドエクステンションカテーテルを用いると，バルーンは進んだ。　d：マイクロカテーテル通過。

図5 OCT/OFDIに利用

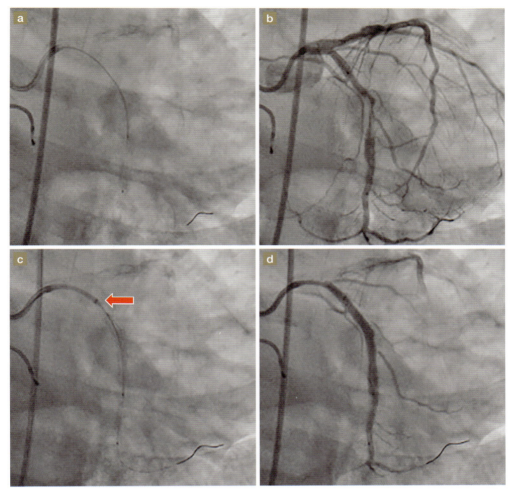

a：LCX #11〜13の狭窄でALのガイディングカテーテルでOFDIを施行。
b：造影すると，LAD，LCXともに造影される。
c：ガイドエクステンションカテーテルの先端（➡）。
d：ガイドエクステンションカテーテルを挿入すると，LCXのみが造影される。

図 6 RCAのステント閉塞でバルーンスリッピングテクニックが有用であった症例

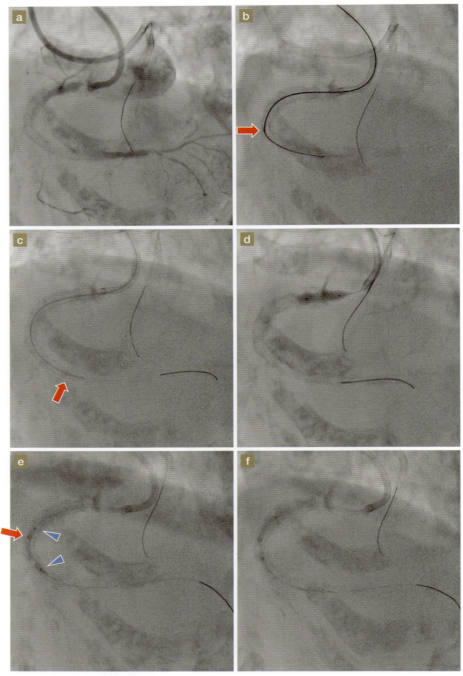

a：RCAの入口部からのステント閉塞を認めた。
b：CROSSBOSS（➡）を用いて末梢へのガイドワイヤー通過。
c：Diamondback360を施行（➡）。
d：入口部はバルーンが拡張。
e：ステントがデリバリーできないためガイドエクステンションカテーテル（▶）をもち込み，バルーンスリッピングテクニックを行った。
f：バルーンをデフレーションする際にややバルーンを引きつつ，ガイドエクステンションカテーテルは押すのがコツである。

図 6 （続き）

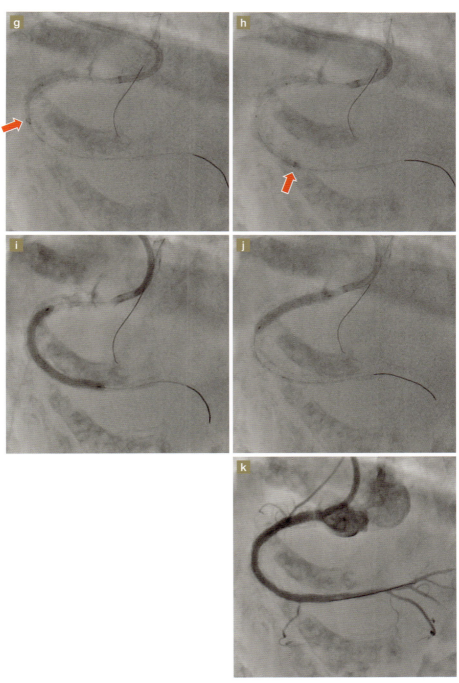

g：ガイドエクステンションカテーテルは進んだ．
h：その後も数回バルーンスリッピングをくり返し，RCA末梢側へガイドエクステンションカテーテルは進んだ．
i：ガイドエクステンションカテーテルを介してステントを留置．
j：近位側にもステントを留置した．
k：最終造影像．

図7 バルーンスリッピングテクニックを施行

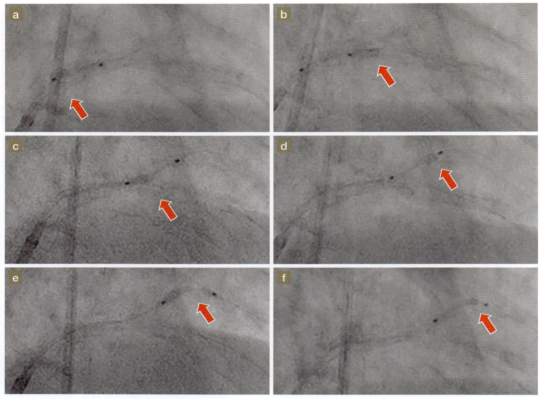

a, b：対角枝へバルーンスリッピングテクニックを行い，ガイドエクステンションカテーテルは➡のように進んだ。
c〜f：同様の手技をくり返し行い，対角枝の末梢側へのデリバリーに成功した。

裏技は

ガイドエクステンションカテーテルを用いたバルーン留置のコツ

✦ ここが重要

- 近年数種類のガイドエクステンションカテーテルが使用可能である。バックアップ力やカテーテル先端の滑り性能，また内腔径には多少の違いがあり，それぞれの特徴を把握しながら使用すべきである。
- 最も注意すべきは，特に6Fr対応のガイドエクステンションカテーテルを用いてステントを留置する際に標的病変の近位側にガイドエクステンションカテーテルを挿入し不用意にステントを挿入しようとすると，ステントが病変を通過しないことがある。そして留置を断念してステントを回収しようとすると，ほとんどの症例でステントがガイドエクステンションカテーテル先端と干渉し，回収できなくなってしまう。当然無理に引っ張ればステントが脱落してしまう。
- 基本的にはガイドエクステンションカテーテルを用いてステント留置をする場合は，病変を越えるところまでガイドエクステンションカテーテルを挿入してからステントをもち込んだほうがよい。

Ⅷ. 子カテの使用法

②どのように使い分ける？

阪本 泰成

Point

- Over the wire（OTW）typeとrapid exchange（RX）typeの子カテがある。
- ガイディングカテーテル（親カテ）やデリバリーを目的とするデバイスに大きさが適合するか否か，親水性コーティングの有無，RX typeはdistal shaft長で使い分ける。

通常は（一般的には）

2019年8月時点で主に使用されている子カテのスペックを示す（表1）。

Over the wire（OTW）type（図1）

子カテのpushabilityはrapid exchange（RX）typeより強い。子カテの有効長を確保するためにYコネクターを止血弁に変える必要があり（図2），ワイヤーエクステンションし，挿入や抜去をする必要がある。ガイディングカテーテル長（親カテ）から子カテの有効長を差し引いた長さが，冠動脈内へ挿入可能な長さとなる。先端が冠動脈遠位にあり陰圧を形成していれば，デバイス抜去時にair trapを生じたり，長時間の使用でガイドと子カテの間に血栓が生じうるため造影は避けるほうが望ましい。

RX type登場後からややその影を潜めているが，pushabilityの強さから，抜去困難となったRota burrやIVUS・OCT/OFDI，デフレート困難となったバルーンの抜去などでも使用することができる。

▶特徴

A）CoKatte（朝日インテック社）

先端の105cmが親水性コーティングをされており，子カテの通過性に優れている。

カテーテルの先端は軟らかく，ロータブレーターのバースタックの際などにも使用できる。

B）Dio（ニプロ社）

大口径であり，血栓吸引カテーテルとしてはもとより，子カテとしても使用が可能である。デリバリーをするためのインナーカテーテルを付属している。先端ソフトチップより近位部は，ガイディングカテーテルのようなブレードを編み込んだ3層構造となっており，剛性が強く耐久性もある。GRAFTMASTER®（アボット社）のデリバリーが可能である。

表 **1** 各子カテのスペック

■ OTW type

タイプ	外径/内径	カテーテル長
ASAHI CoKatte	4.5Fr (1.5mm) / 先端1.28mm (0.050inch)，最小径1.78mm (0.069inch)	120cm
Dio	5Fr (1.72mm) /1.51mm (0.059inch)	124cm (全長)
4Fr KIWAMI	4Fr (1.43mm) /1.27mm (0.050inch)	120cm
5Fr ST01	5Fr (1.73mm) /1.50mm (0.059inch)	120cm

■ RX type

タイプ	外径/内径	カテーテル長
GUIDEPLUS K®	Distal shaft外径/接合部外径/内径 1.55mm/1.76mm/1.33mm	有効長 1,450mm Distal shaft 250mm
GUIDEPLUS II ST®	Distal shaft外径/接合部外径/内径 1.50mm/1.65mm/1.30mm	
Guidezilla II 6Fr	1.71mm (0.067inch) /1.45mm (0.057inch)	有効長 1,500mm Distal shaft 250mm (long 400mm)
Guidezilla II 7Fr	1.86mm (0.073inch) /1.60mm (0.063inch)	有効長 1,500mm Distal shaft 250mm (long 400mm)
GuideLiner 5.5Fr	1.60mm (0.063inch) /1.30mm (0.051inch)	有効長 1,500mm Distal shaft 250mm
GuideLiner 6Fr	1.70mm (0.067inch) /1.42mm (0.056inch)	有効長 1,500mm Distal shaft 250mm
GuideLiner 7Fr	1.90mm (0.075inch) /1.57mm (0.062inch)	有効長 1,500mm Distal shaft 250mm

通常は

C) 4Fr KIWAMI，5Fr ST01 (テルモ社)

Heartrail® シリーズのガイディングカテーテルで，ブレードを編み込んだ3層構造 (図3➡) となっていて剛性が強く，耐久性もある (5Fr＞4Fr)。

デフレーション困難なバルーンの破裂の目的でも使用しうる。

Rapid exchange (RX) type

出し入れが簡便で，より遠位部へ子カテ先端を挿入可能だが，子カテ自体の pushabilityはOTW typeに劣る。先端が冠動脈近位部であれば造影できるが，ダンピングしている場合もあり，安易な造影は避ける。親カテとの間に血栓も生じにくく，子カテ内でマイクロカテーテルが使用でき，トラッピングバルーンで交換や抜去することも可能である (図4)。

本デバイスを使用する際に注意する点はRXルーメンの入り口を体内でデバイスが通過するため (図5)，内径がcompatibleであったとしても，鎖骨下動脈など近位部の動脈の屈曲の程度によってはデバイスが引っかかり，ステントなど変形をきたす可能性があるため，透視で確認しながらデバイスを進めていく必要がある。操作の

図 1　各種RXタイプのガイドエクステンションカテーテル

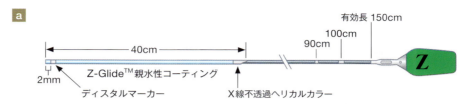

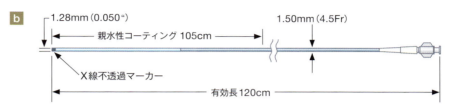

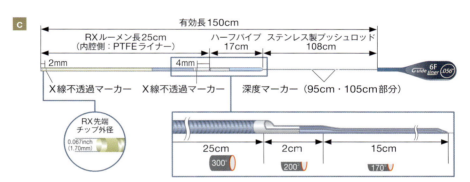

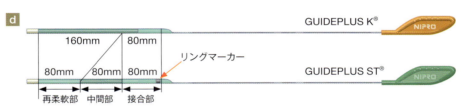

a：6Fr Guidezilla II（7Frはプロキシマルマーカーが橙色。ボストン・サイエンティフィック社）
b：CoKatte（朝日インテック社）
c：6Fr GuideLiner V3（日本ライフライン社）
d：GUIDEPLUS® シリーズ（ニプロ社）

通常は　仕方によってはガイド内でガイドワイヤーと子カテ近位部のシャフトが絡まってしまう事例もあるため，注意が必要である。

簡便に使える子カテの登場により，複雑病変へのPCIはよりスピーディでさらなる小径化が可能となったといえる。

RXルーメンの出口形状は多少の違いがあり（図6），デバイスの通過性にも違いがある。

透視の見え方も違い，自分なりに特徴を理解しておく必要がある。

図2 子カテを使用するときのシステム

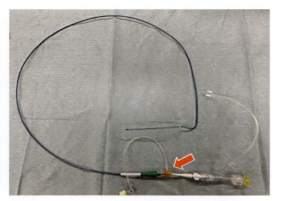

止血弁（➡）を使用し，子カテの有効長を確保する必要がある。

図3 5Fr ST01 の構造

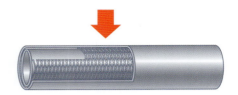

ブレードが編み込まれている（➡）。

（テルモ社）

図4 ガイドエクステンションカテーテル挿入図

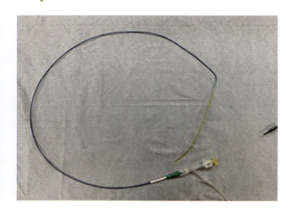

図5 トラッピングバルーンやマイクロカテーテルが挿入可能

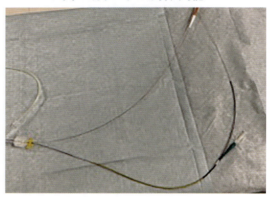

図6 RX ルーメンの出口形状

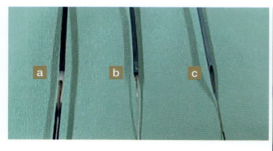

a：6Fr GuideLiner V3
b：6Fr Gudezilla II
c：GUIDEPLUS®

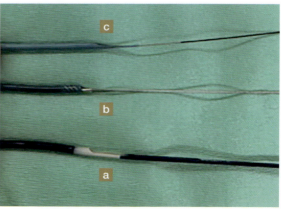

通常は

▶特徴

A）GUIDEPLUS®（ニプロ社）

先端16cmは4.5Frで親水性コーティングがされていて，非常に通過性能がよい。サポート力は，他のガイドエクステンションカテーテルに比べてやや劣る。

B）Gudezilla Ⅱ（ボストン・サイエンティフィック社）

親水性コーティングがdistal shaftにされていて通過性能がよい。サポート力は十分である。橈骨動脈アプローチで使用する場合はdistal shaftが400mmと長いGuidezilla Ⅱ longを使用する。IVUSも問題なく使用できる。

C）Guideliner V3（日本ライフライン社）

ハーフパイプ部が17cmあり，RXルーメンをデバイスが通過しやすいように工夫されている。

先端はややややわらかく，サポートがある割にデリバリー性能は高い。

VIII

②どのように使い分ける？

219

Ⅸ. IVUS

① IVUSが活かせる病変や状況

本多 洋介

Point

- IVUSは，現在のPCIにおいて適切な手技・エンドポイントを得るために必要なモダリティである。
- 血管径，プラークの局在を考慮してステントの径・長さを決める。
- 冠動脈穿孔，slow flow/no-reflowなど，手技に伴う合併症のリスク評価を行うことができる。

通常は（一般的には）

IVUS施行の目的

IVUSを行う大きな目的は，血管造影所見と実際の血管の状態が一致するかを確認することにある。つまり，血管造影所見から推測したプラーク性状や病変部位などの答えをIVUSで確認するのである。

例えば，造影上はプラークがないようにみえても，IVUS上はプラークが存在するということはよくある。また，目視の血管径とIVUSで見た血管径が違うということも多い。プルバック型のIVUSを使用していれば，病変の評価に加えて，病変長の測定を行うことができ，ステントの長さの決定にも有用である（**図1**）。

IVUSでみたステント端の過拡張，プラーク性状，プラークの量が解離と関係しており，解離が残存すると再血行再建の割合が増加すると報告されている[1]ため，IVUSによるステント留置後のエンドポイント決定にも有用である。

IVUSによるPCI合併症の予測

PCIに伴う合併症の予測にもIVUSは有用である。

IVUSから予測できる合併症として，冠動脈穿孔とslow flow/no-reflowが挙げられる。

図2は，右冠動脈（RCA）中間部に対してステント留置後に冠動脈穿孔をきたした症例である。IVUSでは偏心性の石灰化を認めている。対側が健常な表層性石灰化プラークは冠動脈穿孔のハイリスクサインである。

図3は，RCA中間部の治療の際にno-reflowを呈した症例である。造影所見上も不整なプラーク性状を示しており，IVUSでも病変の中間部に高度な後方への超音波減衰像を認めており（**図3a-3**），近位部にもplaque ruptureを思わせる潰瘍底を認めている（**図3a-4，5**）ことから，slow flow/no-reflowを起こす可能性が高いと推測されていた。

このように，IVUSはPCIの有用なイメージングモダリティとして，日常診療において活用されている。

図1 IVUSにおける病変（ステント）長の決定

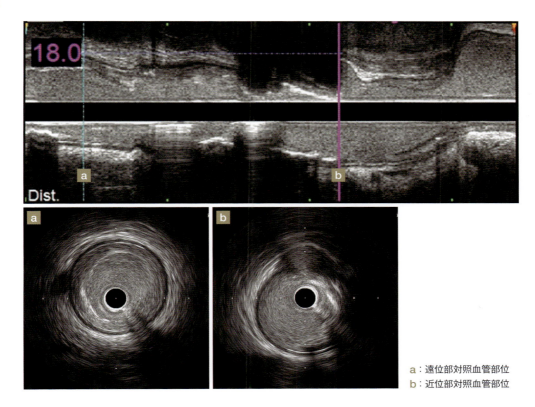

a：遠位部対照血管部位
b：近位部対照血管部位

図2 冠動脈穿孔例の術前IVUS所見

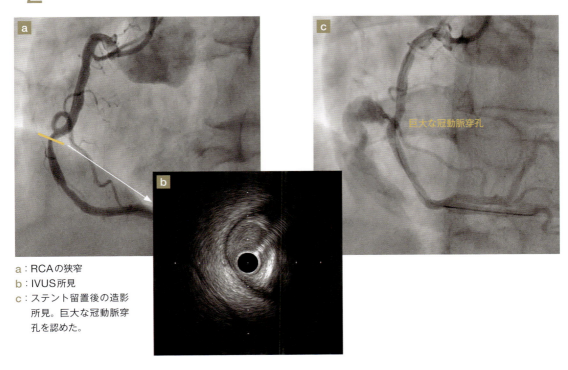

a：RCAの狭窄
b：IVUS所見
c：ステント留置後の造影所見。巨大な冠動脈穿孔を認めた。

図3 No-reflow例の術前IVUS所見

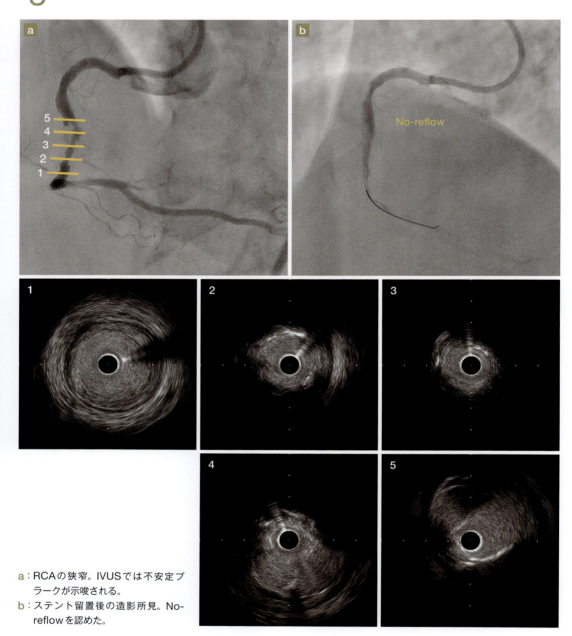

a：RCAの狭窄。IVUSでは不安定プラークが示唆される。
b：ステント留置後の造影所見。No-reflowを認めた。

裏技は

裏技として，分岐部病変に対するIVUSガイドPCIとminimum contrast PCIについて解説する。

分岐部病変

分岐部病変に対するIVUSの有用性は，側枝閉塞のリスクをより詳細に評価できる点にあると考える。また，ステント留置後に本幹と側枝にkissing balloon technique（KBT）を行う場合には，ワイヤーをリクロスしたストラットの確認に使用している。

▶症例1

当院で実際に，分岐部に対してIVUSを用いて治療を行った症例を呈示する（図4）。
図4は，FFR陽性であった左前下行枝（LAD）近位部に対して治療を行った症例のIVUS像である。LADからの引き抜き像では対角枝起始部の反対側に偏在性のプラークを認め（図4-1，2），対角枝起始部にもプラークを認めている（図4-3）。本症例は側枝閉塞のリスクが高い症例と考え，jailed balloon techniqueを用いて治療を行い，KBTは施行せず，本幹・側枝ともにTIMI 3の血流でIVUS上も圧着は良好で対角枝への血流を確認し，手技を終えた（図4-4～6）。IVUSにて側枝閉塞や狭窄を予測することができる。また，proximal optimization technique（POT）を行う際のカリーナの位置の確認にもIVUSを用いている。

▶症例2

左主幹部（LMT）にステント留置を行い，薬剤溶出性ステント留置後，KBTを施行した症例を呈示する（図5）。LMT~LADへステント留置後にLCXに対してリクロスしたワイヤーは，本幹からのIVUSにて確認を行っている。本症例では，リクロスワイヤーが通っているストラットよりも遠位部にストラットがあるのかどうかをマニュアルでIVUSを操作し，詳細な観察を行って評価した。

分岐部病変，特にLMT病変はPCIに残された問題の1つであり，よりoptimalな結果を得るため，至適なストラットがある場合には極力狙いにいくように心がけている。

Minimum contrast PCI

IVUSを最大限活かしたPCIの有用性として，造影剤使用量を極力減らすことができるという点がある。海外の報告でも，IVUSガイドPCIは造影ガイドPCIと比較して，アウトカムを悪くすることなく，造影剤使用量を減少したと報告されている[2]。
コントロールショットは行わず（診断画像で代用），血管径の評価・病変長の確認，ステント留置部位の決定，ステント留置後の仕上がりの評価（後拡張の必要性，解離の有無）をIVUSで行い，最終造影のみ造影で評価することでminimum contrast

図4 分岐部病変に対するIVUS

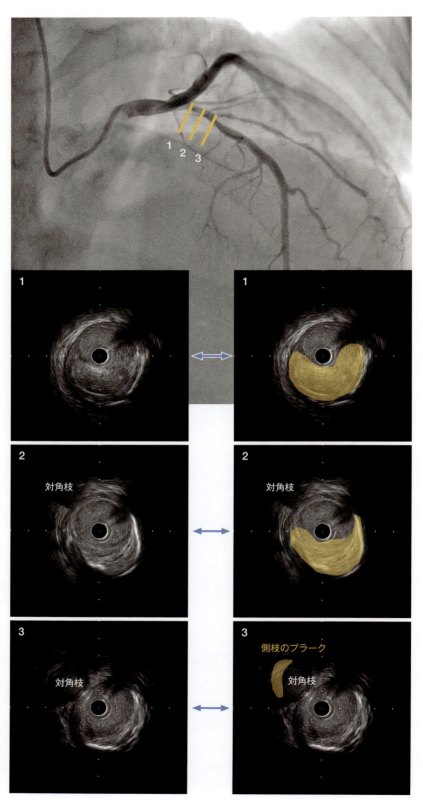

図 4 （続き）

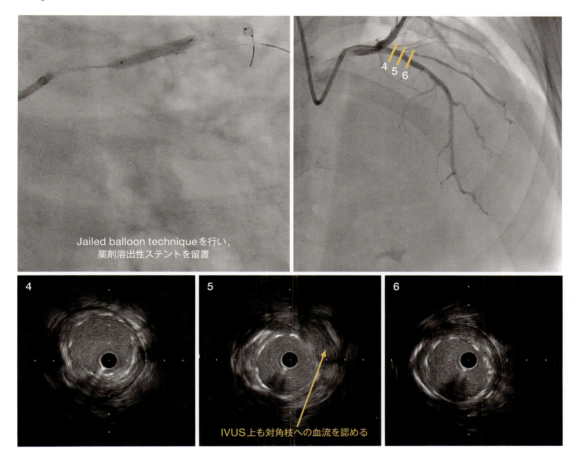

Jailed balloon techniqueを行い，薬剤溶出性ステントを留置

IVUS上も対角枝への血流を認める

裏技は

PCIが施行できる（図6）。
　もちろんワイヤーの枝への迷入，合併症を疑うバイタル・心電図の変化があれば適宜造影を行い，評価する。
　一般的にステント留置部位を決定する際のIVUSマーキングとしては，造影でのマーキングを示すと思われるが，造影剤を極力減らしたい場合の当院の工夫としては吸気，あるいは呼気時に透視でみえる構造物（冠動脈の石灰化，肋骨，横隔膜など）でマーキングを行っている（図7）。
　IVUSは造影剤を使用せずに，繰り返し血管内の評価を行うことができるモダリティである。IVUSから得られる情報は読み手によって大きく変わってくるため，普段から画像によく触れることが重要である。ときとしてOCTを施行することによって，画像の理解がより深まる場合もあり，見慣れないIVUS画像を認めた際には考慮すべき選択肢である。

図5 LMTにステント留置を行った症例

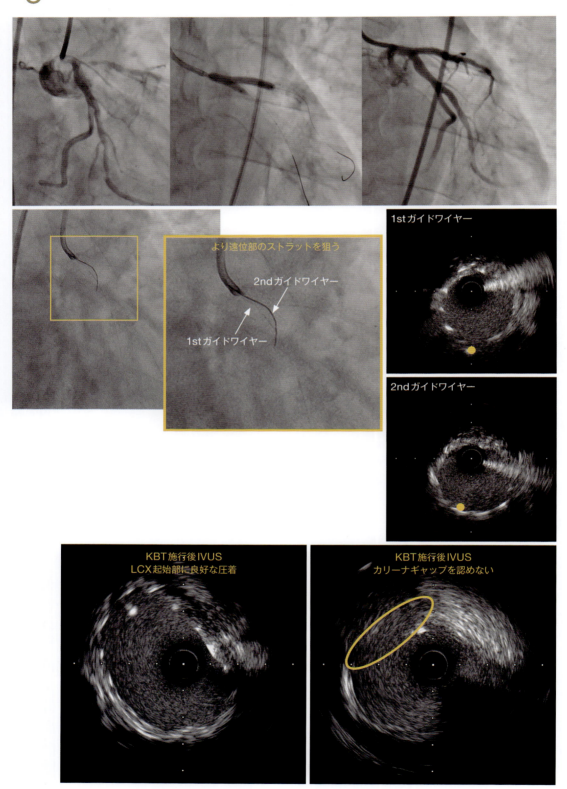

図 6 Minimum contrast PCIを施行した腎障害のあるRCA症例

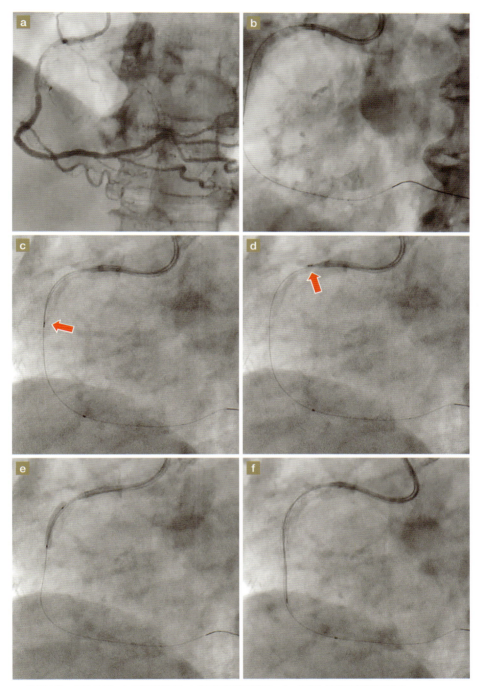

a：診断カテーテルは13mLの造影剤で左右の冠動脈造影を行った。RCA #1に狭窄を認めた。
b：ガイディングカテーテルとガイドワイヤーは診断カテーテルの所見をみながら造影を行わず施行した。
c：IVUSを施行して病変に対する対照血管部位をマーキングしている。
d：近位部の対照血管部位もマーキングした。
e：プラークは線維性プラークに少量の石灰化を認めたため，前拡張を行った。バルーン拡張後は造影を行わずIVUSにて拡張度や解離の有無，程度などを確認した。
f：ステントを留置した。ステント径や長さはIVUSにて決定した。

図 6 （続き）

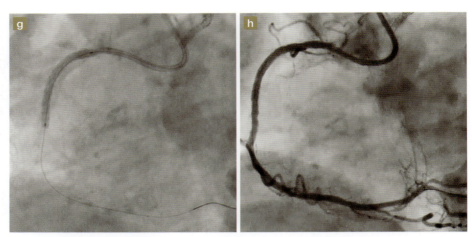

g：ステント留置後はIVUSを施行し，ステントの拡張度やステント端に問題がないかなどを詳細に確認した。
h：造影剤 5mLにて最終造影を施行した。

図 7 大動脈や冠動脈の石灰化をメルクマールにする

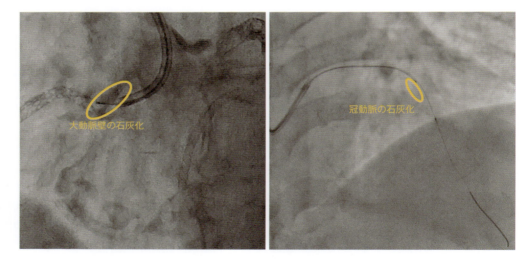

文献

1) Kobayashi N, Mintz GS, Witzenbichler B, et al : Prevalence, features, and prognostic importance of edge dissection after drug-eluting stent implantation : an ADAPT-DES intravascular ultrasound substudy. Circ Cardiovasc Interv 9(7) : e003553, 2016.
2) Mariani J Jr, Guedes C, Soares P, et al : Intravascular ultrasound guidance to minimize the use of iodine contrast in percutaneous coronary intervention : the MOZART (Minimizing cOntrast utiliZation With IVUS Guidance in coRonary angioplasTy) randomized controlled trial. JACC Cardiovasc Interv 7(11) : 1287-1293, 2014.

IX. IVUS

②ガイドワイヤーが偽腔にしか入らない（真腔が取れない）

本多 洋介

Point

- 非CTO病変に対してガイドワイヤーが偽腔に迷入してしまう理由の1つは，血管の屈曲部でガイドワイヤーが大彎側に逸れてしまうことである。
- バルーン拡張後の解離が形成された状況でガイドワイヤーが偶発的に抜けてしまい，再挿入する場合にも偽腔迷入の可能性がある。
- ガイディングカテーテルのエンゲージの際に解離が形成され，ワイヤリングをした際に解離腔に迷入してしまう。
- ベイルアウトはダブルワイヤーで偽腔迷入点を推測し，同部から真腔を狙う。
- IVUSガイドワイヤリングを行う。

通常は （一般的には）

　非慢性完全閉塞（非CTO）病変において，1stガイドワイヤーが偽腔に入ってしまいワイヤリングに難渋することがありうる。その場合，1stガイドワイヤーを再操作してリクロスを試みてもたいていは同じ偽腔に迷入してしまう。したがって，1stガイドワイヤーは偽腔に挿入したまま2ndガイドワイヤーを挿入し，1stガイドワイヤーとは違う軌道あるいは内腔を探るという方法をとるのが一般的である。

　ガイドワイヤーが偽腔に迷入するポイントは，多くの場合血管の屈曲部をガイドワイヤーが大彎側に逸れてしまい迷入することが多い。また，バルーン拡張後に冠解離が形成された状況で，ガイドワイヤーが偶発的に抜けてしまい，再挿入する場合にも偽腔にしか迷入しないという状況もある。

　さらにガイディングカテーテルのエンゲージの際に解離が形成され，ワイヤリングした際にガイドワイヤーが解離腔に迷入してしまうこともある。これは特に右冠動脈のエンゲージの際に生じうる。そのような場合，術者がどのポイントで1stガイドワイヤーが偽腔に迷入したのかを推測あるいは判断するかが重要であり，2ndガイドワイヤーは原則的にそのポイントの中枢側から操作し，真腔を狙いにいく。

　2ndガイドワイヤーが真腔に通過したかを判断するには，マイクロカテーテルを遠位部に進め，選択造影を行うことで判別が可能である。決して冠動脈全体を造影してはならない。もし選択造影を行いたくなければ，マイクロカテーテルを挿入した後にガイドワイヤーをフロッピーワイヤーに変更し操作してみて，何方向か違う小さな側枝にガイドワイヤーが進み不整脈などが出現しないようなら，真腔をとらえていると判断してよい。

　また，ある程度近位部の血管であれば，IVUSを最低限の距離だけ挿入し真腔かどうかを確認してもよい。

裏技は

アンギオガイド下にパラレルワイヤーを行っても2ndガイドワイヤーが真腔をとらえられない場合は，IVUSガイド下のワイヤリングが有用である。

まず，1stガイドワイヤーがどのポイントで偽腔に迷入したかをIVUSで評価する。次にその末梢側で真腔が存在することを確認する。そして重要なのは，透視でみている方向と偽腔，そして真腔の存在する方向を透視上でも同定することが重要である。

2ndガイドワイヤーの選択は，IVUSにて偽腔に対する真腔の方向性がはっきりしていれば，滑りがよくトルク伝達性能の高いポリマージャケットのガイドワイヤーをまずは選択するとよい。その後はガイドワイヤーの挙動と，真腔にガイドワイヤーが進まない原因に応じて，ガイドワイヤーのシェイピングや種類を変えればよい。荷重の高いワイヤーで末梢の真腔をとらえたら，なるべく早期にマイクロカテーテルなどをもち込み，ガイドワイヤーを荷重の低いフロッピーワイヤーにステップダウンしておく。

実際の症例を呈示しながら解説する。

症例呈示

▶症例1

左前下行枝（LAD）中間部の狭窄に対して治療を行った症例。中間部に瘤状の拡張とその末梢側で屈曲が存在し，同部位でガイドワイヤー（SION blue，朝日インテック社）が偽腔に迷入してしまった。そのため，2ndガイドワイヤー（ULTIMATEbros 3，朝日インテック社）にて真腔を狙いにいった（図1）。

何とか遠位部は真腔をとらえられたと判断していた（図2-5）。しかし，IVUSを施

図1 【症例1】LADの狭心症例

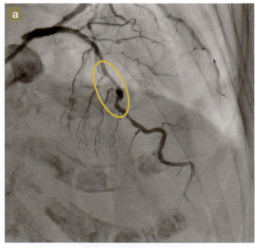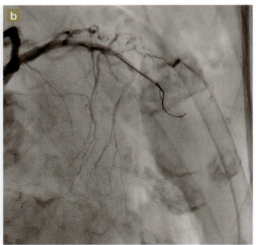

a：狭窄の末梢に瘤と屈曲を認める（黄丸）。
b：ガイドワイヤーが偽腔に迷入し，血流が消失。2ndガイドワイヤーにて真腔を狙いにいく。

図2 【症例1】2ndガイドワイヤーも偽腔へ

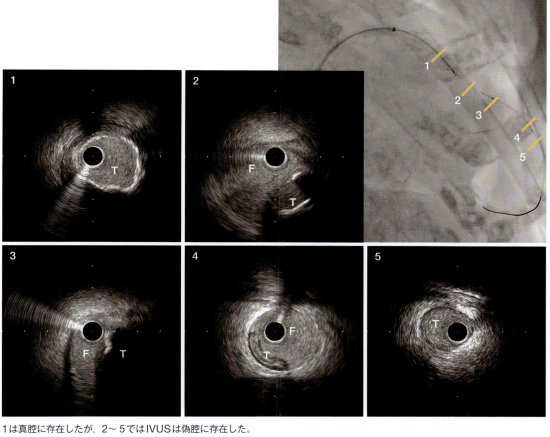

1は真腔に存在したが，2～5ではIVUSは偽腔に存在した。
T：真腔，F：偽腔

裏技は

行してみると2ndガイドワイヤーも偽腔を通過していた。このとき，1stガイドワイヤーは抜去してしまっている。IVUS施行前に，IVUSが通過しないためバルーニングを行ったために真腔はかなり偽腔に圧排されている（図2-4）。IVUSを観察すると，図2-2の部位にて5時方向に真腔を認め，図2-3では石灰化の裏に真腔があると推測される。近位部は真腔である（図2-1）。

再度ワイヤリングを行ったが，ガイドワイヤーが偽腔に迷入するポイントのIVUSでは1stガイドワイヤーのIVUSを挟んで対側に真腔を認めたため，透視にて1stガイドワイヤーとIVUSが最も離れるviewを探した（IVUSでみた1～2時方向）。そのviewで1stガイドワイヤーからみたIVUSの対側2mm程度下方の部位を透視上で狙ってPT2™ Moderate Support Guidewire（ボストン・サイエンティフィック社）にてワイヤリングを行ったところ，真腔への通過に成功した（図3～6）。真腔を取り直した2ndガイドワイヤーからのIVUSでは，真腔を通過していることが確認できた（図7）。

図3 【症例1】RAO cranial viewにてIVUSを挿入すると，IVUSのトランスデューサーが確認できる（➡）

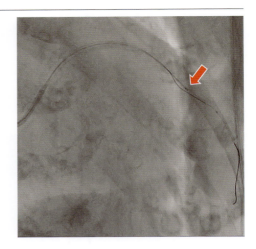

図4 【症例1】ワイヤーとトランスデューサーの位置関係

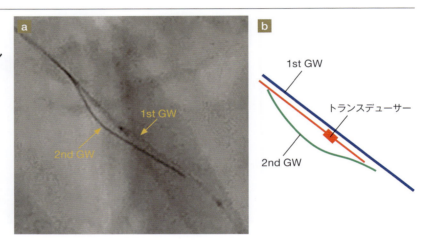

透視画像では，すでに2ndガイドワイヤーが挿入されてしまっているが，トランスデューサーの上方に1stガイドワイヤーが存在する。

図5 【症例1】IVUS像

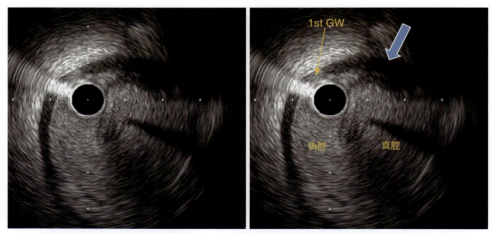

IVUSは偽腔に存在した。真腔はIVUSに対して1stガイドワイヤーの180°対側側に存在した。1stガイドワイヤーとIVUSとの関係から透視の方向は➡とわかる。

図6 【症例1】2ndガイドワイヤー操作後のIVUS像

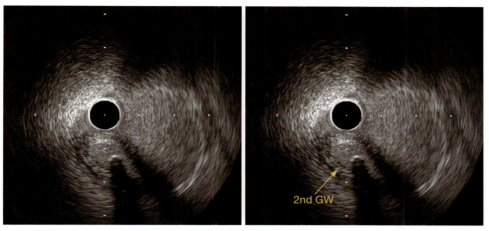

2ndガイドワイヤーをRAO cranial viewにて1stガイドワイヤーの下方を狙い操作をすると，真腔内に誘導することができた。

図7 【症例1】2ndガイドワイヤーにて真腔通過後のIVUS像

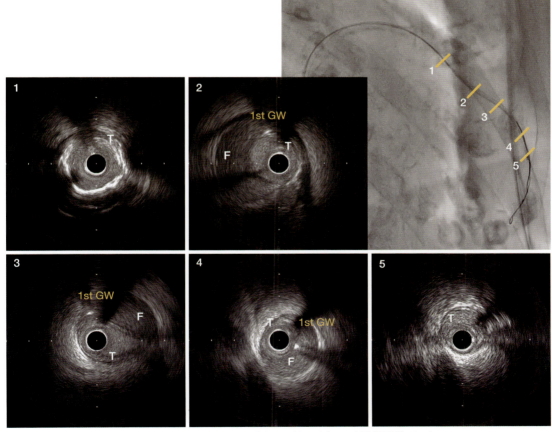

2ndガイドワイヤーにIVUSを挿入して確認すると，2ndガイドワイヤーはすべて真腔を通過していた。
T：真腔，F：偽腔

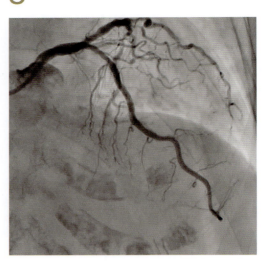

図 8 【症例1】ステント留置後の造影像

最終的には，解離の発生を抑制するために薬剤溶出性ステント（DES）を2本留置して治療を終えた（図8）。

▶症例2

バルーン拡張後，ガイドワイヤーが偶発的に抜けてしまい，真腔を取り直すためにIVUSガイドワイヤリングを行った症例である。

左回旋枝遠位部の狭窄に対して治療を行っていたが，バルーン拡張後ガイドワイヤーが抜けてしまった。ガイドワイヤーを再挿入したが，偽腔にしか迷入しなくなってしまった。そしてその後，冠血流はTIMI 0となってしまった（図9）。

XT-R（朝日インテック社）を使用してリワイヤリングを試みるも偽腔にしか入らず，偽腔のXT-RにIVUSを乗せた状態でIVUSガイドワイヤリングを試みるも，意図した方向にワイヤリングができない状況であった（図10）。

透視上，偽腔の位置・方向は予測できたため，意図的にガイドワイヤー操作を行うために2ndガイドワイヤーをULTIMATEbros 3に変更し，ワイヤリングを行ったところ真腔への再疎通に成功した（図11：IVUS画像はa→b→cと時系列で示してあり，ほぼ同一断面である。その後は2ndガイドワイヤーからIVUSを施行し，解離の発生を抑制するために2本のDESを留置し，終了とした）。

本症例では解離のエントリーの部位の方向をIVUSガイドで透視上定めておき，エントリーより遠位部に留置しておいたIVUSで2ndガイドワイヤーが真腔をとらえたことを確認した。

症例1のように，エントリーの部位にIVUSを留置した状態で手技を行うことも可能であるが，2ndガイドワイヤーの操作性が悪い場合には近位部，もしくは遠位部にIVUSを留置しておく必要がある。その際には2ndガイドワイヤーが進んだらその都度IVUSを前後させて，真腔をとらえているか確認するということになる。

裏技は

図 9 【症例2】LCXの狭心症例

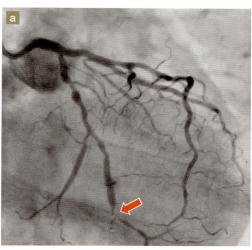
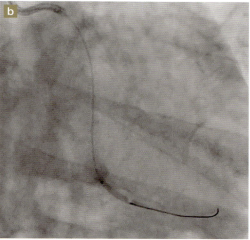
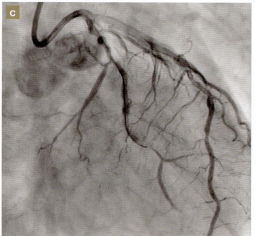

a：狭窄を認める（➡）。
b：POBA施行。
c：ガイドワイヤーが抜けたが，最挿入できなくなった。

裏技は

ガイドワイヤーが偽腔に入ってしまった場合には，下記の点が大事である。
- 解離を助長する可能性があるため，決して造影をしない
- パラレルワイヤリングで穿通できない場合には，速やかにIVUSガイドワイヤリングに切り替える
- 上手くいかない場合にその理由を念頭におき，次のストラテジーを考えながら手技を行う

② ガイドワイヤーが偽腔にしか入らない（真腔が取れない）

図 10 【症例2】IVUSガイド下にワイヤリングを行ったが不成功

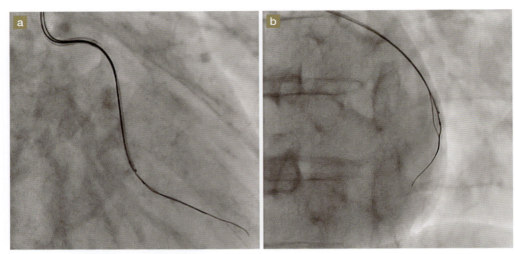

a：RAO caudal view　　b：LAO caudal view

図 11 【症例2】2ndガイドワイヤーを変更し，IVUSガイド下にワイヤリングを行った

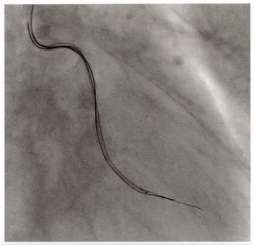

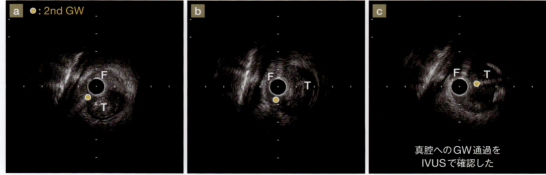

a，b：2ndガイドワイヤーは偽腔に存在している。　　c：真腔に挿入できた。
T：真腔，F：偽腔

Ⅸ. IVUS

③究極のIVUSガイド
―Contrast less PCI

伊藤 良明

Point

- 腎障害や低左心機能患者が適応となる。
- ガイドワイヤーの通過後，バルーン拡張後，ステント留置後などでIVUSを施行する。
- 造影はIVUSで問題が起こっていなければ行わない。
- ステントのlanding pointなどはIVUSでマーキングしておく。
- エンドポイントもIVUSで判断する。

コツは

本項では裏技というものではないが，contrast less PCIをIVUSガイドに実践する方法とコツを概説する。

Contrast less IVUS guide PCIの適応

狭心症で腎機能障害があり，Cr3以上の患者などが適応になると考えられる。また，低左心機能の狭心症でも造影剤の使用を極力控えながら治療を行う必要があり，適応と考えられる。

そのような症例に対しては，IVUSガイドによるcontrast less PCIが有用である。

IVUSを用いることにより，造影剤の使用を徹底的に控えながら手技を行うことが可能である。症例を呈示しながら，その実践方法を紹介する。

Contrast less IVUS guide PCIの実際（図1, 2）

▶ガイディングカテーテルのエンゲージ

まずガイディングカテーテルをエンゲージする際には，造影剤を使用せずに行うことが大切である。圧のダンピングなどに注意しながらエンゲージを行う。

▶ワイヤリング

次に診断時に造影した画像を確認しながら，造影剤を用いずにワイヤリングしていく。

造影剤は使用できないため，安全な非ポリマーのソフトガイドワイヤーで慎重な操作が求められる。

▶IVUS

病変の末梢までガイドワイヤーが通過したらIVUSを行う。

237

まずプルバックにて血管全体を評価したら，次にマニュアルプルバックにて病変の対照血管部位（近位部と遠位部）を確認する。その際，その部位を透視でマーキングしておくとよい。

そして病変部のプラーク性状やリモデリングの有無なども確認しておく。

対照血管部位の血管径などを参考にバルーンやスコアリングデバイスのサイズを決定し，必要に応じて前拡張を行う。前拡張後は造影を行わず，IVUSを施行し，解離の有無や血腫の有無，そして拡張効果を評価しておく。そのうえで問題がなければステントを留置する。

▶ステント留置

ステント留置時も造影は行わずに留置するため，ステントの長さも事前のIVUSで計測しておくとよい。やや長めのステントを選択しておくと，多少病変部からずれて留置しても大丈夫である。筆者は，IVUSマーキングを行ったら透視の位置を一切変えずにステント留置まで行うようにしている。

ステント留置後はバイタルや症状に変化がなければ造影をせずにIVUSを行う。

〈ステント留置後のIVUSのチェックポイント〉
● ステント遠位端のランディングがプラークをカバーしたか
● 遠位部に解離や血腫がないか
● ステントは十分に拡張しているか
● ステント内に逸脱はないか
● 近位端もプラークをカバーしたか

拡張不十分であれば後拡張をすればよいし，プラークを完全にカバーしてなければやむをえず追加ステントを行い，その後またIVUSを施行し，エンドポイントを確認する。

順調に手技が進んでいれば，ここまでで造影剤は一切使用していないはずである。

IVUSで良好な結果が得られていると判断したら，最終的に少量の造影剤で造影を行い，治療を終了する。

以上，本来血管造影で確認すべきことをIVUSで代用するというのが，contrast less IVUS guide PCIである。

図 1 　IVUSガイドにて治療しえた重症多枝例

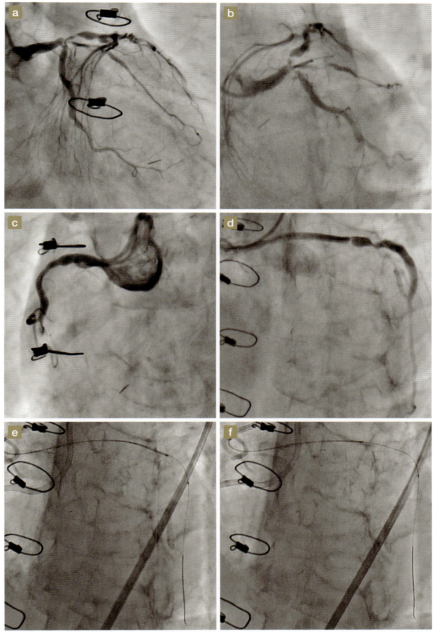

a：虚血性心不全にて入院し，急性心不全は離脱しえた．腎機能が悪いものの，冠虚血を評価すべく冠動脈造影を行った．左主幹部（LMT）遠位部〜左前下行枝（LAD）に高度狭窄を認めた．バイパス後の患者で左内胸動脈（LITA）〜LADのバイパスは以前から閉塞しているという情報があった．
b：左回旋枝（LCX）の入口部にも高度狭窄を認めた．
c：右冠動脈（RCA）は中間部で慢性完全閉塞（CTO）となっていた．バイパスはつながっていない．
d：唯一流れていたバイパスは大伏在静脈（SVG）がLCXの＃14PLにつながっていたが，高度狭窄を認めた．
e：本症例はカテコラミンから離脱できず，CCUからも退出できなかったため，血行再建を行うこととなった．当初の予定はSVGの治療と造影剤の量次第でLMT〜LADへの治療を行う予定であった．まずSVGにガイディングカテーテルをエンゲージし，ワイヤリングを行い，IVUSを確認した．
f：IVUSではSVGの新たな変性したプラークを認めた．遠位部，近位部にマーキングを行った．

図1 (続き)

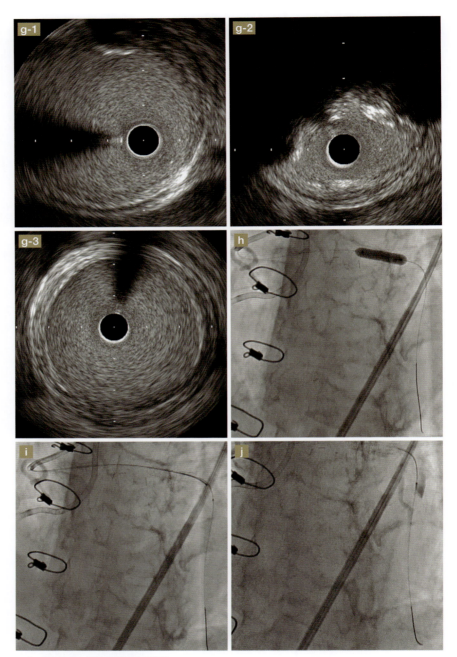

g-1：IVUS像。遠位部対照血管部位。
g-2：病変部であるが，エコー減衰を伴うプラークを認めた。血管径も大きい。
g-3：近位部の正常血管である。
h：Slow flowのハイリスク症例と判断したが，distal protectionは煩雑な手技になりそうであったこと，病変がかなりfocalであったことなどから，ダイレクトステントを行った。
i：ステント留置造影はできないので，IVUSでステントを確認した。
j：その最中患者はショックに陥った。ダブルルーメンカテーテルを挿入し先端造影を行うと，slow flowとなっていた。その内腔を用いてニコランジルや冠拡張剤を選択投与した。

図 1 （続き）

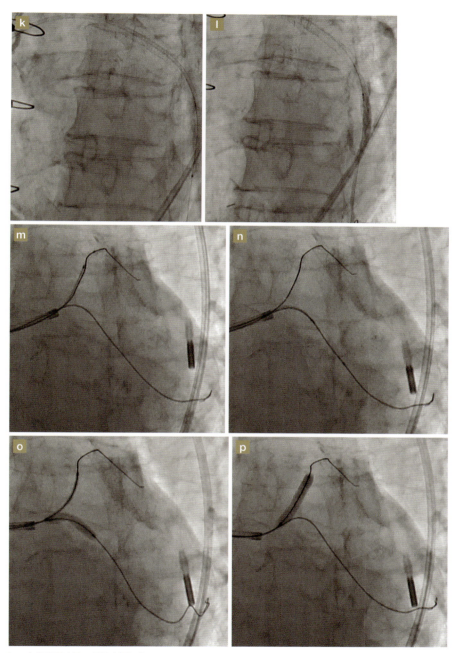

k：血栓吸引カテーテルも用いた。
l：その後，先端造影を再度行うと血流は改善していた。
m：しかし血圧は昇圧せず，IABPを挿入しつつ主幹部の治療を行った。ガイドワイヤーを挿入後，IVUS をLADにて施行した。
n：LCXにおいてもIVUSを施行した。
o：LCXはSVGがバイパスされているものの，入口部はバルーンにて拡張した。
p：LMT～LADにはステントを挿入した。

図 1 (続き)

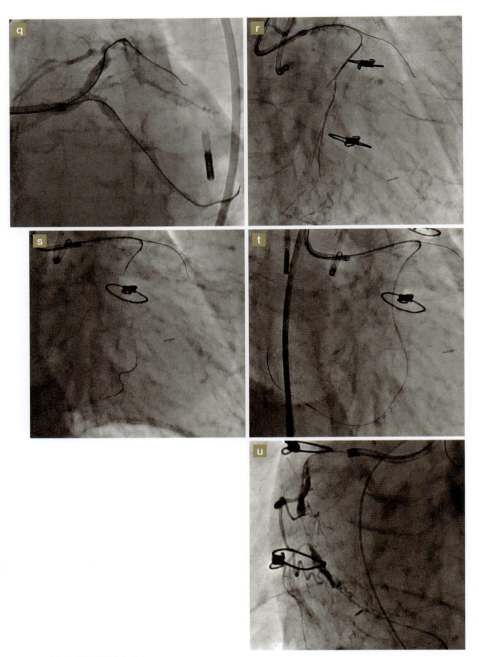

q：良好な拡張が得られた。
r：中隔枝にマイクロカテーテルを挿入して選択造影をすると，良好な側副血行を認め，また造影剤もわずか10mL未満の使用量だったため，そのまま右のCTO治療も開始した。
s：Retrograde guidewireは難なくseptal channelを通過した。
t：マイクロカテーテルも追従した。
u：Antegradeおよびretrogradeそれぞれからマイクロカテーテルを使用した先端造影を行った。

図2 (続き)

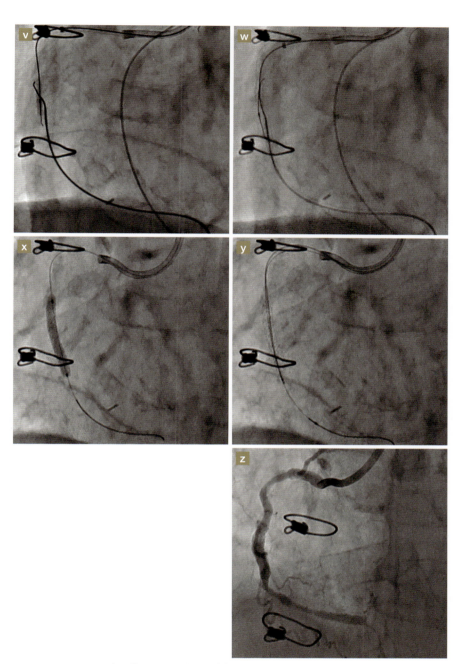

v：Kissing wireは成立せず，reverse CARTを施行した。
w：そのままretrograde guidewireがante-gradeの真腔に交通した。
x：IVUSガイドでステントを挿入した。
y：IVUSにて確認した。
z：最終造影像。総造影剤量は15mLであった。IVUSを用いると造影剤を使用せず究極的なIVUSガイド下のPCIが可能となり，complex lesionであっても，ストラテジーにやや制限はあるものの十分に治療をすることが可能であり，是非習得しておくべき手法の1つであると考えられる。

IX. IVUS

④ IVUS for CTO

伊藤 良明

Point

- CTO-PCIにおけるIVUSはさまざまな状況で使用できる。
- IVUSはCTOの断端探しには必須である。ガイドワイヤー通過後の軌道も確認すること。
- IVUSガイドワイヤリングは，IVUSと透視の方向性の一致をさせることが重要。
- IVUSによるretorograde guidewireのポジションの確認がその後の手技に有用。

コツは

慢性完全閉塞（CTO）のPCIにおけるIVUSの有用性

　CTO-PCIにおいてIVUSが活用されることは多々あると考えられ，症例によってはIVUSがなければ治療を施行しえない症例も存在する。

　そもそもCTOは血管が閉塞しており，CTO内はもちろん造影剤が流れることはないため，造影剤を使用しなくとも血管の存在を認識しうるIVUSはCTO-PCIにおいてさまざまな場面で有用である。通常の使用法も裏技的使用法もないため，本項ではIVUSの有用な局面を挙げながら，ポイントやコツを紹介する。

CTO断端探し

　IVUSは，順行性アプローチにおけるCTOの断端探しに有用である。CTOの閉塞部は比較的多くの症例で側枝が存在することが多い。Tapered typeの閉塞だと，閉塞部位は側枝が分岐してから離れた部位に存在するため，側枝にIVUSを挿入しても閉塞部を確認できることは少ない。しかし，blunt typeの場合は側枝にIVUSが入りさえすれば原則的にはCTOの入口部を確認することができる。その際の注目すべきチェックポイントは，閉塞部のプラークの性状，特に石灰化の有無，閉塞血管の存在する方向，血管の大きさ，micro channelなど，血球エコーの存在の有無である（図1〜3）。

　次にantegradeからのワイヤリングを行うが，筆者はその際にIVUSをガイディングカテーテルまでは収納し，体外には出さないようにしている。穿刺用ガイドワイヤーにて，CTO内にガイドワイヤーが少しでも挿入されたらすぐにIVUSでその軌道を確認することができるからである。IVUSを体外に出してしまい再度挿入するとなると，ちょっとした拍子でガイドワイヤーのポジションが変化してしまい操作が非常に煩雑化するからである。

　IVUSでガイドワイヤーのポジションを確認する際は，血管の中にいる・いないを確認するだけではなく，ガイドワイヤーの血管内における部位をも確認するべきで

図1 右冠動脈（RCA）のCTO

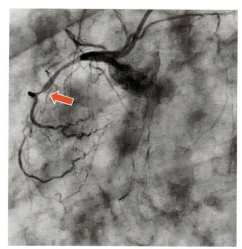

図2 RV branchにワイヤリングを行い，IVUSを挿入

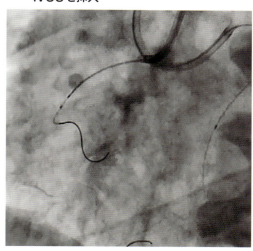

右室枝（RV branch）を分岐したところで閉塞しており，断端はblunt typeを呈していた。

図3 IVUS像

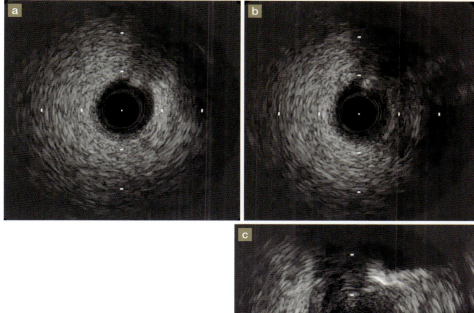

a：RV branchにIVUSが挿入されている。
b：ゆっくり近位部に引いてくると3時方向からCTOの断端が見えてきた。
c：血管径が大きくなり，石灰化の混在したCTOの断端がみえた。

ある。側枝と閉塞血管のカリーナと思われる部位をIVUSで描出し，その部位でガイドワイヤーが血管の中心に存在していることが理想的である（図4，5）。

よくあるのが，カリーナに近い部位から挿入されていることである。これはワイヤリングを行う際にガイドワイヤーの引っかかりが閉塞血管の中心部ではなく，ちょうどカリーナの部位で引っかかりができることが多いためである。カリーナに近い部位からガイドワイヤーが挿入されていくと，大半の症例ではガイドワイヤーはsubintimal spaceへ進んでしまう。したがって，カリーナに近い部位にガイドワイヤーが存在したら，そのやや近位側から再度ワイヤリングができないか試みるか，パラレルワイヤーを施行したほうがよい（図6～10）。

IVUSガイドワイヤリング

CTOにおけるIVUSガイドワイヤリングは，文字通りIVUSにより真腔あるいはintima内にガイドワイヤーを誘導しながらワイヤリングを行う方法であり，CTO-PCIの最終局面で施行されることが多い手技である。まず確認すべきことは，最初に挿入したガイドワイヤー（あるいはIVUSカテーテルの存在位置）が血管内のどこに存在しているのかということと，目標とする真腔，あるいはintimaの部位とその方向を同定することである。

次にIVUSで見えるそれらの関係を透視に反映し，透視で見ているIVUSの存在部位から真腔，あるいはintimaの存在する方向がどちらにあるのかを同定しないといけない（ここでは三次元にどちらに存在するかを確認する）。

そして2ndガイドワイヤーを透視で同定した方向に誘導していく。ときにIVUSを挿入したまま2ndガイドワイヤーをCTO内に進め，IVUSで2ndガイドワイヤーの挙動を確認しながらIVUSガイドワイヤリングを行うことも可能である。しかしその際，ガイドワイヤーの操作性が制限されることが少なくなく，好まない術者もいる。手法に関しては，自分に合うスタイルを模索し施行するとよい（図11～17）。

Retrograde guidewire cross

左回旋枝（LCX）や左前下行枝（LAD）の入口部でblunt typeの閉塞を呈している症例は，可能な限りIVUSを用いてantegradeからCTO内にワイヤリングを行うことが重要である。しかし閉塞断端が同定できなかったり，石灰化が強くワイヤリングができないという症例も存在する。そのような場合，retrograde approachを行い，retrograde guidewire crossを行わざるをえない症例が存在する。

しかし，その際はretrograde guidewireが偽腔に進んでしまうと，左主幹部（LMT）遠位部であり，血腫などを形成すると非常に危険な状況に至ってしまう。

その際に有用なのがIVUSである。ただし，IVUSを使用したからといってガイドワイヤーが真腔に誘導できるわけではない。そのため，基本的にはその手技は禁忌ということになるが，retrograde guidewireの操作性やCTO内での感覚がintima内をトラッキングしているという感覚があれば，筆者はgrade guide retrowire crossをIVUSガイド下に施行してもよいと考えている。Retrowire crossを行う際には必

図4 Antegradeからワイヤリング

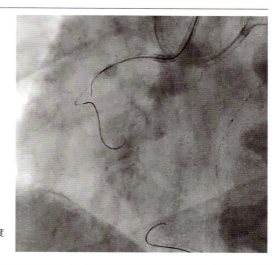

AntegradeからCTO入口部を穿刺した。ここで再度IVUSを用いて穿刺ポイントの評価を行う。

図5 IVUS像

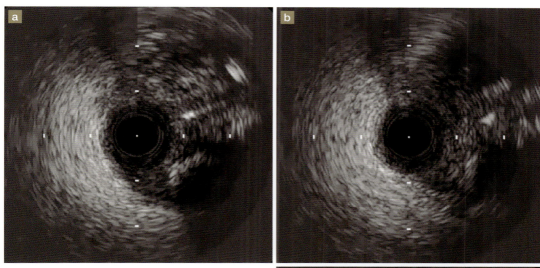

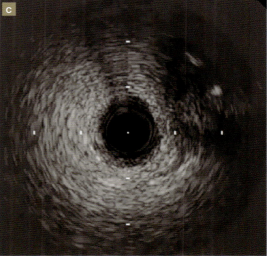

a：IVUSを施行すると，ガイドワイヤーを2時方向に認識できた。
b：少し末梢側にIVUSを進めると，ガイドワイヤーがCTO内に中心部から進んでいることが認識できた。
c：IVUSをさらに奥に進めると，CTOの中でさらに血管の中心と思われる部位にガイドワイヤーが存在していることがわかる。

図6 LCXのCTO症例

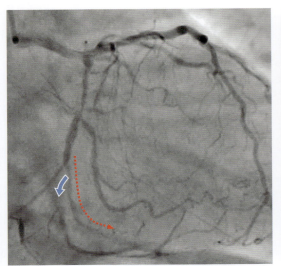

LCX末梢のCTO（➡）。Blunt typeであり，IVUSを┈▶の側枝に挿入し，ガイド下にガイドワイヤーを穿刺した。

図7 ガイドワイヤーの確認

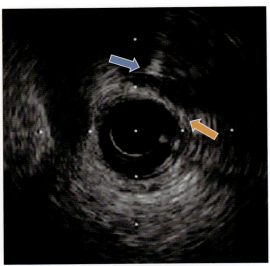

IVUSでは1時方向にCTOの血管とガイドワイヤー（➡）が認識できた。IVUSの画像上は側枝とCTO血管の分岐部のカリーナ部分（➡）を描出しているが，この位置でガイドワイヤーはカリーナに近い位置に存在している。

図8 1stガイドワイヤーは偽腔へ

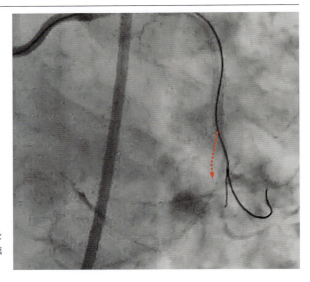

ガイドワイヤーを少し進めて造影を行うと，ガイドワイヤーは偽腔へ進んでいった（┈▶）。

コツは

ずCTO閉塞部をIVUSで確認しながらretrograde guidewire操作を行う。IVUSで一瞬でも偽腔と思われる部位にretrograde guidewireが確認されたら，それ以上ガイドワイヤーを進めてはいけない。その場合は透視でみている方向とIVUSの位置関係を同定し，偽腔に進んだretrograde guidewireが透視でどちらの方向に逸れていて，またどちらに進めればLMTの真腔に向かうかを考察して同定できたときだけ，retrograde guidewireを慎重にリルートさせてもよいと考える。Retrograde guidewireの種類は操作性が高いテーパーワイヤーを選択する。仮に偽腔にガイドワ

図9 2ndガイドワイヤーの穿刺部位

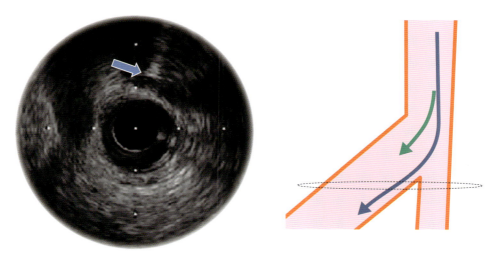

カリーナに近い位置にガイドワイヤーが認識できたときは長軸像でみると，➡の軌道を通過していることがわかる。このようなパターンでは，ガイドワイヤーは偽腔へ進むことが多い。リルートする場合，1stガイドワイヤーよりも近位側を穿刺すればよい（➡）。

図10 2ndガイドワイヤーにて穿刺

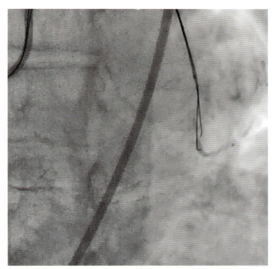

1stガイドワイヤーの近位側を穿刺し，ガイドワイヤー通過に成功した。

コツは

イヤーが進んだ際に，偽腔の開大が最小限になるようにするためである。数回のリルートにてもretrograde guidewireが真腔をとらえられなければ，それ以上手技を継続してはならない（図18，19）。

図 11　RCAのCTO症例

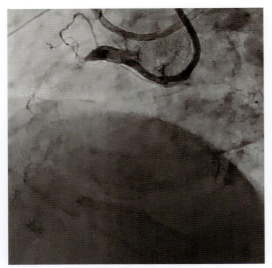

右の長いCTOでretrogradeのチャンスはなかった。

図 12　Antegrade wiringを施行

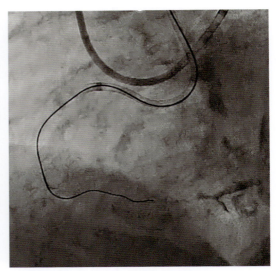

Antegradeにワイヤリングを行ったが，ガイドワイヤーは偽腔と思われるルートに迷入した。

図 13　IVUS施行

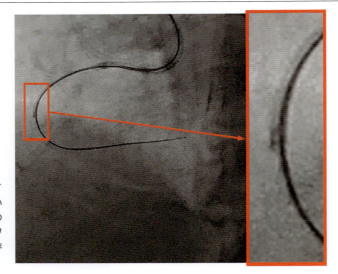

IVUSを施行すると，1stガイドワイヤーは偽腔に迷入していた。LAO viewでは，IVUSのトランスデューサーはガイドワイヤーの左側（心外膜側）に存在した。

コツは

Retrograde guidewireの位置確認

　近年はretrograde guidewireとマイクロカテーテルがCTO内に挿入できてantegrade guidewireと近い部位まで進んだならcontemporary reverse CARTを行い，antegradeをそれほど大きくないバルーンで拡張しつつretrograde guidewireをスティッフワイヤーにしてバルーンを目指して操作をするというスタイルが確立しつつある。この手法はantegrade guidewireがsubintimaに進んでいたとしても小口径のバルーンで拡張するため比較的安全な手法と考えられる。しかし

図 14　IVUS所見

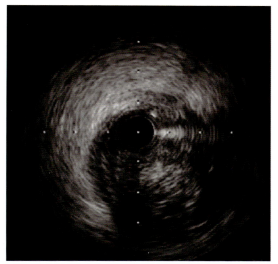

同部のIVUSをみてみるとIVUSは偽腔に存在し，intimal plaque（真腔と思われるプラーク）は4時半の方向に確認できた。IVUSのガイドワイヤーは3時の方向に確認できるのでLAO viewが6時からみていると推測できる。LAD viewでガイドワイヤーを操作すると，1st viewが9時から見ていることとなり，そのviewで右方向を狙った。

図 15　2ndガイドワイヤー挿入

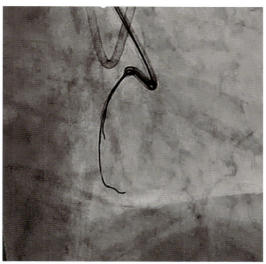

RAO viewで右側の術者に対してやや向こう側のため，ガイドワイヤーを右に向けてやや半時計回りに操作すればよいことになる。

図 16　2ndガイドワイヤー通過後のIVUS像

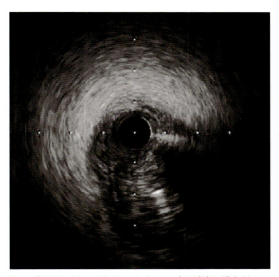

2ndガイドワイヤーはintimal plaque内に確実に進んだ。

コツは　ながら，それでもなかなかretrograde guidewireが交通できない例を経験する。
　そこでその状況を打破するためのツールがIVUSである。IVUSがもち込めないこともありうるが，IVUSがantegradeからもち込めるようであればantegrade guidewireの存在部位とretrograde guidewireのポジションを確認可能である。

図17 IVUSガイドワイヤリングのポイント（シェーマ）

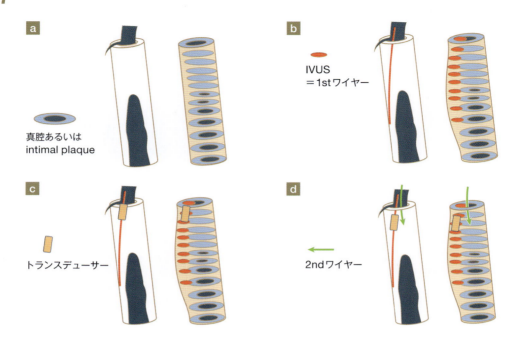

a：CTOの血管造影像と評価のシェーマ
b：1stガイドワイヤーが偽腔に迷入したとする。
c：1stガイドワイヤーにIVUSを挿入し，IVUSの位置と真腔あるいはintimal plaqueの位置関係を把握する。本モデルでは，IVUSの位置が真腔から偽腔にガイドワイヤーが迷入するポイントである。2ndガイドワイヤーは基本的に真腔あるいはintimal plaqueに入れ直さないといけないため，この偽腔に抜けるポイントを把握するのは非常に重要である。次に透視でIVUSにおける2ndガイドワイヤーを進めるべき方向を認識する。筆者はIVUSを，完全に偽腔に迷入した部位に少しだけ進めることが多い。
d：IVUSをやや進めた位置で透視およびIVUSを見ながら，2ndガイドワイヤーを推測した方向に進める。

コツは　Antegrade guidewireとretrograde guidewireがそれぞれsubintima同士，あるいはinitima同士，そしてantegrade guidewireがintima，antegrade guidewireがsubintimaに存在する場合は，基本的にはreverse CARTを行えば両ワイヤーの交通は可能である（図20〜23）。

Antegrade guidewireがsubintimaに進み，retrograde guidewireがintima内に存在する場合はreverse CARTは成立しないことが多い（図24）。

その場合はretrograde guidewireの操作性がよければ，そのままIVUSガイド下にretrograde guidewire crossを狙えばよい。もし，retrograde guidewireがどこかでsubintimaに進むようであれば，その部位でreverse CARTを行えばよい。Retrograde guidewireの操作性が悪い場合やマイクロカテーテルがretrogradeのルートを通過していないような場合は，antegradeからIVUSガイド下にintimal truckingを行うか，antegrade guidewireをさらに進めてantegrade dissection reentry（ADR）などの施行を考慮すればよい。このようにIVUSを用いることで状況がわかり，より安全・確実に手技を進めることが可能となる。

図 18 RCA #2のCTO症例

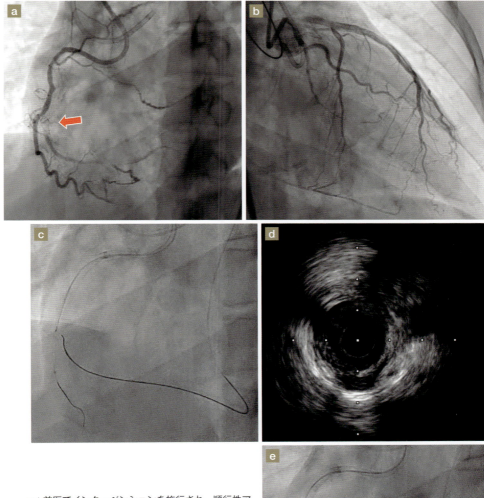
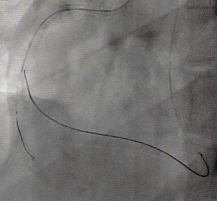

a：前医でインターベンションを施行され，順行性アプローチにてガイドワイヤー穿孔を生じ（→），断念していた。
b：今回はretrograde approachを行った。
c：Retrogradeのチャンネルをマイクロカテーテルが通過し，retrograde guidewire crossを施行した。
d：その際にantegradeにIVUSを挿入し，CTOの断端を確認しながらretrogradeのワイヤーを確認しようとした。CTOの断端は2時の方向に確認できた。
e：Retrogradeのガイドワイヤーを進めた。

図 18 （続き）

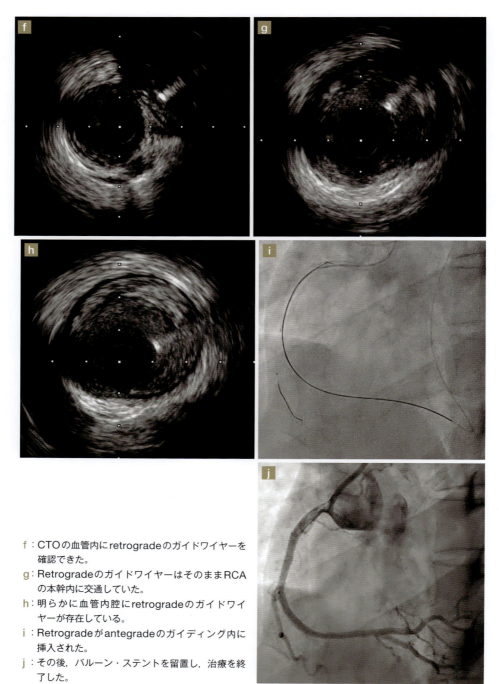

f：CTOの血管内にretrogradeのガイドワイヤーを確認できた。
g：RetrogradeのガイドワイヤーはそのままRCAの本幹内に交通していた。
h：明らかに血管内腔にretrogradeのガイドワイヤーが存在している。
i：Retrogradeがantegradeのガイディング内に挿入された。
j：その後，バルーン・ステントを留置し，治療を終了した。

図 19 LAD近位部のCTO症例（blunt type）

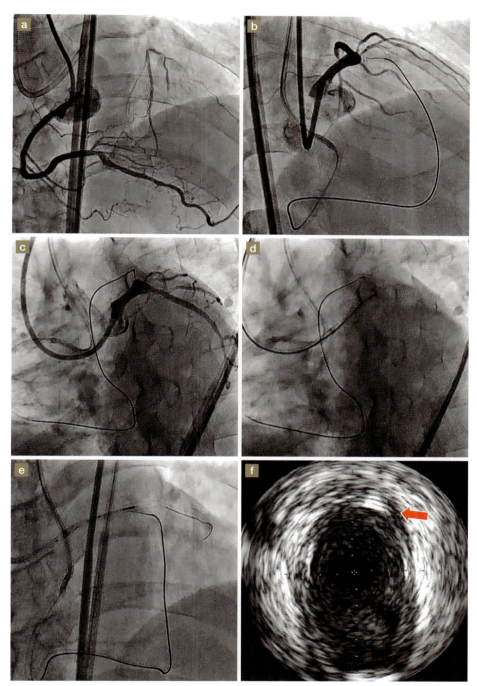

a：インターベンショナルなcollateralが認められる。
b：まず，retrograde approachを行った。
c：RetrogradeのガイドワイヤーはLAD近位部に到達した。
d：次にantegrade wiringを試みたが，Gaia 3，Conquest Pro，Pro12，Pro8-20（いずれも朝日インテック社）など，いかなるガイドワイヤーも穿刺できなかった。
e：IVUSをhigh lateral branchに挿入しつつ，retrograde guidewire crossを試みた。
f：しかし，retrogradeのガイドワイヤーはLMTのsubinitmal spaceに迷入してしまった。

図 19 （続き）

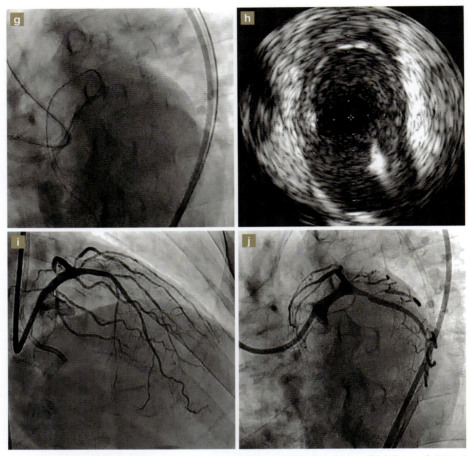

g：IVUSの所見からレトロワイヤーをどちらに向ければ真腔かを認識しリワイヤリングを行うと，ガイドワイヤーはantegradeのガイディングカテーテルに挿入できた。
h：IVUSを確認しながら操作を行い，真腔にガイドワイヤーが存在していることを確認しながら手技を進めた。
i：ステントを挿入して治療を終了した。
j：Spider viewでも問題なかった。

図 20
ガイドワイヤーポジションのパターン

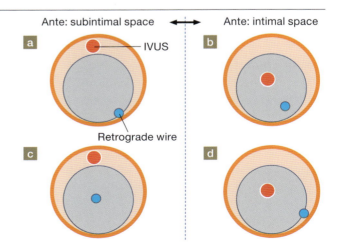

Retrogradeのガイドワイヤーが CTO 内に入り kissing wireが成功しなければ，可能であればantegradeのガイドワイヤーにIVUSを挿入しガイドワイヤーの各々のポジションを確認することが次のステップを考えるうえでは有用である。Antegradeとretrogradeのガイドワイヤーのポジションのパターンは a〜d の4つである。

図 **21** Sub/subパターン

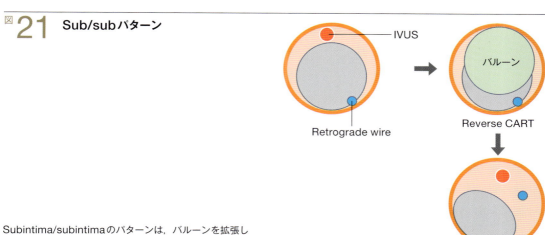

Subintima/subintimaのパターンは，バルーンを拡張し
reverse CARTを行えば，容易に交通ができる．

図 **22** Intima/intimaパターン

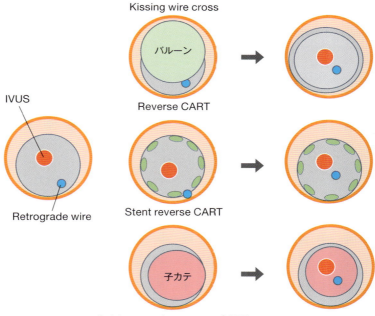

Antegradeもretrogradeもintimaに存在する場合は，どちらかのガイドワイヤーの操作性がよければkissing wire cross
をIVUSガイド下に狙うのが妥当である．成立しなければreverse CARTやステント/ガイドエクステンションをしたうえで
reverse CARTなどを行うこともある．

図23 Intima/subパターン

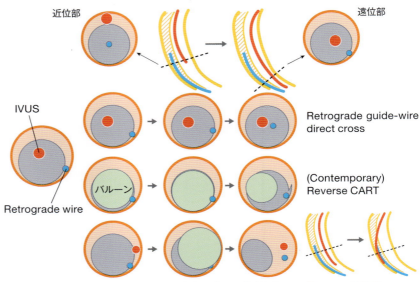

Antegradeがintimaで，retrogradeがsubintimaなら，まずはantegrade wire crossを試みる．Retrogadeのガイドワイヤーが偶発的にsubinitmaからintimaに挿入できる症例が時折あるが，原則的には不可能であり，狙うべきではない．常套手段としては，antegradeのガイドワイヤーがsubintimaに進めばよいので血管径を計測し，それなりの径のバルーンでreverse CARTを施行すればよい．それでもガイドワイヤー通過が難しければ，antegradeのガイドワイヤーを操作し，どこかでsubintimaに迷入すればそのポイントでreverse CARTを施行すればよい．

図24 Sub/intimaパターン

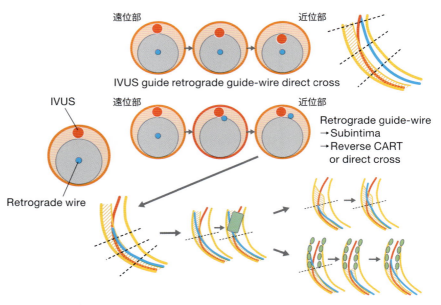

Antegradeがsubintimaで，retrogradeがintima内にいるときは，コネクションが難しいことが多い．Retrogradeのガイドワイヤーの操作性がよければIVUSガイド下にretrograde guidewire crossを狙えればそれが最もよい．そうでなければ多くの場合は，retrogradeのガイドワイヤーを意図的にsubintimaに進めてしまえばantegradeもretrogradeもsubintimaに存在することとなり，そこでreverse CARTやstent reverse CARTなどを行えば，ガイドワイヤーは交通する．

X. OCT

① 石灰化にいかに使うか

山脇 理弘

Point
- 石灰化の厚さが500μm以上，石灰化の分布が180°以上あり，十分なステント最小面積が得られない可能性の高い病変はロータブレーターの使用を検討する。
- OCT/OFDIガイドで石灰化の厚さ，ワイヤーバイアスを確認し，有効に切削するburrサイズを決定する。
- 石灰化にtear/crackの入った状態を確認し，バルーンあるいはステントが拡張可能かどうか判断する。

通常は（一般的には）

　石灰化病変はPTCAバルーンによる至適な拡張を阻害し，ステント非圧着部位を増加させる。それらはステント再狭窄や血栓症の原因ともなりうる。このため，急性期に十分なステント内腔を確保しておくことは，良好な慢性期成績に直結する。一方，PTCAバルーンが拡張できない状態でステント留置を行うことは，慢性期のステント再狭窄や完全閉塞にもつながり，後に治療抵抗性病変として，ロータブレーター（ボストン・サイエンティフィック社）によるステントアブレーションが必要となることもある。これを防ぐため，石灰化病変への前拡張，いわゆるlesion modificationには，カッティングバルーンなどのスコアリングバルーン，ロータブレーターなどのデバルキングデバイスを有効に使用していく必要がある。

　では石灰化病変において，これらのデバイスの使い分け，サイジングはできるのであろうか。

　まず血管造影から選択したPTCAバルーンを拡張し，中心部分が広がらない，いわゆるドッグボーン現象（図1）を確認することで，ロータブレーターやスコアリングバルーンへ切り替える方法がある。しかし，石灰化病変前後に冠動脈解離を生じ，後にロータブレーターへスイッチした場合に，Rota wire™が解離腔や破断した石灰

図1

ドッグボーン現象

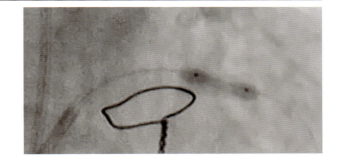

通常は

化病変に偶然はまり込み，冠動脈穿孔など思わぬ合併症が生じることがある。このような合併症を避けるため，IVUSが保険償還されているわが国においては，PCI施行前にIVUSを行い，血管性状を把握することが多い。

　特にIVUSにおける360°の石灰化（ナプキンリング）はPTCAバルーンの拡張抵抗性を示し，ドッグボーン現象を予測することが可能である。また，IVUSは冠穿孔の予測にも有用である。表層性石灰化病変とその反対側にプラークの少ない病変に，前拡張を施行せず相対的に大きいステントをdirect stentingした場合，ステントは通常，石灰化部分と反対方向へ拡張するため，冠動脈穿孔の原因にもなりうる。しかしIVUSの限界として，石灰化の裏側の情報はacoustic shadowやreverberation artifact（多重アーチファクト）により不十分な場合が多く，真の石灰化の厚さや背側のプラーク性状に関してはわからないことが多い。また，IVUS上のナプキンリング病変がすべてノンコンプライアントバルーン（NCB）による高圧拡張で広がらないというわけではない。これに対して病理所見との比較から，IVUSは石灰化面積を過小評価するのに対して，OCTでの観察は，より病理組織に近いことが報告されている[1]。石灰化病変の観察という観点からは，IVUSよりもOCTのほうが優れているといえる。

裏技は

　OCTの特徴から，石灰化病変に対するロータブレーターの適応，至適なburrサイズの決定に利用することができる。

　当院における，石灰化病変に対するOCTガイドロータブレーターのアルゴリズムを示す（図2）。PCI施行前のOCTでは，最小の石灰化の厚さと石灰化の角度を計測している。

　一般的な石灰化病変のPTCAバルーンによる拡張機序は，主に石灰化の反対側の中膜/外膜の進展と，表層石灰化を回り込むように生じる解離である（図3）。

　一方，ロータブレーター後のバルーンによる拡張機序として重要なのは，石灰化に生じる亀裂（tear，crack）である。ロータブレーターは石灰化病変を削ることで，より薄く，表面がお椀状に窪んで摩耗された，脆弱な部分を形成する。次のバルーン拡張によりその弱い部分から石灰化に亀裂を生じさせ，石灰化自体を割ってしまう。

　筆者らはロータブレーターの適応を原則的に，OCT/OFDIによる最小石灰化厚500μm以上，石灰化角度は180°以上とし，200μm以下の石灰化はスコアリングバルーンを含むPTCAバルーンを使用している。その間は，術者の判断に委ねられる。

　薬剤溶出性ステント（DES）の再狭窄を免れるエンドポイントとして，最小ステント面積（MSA）は最低でも5mm²以上はとるほうが望ましい。その意味において，ロータブレーターの適応を考慮するうえで，石灰化の情報だけでなく，OCT/OFDI上の絶対的な血管サイズは重要である。当然であるが，OCT/OFDI以外の情報（左室機能，灌流域，冠動脈蛇行）も適応決定には重要である。

　例えば，

● 石灰化の厚さが500μm弱はあるが，十分な血管サイズがあり，OCT/OFDIによるワイヤーバイアスから予測して，使用しているガイディングカテーテルで許容

図2 OCT/OFDIガイドロータブレーターのアルゴリズム：済生会横浜市東部病院スタイル

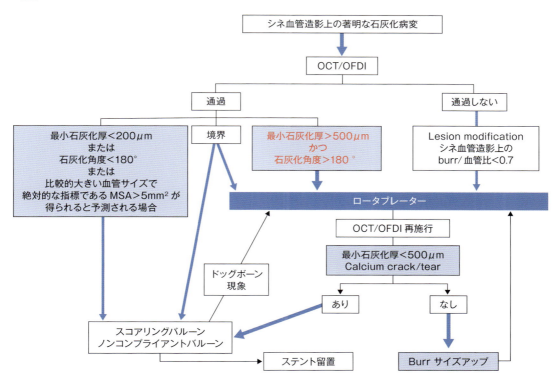

図3 前拡張後の典型的な冠動脈解離

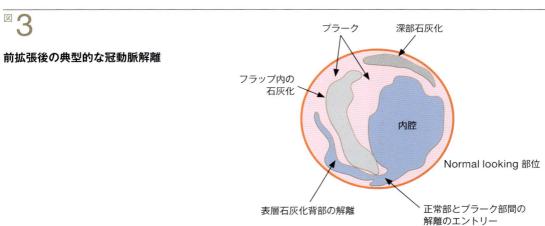

裏技は

- できる最大のburrサイズでも有効な切削ができない場合
- 石灰化の角度が180°弱はあってもMSA 5mm² 以上は十分バルーンで確保できると予想される比較的大きな血管
- 心機能が著しく悪い左主幹部病変や慢性完全閉塞（CTO）へのcollateral sourceとなるjeopardized病変，著しい屈曲のある石灰化病変

など，ロータブレーターのハイリスク病変に関しては，安全性を考慮し，スコアリングバルーンを含むPTCAバルーンをあえて施行することもある。

Burrサイズ選択の実際

▶症例呈示（図4～9）

　左前下行枝（LAD）分岐部の近位に存在する石灰化病変（図4）。OFDIのMSA部位は，360°（＞180°）石灰化，最小石灰化厚は760μm（＞500μm）であり，ロータブレーターを選択した（図5）。

　ワイヤーバイアスは心筋側の石灰化に接しており，内腔径を計測すると約1.5mmであった。2.0mm burrの仮想ライン（図6黄色破線）を想定，ワイヤーバイアスで若干右上にシフトさせ，赤色のライン（図6○）が切削できる範囲と予想した。

　約500μm前後は切削できると判断し，最初のburrサイズは2mmを選択した（図

図4　LADの石灰化病変例

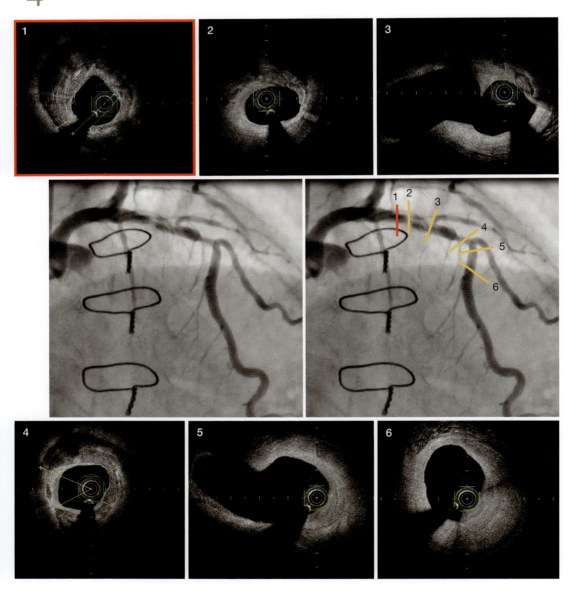

裏技は

7a）。ロータブレーター施行後のOFDI像を示す（図7b）。最小石灰化厚は540μmで，本来であればサイズアップを行うが，7Frガイディングカテーテルを使用しておりburrサイズに制限があるため，ノンコンプライアントバルーン（NCB）で高圧拡張を施行する方針とした。

拡張不良であったため（図8a），カッティングバルーンに切り替えてcrackの起点を作製し（図8b），再び先ほどと同じNCBで拡張した（図8c）。ドッグボーン現象の解消が多方向撮影でも確認できたため，ステント留置し，final kissing ballonを施行後（図8f），手技を終了した。

PCI施行前〜直後のOFDIを連続で示す（図9）。2mmのburrで切削し，カッティングバルーンとNCBを施行した後，最も薄い部分から解離を生じ，反対側にもcrackを形成している（図9b）。ステント留置後に，crack部分はさらに開大し，ステント内腔の確保に寄与している（図9d）。

図5 2mmのburr選択

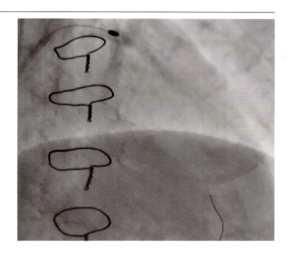

図6 全周性石灰化部のOFDI像

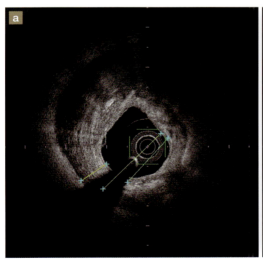
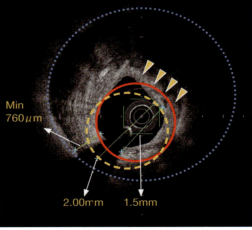

a：石灰化像　b：定量計測後

263

図7 2mmロータブレーター施行前後のOFDI像

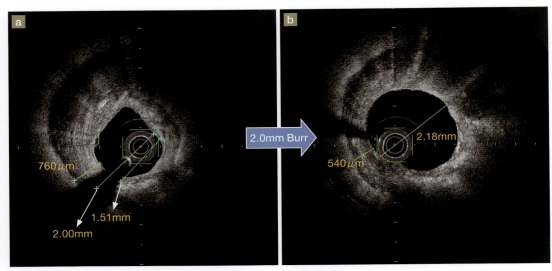

a：ロータブレーター施行前のOFDI像　b：ロータブレーター施行後のOFDI像

図8 バルーンおよびステント留置

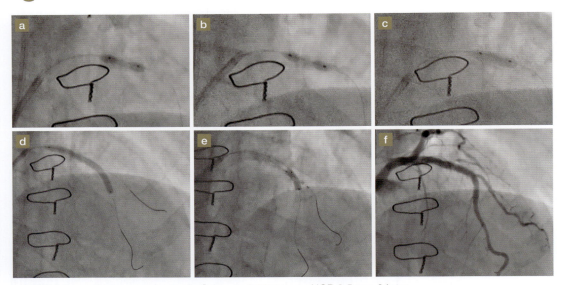

a：NCB 3.5mm, 24atm　b：カッティングバルーン 3.25mm　c：NCB 3.5mm, 24atm
d：DES（SYNERGY™, ボストン・サイエンティフィック社）3.5×38mm　e：Final kissing inflation（FKI）　f：最終造影像

図9 治療前後のOFDI像

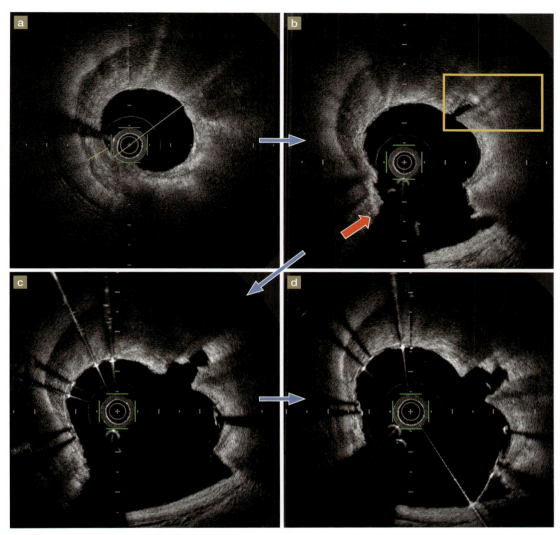

a：2.0mm burr　b：カッティングバルーン⇒NCB 3.5mm，24atm
c：DES（SYNERGY™）3.5mm　d：FKI施行後

文献

1) Kume T, Okura H, Kawamoto T, et al：Assessment of the coronary calcification by optical coherence tomography. EuroIntervention 6：768-772, 2011.

X. OCT

②ロータブレーターの エンドポイントを極論する

小林 範弘

Point

- OCTは，IVUSに比べて石灰化の描出に優れる。
- ロータブレーターは石灰化を治療するものであるため，石灰化の詳細な評価は重要。
- OCTガイドでのロータブレーターはより大きなステント拡張を得られる可能性がある。

通常は（一般的には）

　ロータブレーターの役割は冠動脈に表在性に存在する石灰化をアブレーションし，その後に続くバルーン拡張，ステント拡張を十分にすることである。ロータブレーターが対象にしているのは石灰化そのものであるため，石灰化の特徴（分布，厚さ，角度，長軸方向の長さなど）をしっかり評価することが重要であり，血管内イメージングガイドで行う。透視にて石灰化がそれほど強くなくても，血管内イメージングでは全周性の表在性石灰化が存在することがある。またその逆も然りで，透視上は著明な石灰化を認めていても，血管内イメージングでは深在性の石灰化であったりもする。

　血管内イメージングとして，IVUSとOCT/OFDIがある。一般的にIVUSの方がデリバビリティに優れ造影剤による血球除去を行う手間がないため，高度石灰化病変に対する血管内イメージングとして好まれる傾向にある。しかしながら，超音波は石灰化をpenetrateする力が弱く，詳細な石灰化の定量評価には不向きである。一方でOCTやOFDIは石灰化の描出に優れており，特に石灰化の厚さを正確に測定することができる。**図1**に同一病変のIVUSとOFDI像の比較を示す。

　IVUSでは全周性の石灰化であることがわかるのみで，厚さの評価は行うことはできない（**図1a**）。一方，OFDIでは鮮明に石灰化が描出され，石灰化の厚さの評価が容易である（**図1b**）。全周性の表在性石灰化病変で良好なステントの広がりを得ようとすると，石灰化のどこかの部分にバルーン拡張でcrackが入り，そこを起点として石灰化自体が広がることが必須であるため，ロータブレーターによってどこまで削ればよいか（どこまでの厚さにすればバルーンでcrackが入るか）ということを考えながらロータブレーターを施行することは，IVUSでは難しい。

症例呈示

　高度石灰化病変に対して，IVUSでロータブレーターを施行した症例（**図2〜5**）。
　図2は左前下行枝（LAD）近位部の屈曲を伴う石灰化病変である。
　透視上石灰化（**図2b** ▶）を認めており，ロータブレーターの施行も考慮してガイド

図1 IVUSとOFDIによる石灰化の違い

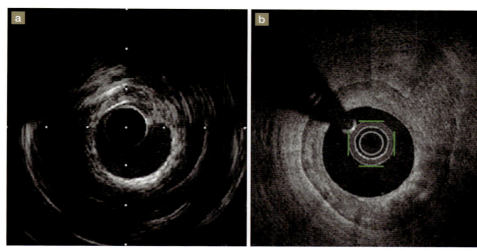

a：IVUS像　b：OFDI像

図2 血管造影像

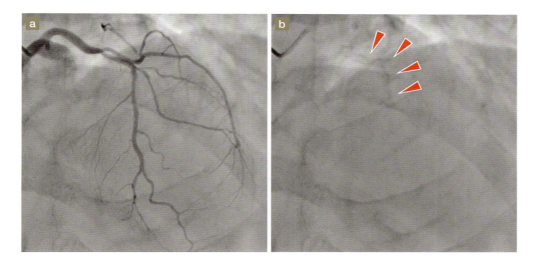

ワイヤー通過後にIVUSを施行した（図3）。IVUSでは屈曲を越えた部分に全周性の石灰化を認めており，バルーン拡張のみで良好なステントの広がりを得ることは困難と考えられた（図3c）。

　全周性石灰化部分の内腔径を測定すると1.2mm程度であったため，まず1.5mmのburrサイズにてロータブレーターを施行した。ロータブレーター後のIVUSでは石灰化の一部に亀裂が入り（図4b➡），全周性石灰化部分の内腔も拡大した。しかしながら，石灰化の厚さは不明であり（図4＊），burrサイズアップを行い追加のアブレーションをしたほうがよいのか，それともバルーン拡張でcrackが入るくらいの薄さにこの時点でなっているのかは判定できなかった。

通常は

267

図3 IVUS像

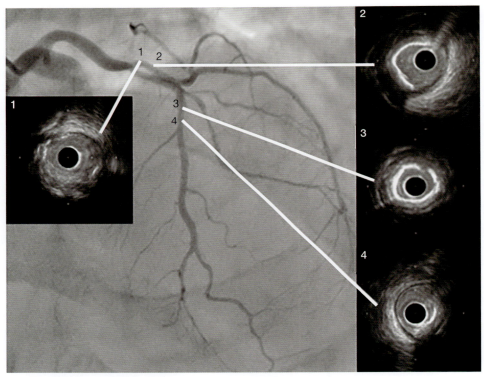

1：近位狭窄部　2：180°石灰化　3：≒360°石灰化　4：90°石灰化

図4 ロータブレーター前後のIVUS像

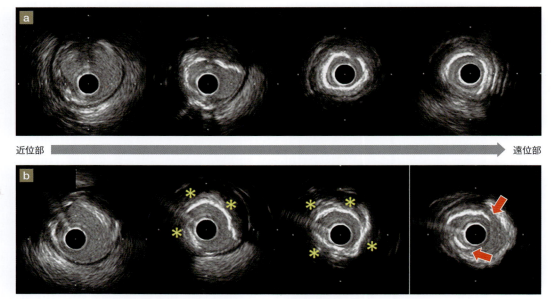

a：ロータブレーター施行前のIVUS像　b：ロータブレーター施行後のIVUS像。1.5mm burr

図5 カッティングバルーンによる拡張, ステント留置後のIVUS像

近位部　→　遠位部

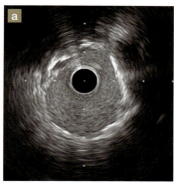 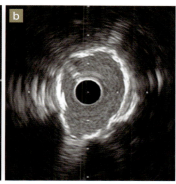 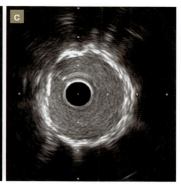

a：ステント近位部　b：MSAサイズ　c：ステント遠位部

通常は

　本症例では, 前後の石灰化部に亀裂が入っていることと, 全周性の石灰化部分もある程度後ろ側（石灰化後方の中膜）が可視できることより, それほど厚い石灰化は残っていないだろうと予想し, burrサイズアップは行わなかった。

　2.75mmのカッティングバルーンにて拡張し2.75mmのステント留置を行った後のIVUS像を示す（図5）。ステント内腔は得られているものの, 全周性石灰化部分は前後に比べて拡張不十分なことがわかる（図5b）。仮に1.75mmもしくは2.0mmのburrサイズアップを行い, 全周性石灰化部分のみにアブレーションを追加していれば, より大きな拡張を得られた可能性が考えられた。

　IVUSガイドにてロータブレーターを施行した症例を呈示したが, IVUSでは石灰化の詳細な評価（特に厚さ）ができないため至適エンドポイントを考えることは難しい。

裏技は

　当院ではOCTもしくはOFDIガイドにてロータブレーターを施行している。OCTガイドが不向きであるのは, 高度腎機能障害, 入口部病変, 慢性完全閉塞病変, OCTカテーテルが通過しない屈曲・石灰化病変などであり, これらに対してはIVUSを使用している。

　OCTガイドでロータブレーターを施行するメリットは,
(1) アブレーションをする対象である石灰化の特徴を認識できること
(2) 特に石灰化の厚さを測定できるため, バルーン拡張でcrackが入る厚みを獲得できたか, またそれに達するのに必要なburrサイズを評価できること
の2点にある。

症例呈示

　OCTガイドでロータブレーターを施行した症例を呈示する（図6～10）。

図6 LADの高度石灰化症例

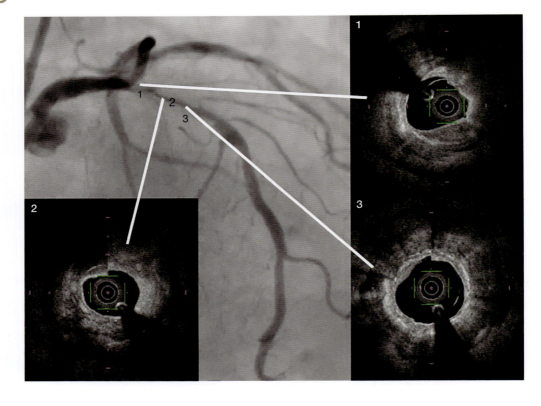

裏技は

　LAD近位部の高度石灰化病変（図6）。ガイドワイヤー通過後にOFDIを施行し，全周性の石灰化が連続していることがわかる。

　1.75mmのburrサイズにてロータブレーターを施行した後に再度OFDIを施行し，最も狭い内腔のcross sectionにて石灰化の厚さを測定した（図7a）。このときに重要なのは最も薄い部分の石灰化の厚みであり，通常そこにバルーンにてcrackが形成される。227°以上の角度と670μm以下の厚みがバルーン拡張にてcrackが入るカットオフである，という報告がある[1]。この症例は最も薄い厚みが640μmでありバルーン拡張によるcrack形成が期待された。しかしながら，3.0mmのノンコンプライアントバルーンと3.0mmのスコアリングバルーンにて拡張してもindentationが取りきれなかった（図7b）。ちなみに内腔径は1.72mmと，OFDIの定量評価の精度の高さがわかる。

　2.0mmにburrサイズアップしてロータブレーターを施行し，再度OFDIを施行した。すると最も薄い部分の厚みは500μmとなり（図8a），先ほどのバルーンで良好な拡張を得られた（図8b）。その後は3.0mmのDESを留置し，血管造影上良好なステント拡張を得られた（図9）。

　ステント留置後の最終OFDI所見を図10に示す。全周性の高度石灰化病変であったが，最終的には正円に近いステント拡張が得られた。burrサイズアップを行っていなければ，より不十分拡張で終わった可能性が考えられた。

　OCTガイドでロータブレーターを施行する一番のメリットは，石灰化の厚さが測

図 7 ロータブレーター（1.75mm burr）後のOFDI

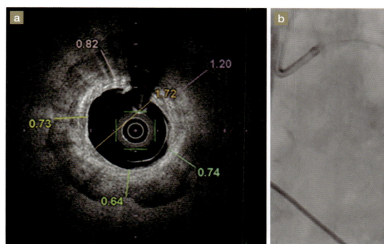

a：OFDI像　b：バルーン拡張不能

図 8 ロータブレーター（2.0mm burr）後のOFDI

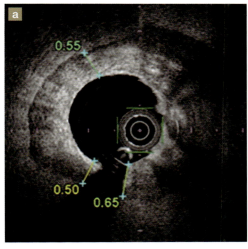
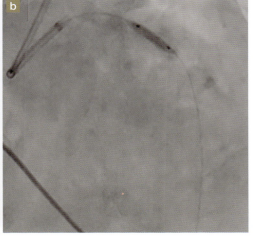

a：OFDI像　b：バルーン拡張成功

裏技は

定できることである。ロータブレーターの至適エンドポイントを追求するためには，OCTもしくはOFDIを用いてロータブレーターを施行することが必須である。ロータブレーターのエンドポイントとして重要なことは，バルーンにてcrackが入り，ステントが十分に拡張できるまでの必要最低限の厚さになるまで石灰をアブレーションすることである。ステント拡張に影響しているのは石灰化の薄い部分であり，厚い部分は通常影響しない。自施設のデータでも石灰化の最も薄い部分の厚みはステント拡張率と優位に負の相関を示していたが，最も厚い部分の厚みとステント拡張率には相関はみられなかった（図11）[2]。

X ② ロータブレーターのエンドポイントを極論する

271

図9 DES留置

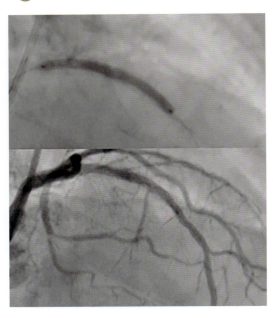

図10 ステント留置後のOFDI像

近位部 → 遠位部

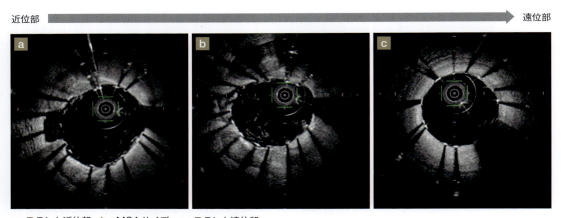

a：ステント近位部　b：MSAサイズ　c：ステント遠位部

裏技は

ロータブレーターで目指すべき石灰化の厚みに関しては，石灰化の角度も強く影響しており，角度の小さい石灰化では健常側の広がるキャパシティに応じて石灰化自体が壊れなくてもステントは拡張する。当院では先に示した症例の経験があり，全周性の石灰化に対しては500μm以下の厚みにすることを目指し，ロータブレーターを施行している（p.261 図2参照）。しかしながらロータブレーターのサイズには限りがあり，すべての石灰化病変で十分なアブレーションができるわけではない。そのような病変に対しては，今後はDiamondback360（Cardiovascular Systems社/メディキット社）が1つのオプションになってくると考えている。

図11 OFDIにおける各パラメータとステント拡張度との関係

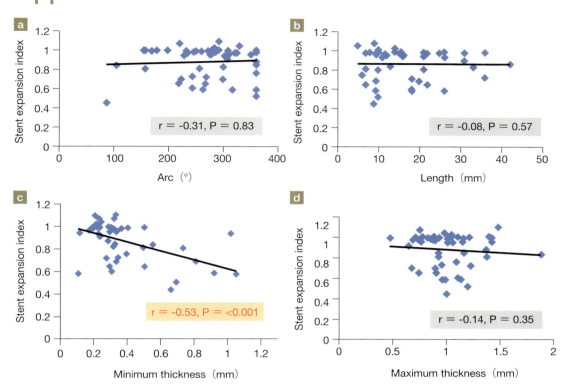

a：石灰化の角度　b：石灰化の長さ　c：石灰化の最も薄い部分の厚み　d：石灰化の最も厚い部分の厚み

（文献2より引用）

文献

1) Maejima N, Hibi K, Saka K, et al : Relationship between thickness of calcium on optical coherence tomography and crack formation after balloon dilatation in calcified plaque requiring rotational atherectomy. Circ J 80 : 1413-1419, 2016.
2) Kobayashi N, Ito Y, Yamawaki M, et al : Optical frequency-domain imaging findings to predict good stent expansion after rotational atherectomy for severely calcified coronary lesions. Int J Cardiovasc Imaging 34 : 867-874, 2018.

Ⅹ. OCT

③ OCTガイドPCIのコツ

山脇 理弘

Point

- OCTガイドでPCIを施行すると，IVUSよりステント端の解離，血腫が少ない。
- Angio co-registration機能を使用し，造影所見とのオリエンテーションをつけながら，ステントサイズ選択と着地点決定を行う。
- 低分子デキストランLの血球除去を有効にするため，ガイドエクステンションカテーテルの使用やシリンジをYコネクター近くに付けてフラッシュするなど，工夫すれば良好な画像が得られる。

通常は（一般的には）

OCTの空間分解能は10～20μm前後であり，IVUSの約10倍の分解能を有する。OCTはIVUSと比較し，tissue protrusion，ステント非圧着，冠動脈解離，血栓の同定において，優れた検出力を示す。また石灰化病変に関しても，IVUSではacoustic shadowにより，石灰化の背側を観察することができないが，OCTを用いると，はっきりとした観察が可能となる。血管病理を使用したOCTとIVUSとの比較検討では，石灰化面積に関して，IVUSはOCTより過小評価され，OCTのほうが病理に近い面積を求めることができると報告されている[1]。

ファントムチューブを用いたIVUSとOCTの比較では，血管内腔径，内腔面積においては，IVUSは実際より過大評価し，OCTのほうがよりファントムチューブの面積に近い値を示す[2]。一方，OCTはIVUSに比べ，脂質を多く含む病変のプラーク面積の計測は不十分なことが多い。

このように石灰化面積と内腔面積を正確に同定できるOCTと，血管およびプラーク面積を把握できるIVUSのどちらを使用するかは一長一短であり，同じ病変を観察しても異なった治療戦略を術者から導き出してしまう可能性がある。

OPINION研究

IVUSガイドPCIは，通常のイメージングモダリティを使用しない血管造影ガイドPCIと比較し，再血行再建率，ステント血栓症，心臓死を抑制し，臨床成績の改善に寄与することが示されてきた[3]。

一方，OFDIガイドPCIとIVUSガイドPCIの比較においては，わが国からはOPINION試験により，1年のtarget vessel failureに差がなく，IVUSガイドPCIにおけるOFDIガイドPCIの非劣勢が証明された[4]。しかしより興味深いのは，OFDIガイドとIVUSガイドで，ステントサイズの決定方法が異なることである。OPINION研究では，IVUSガイド群で，「近位，遠位の対照『血管径（EEM径）』」からステント

サイズが決定される一方，OFDIガイド群では，「近位，遠位の対照血管『内腔』」から決定されている[4]。

　ステントの着地点も，IVUSガイドではいわゆる古典的なnormal to normalの原則で「プラーク面積が50%以下の部位」が選択され，OFDI群では「正常に見えて，脂質プラークのない場所」を選択するように各術者に推奨されている[4]。

　この違いは，OFDI群ではIVUS群に比較し，よりステント径は小さく，長いステントが選択される結果になり，サブ解析によれば手技直後の最小ステント面積はOFDI群で小さい傾向があることがわかっている[5]。しかし，OFDI群においては急性期のステント端解離の頻度はIVUSガイドより少なく，8カ月後の平均新生内膜径/面積は小さい傾向にあり，最終的な内腔面積にも2群間で差がないことが報告されている[5]。

ILUMIEN Ⅲ：OPTIMIZE PCI研究

　一方，ILUMIEN Ⅲ：OPTIMIZE PCIにおけるOCTガイドPCIのステントサイズ選択は，OPINION研究と異なり，「近位部，遠位部対照血管の平均EEM径を求め，その小さい方の値を超えず，最も近いステント径を，0.25mm単位で選択する方法」を採択している[6]。対象血管にEEMが少なくとも180°以上観察できた病変はコアラボでは95%あり，この方法はon-siteでは約75%の病変に達成可能であったと報告されている[6]。この結果，手技直後の最小ステント面積に関して，OPINION試験と異なり，OCTはIVUSガイドPCIにおける非劣勢が証明され，一方でステント端の解離に関してはOPINION試験同様，明らかにOCT群で少ないことが報告されている[6]。

IVUSガイドPCIと何が違うのか

　IVUSガイドのステント選択は，造影剤の低減というメリットがあるが，より大きいサイズのステントが選択される傾向があり，プラークの少ない部位に着地することから，ステント端の血腫のリスクを伴うと考えられる[5]。一方，OCT/OFDIガイドPCIは，造影剤使用量がIVUSガイドより増加するが，ILUMIEN Ⅲ基準を使用すると，IVUSガイドと同等のステント内腔を手技直後に得られる。また，OPINION試験のように対照血管内腔を基準にすれば，ステントサイズの選択はIVUSガイドに比べ小さいものの，急性期のステント端の解離や慢性期の新生内膜の増加に抑制的に働くと考えられる[5,6]。これまでの研究からは，第二世代薬剤溶出性ステント（DES）を用いれば，2つのイメージングデバイスガイドにおける臨床成績の差はそれほど大きくないと考えられる。今後，どの指標を基にOCT/OFDIガイドPCIを行うか，臨床成績を本当に改善しうるだけの影響があるか，大規模研究の結果が待たれる。

裏技は Angio co-registration 機能

　筆者らは，OCTガイドPCIにおいて，なるべくAngio co-registration（ACR）機能を併用している。この機能を用いることで，ロータブレーターを施行する前のワイヤーバイアスの確認も簡便に行うことができる。図1aは，血管造影ではtapering vesselである左前下行枝（LAD）の石灰化を伴うび漫性病変であり，long stentingの方針とした。IVUSカテーテルが通過しないことから（図1b），1.25mmのburrで最初の切削を施行した（図1c）。

　図2はその後のACR画像である。末梢からLAD中間部の屈曲部位で心筋側から心外膜側にバイアスが移動し，それに一致して石灰化病変が切削されているのが把握できる。石灰化病変に対し，ロータブレーターでどこまで切削するか，エンドポイント決定を判断する場合にも，OCTによるワイヤーバイアスの把握は重要である。

図1　LADのび慢性病変

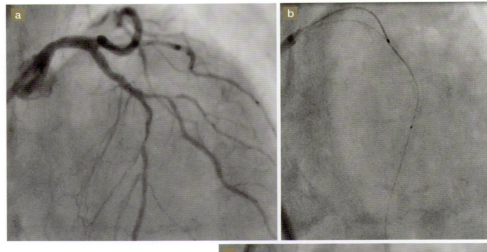
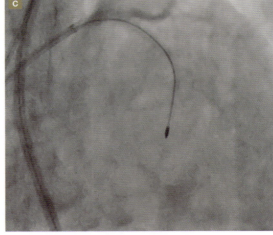

a：血管造影像
b：IVUS不通過
c：ロータブレーター

図2 ACR画像

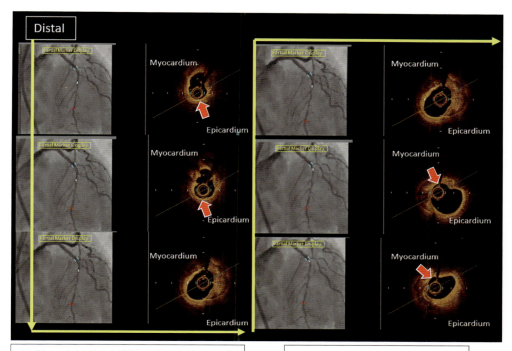

ワイヤーバイアスは心膜側に近接し（→），この位置までburrサイズを拡大して切削すると血管損傷の危険があると予想できる

ワイヤーバイアスは冠動脈屈曲の内縁，最初のburrが心筋側の石灰化を切削している（→）

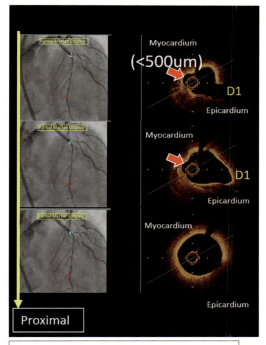

burrサイズアップにより，ワイヤーバイアスを利用して，さらに深く心筋側の石灰化が切削できると予想される（→）

図3は対角枝からのOCT像である。ACR機能のより近位部屈曲直前に1mm以上の厚い石灰化，側枝の内腔とLAD反対側の石灰のないことを確認し，分岐部への治療戦略の決定を行った。

OCTでは，平均内腔径も自動表示されるため，造影所見とのオリエンテーションをつけながら，ステントサイズ選択と着地点決定を行う。OPINION基準，ILUMIEN Ⅲ基準のどちらを選択するか，血管造影を加味し，着地点の落としどころを決める（図4）。

本症例において，実際にOCTで決定したステント着地点を表示する。まずACR機能で，OCT上の遠位の正常部位を選択した。自動表示された内腔平均径では1.93mmであるが，平均EEM径は2.36mmであり，ILLUMINE Ⅲ基準により，遠位部は2.25mmのDESを選択した。近位部は180°前後のEEMの観察は可能であったが，プラーク上での着地を考慮し，平均内腔径は2.88mmであったため，OPINION基準に従い，2.75mmのDESを選択し，proximal optimization technique（POT）を3.0mmで施行した（図5）。

最終造影像を図6，術後のLAD本幹のOCT画像を図7に示す。1.25mm，1.5mmのburrサイズアップにより心筋側へ切削が入り，ステント留置後にはcrackが入っているのが確認できる。360°の石灰化ではない場合，必ずしも最も薄い場所にcrackが入るとは限らないが，ロータブレーターによる窪みが深くなれば，近傍により有効にcrackを作製し，ステント拡張の起点になることが理解できる（図7）。

OCTガイドPCIでは，IVUSガイドのいわゆるnormal to normalの概念とは異なり，ステント端はプラーク上に着地する頻度が高い[5]。また，IVUSよりも径が小さく，実際の内腔径，血管径に近い値を示すため，IVUSガイドに比べ，控えめなサイズのステントが選択される傾向がある。ステント留置後の解離の検出能力もIVUSより高いため，術者によっては追加のステントを留置する頻度は高くなる。しかし，OCT/OFDIによる範囲の小さいステント端解離の自然予後はよいため，経過観察することも多い[7]。

低分子デキストランLとガイドエクステンションカテーテル

サイドホール付きガイディングカテーテルの使用時，側孔から大動脈への造影剤の流出を防ぐためにGuideLinerなどのガイドエクステンションカテーテルを併用することは，良好な血球除去を行うために有効である。LADや左回旋枝（LCX）入口部に解離を起こさない十分な内腔がある場合は，ガイドエクステンションカテーテルをLADやLCXの入口部まで選択的に挿入することもある。さらに腎機能障害のある患者には，低分子デキストランLを使用するが，その際はできるだけガイディングカテーテルの近くから低分子デキストランLをシリンジでフラッシュするために，Yコネクターの短い延長チューブを外して，ルートを短くし，冠動脈内に手押しで注入すると血球除去が良好になる。さらに低分子デキストランLの使用に加え，良好な画像を得るためにガイドエクステンションカテーテルも併用することもある。

図 3 対角枝からのACR像

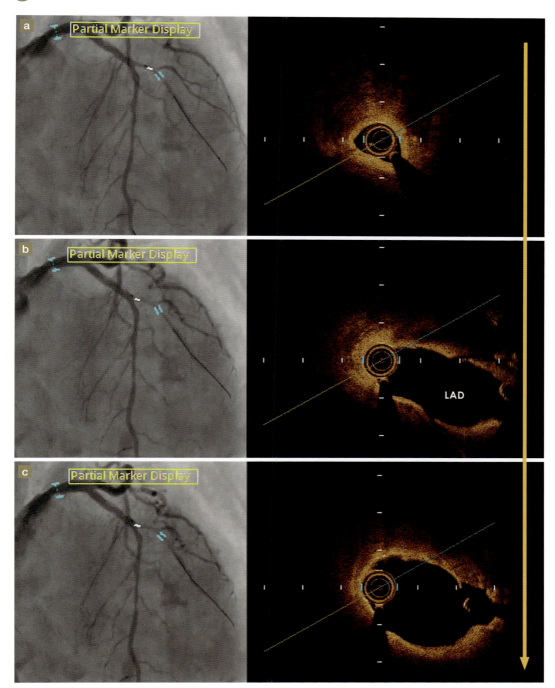

a：対角枝近位部の心外膜側に1mmを超える石灰化が確認され、入口部付近まで分布している。十分な拡張のためには、バルーン形成術では不十分であると予想できた。
b：対角枝入口部は内腔があり、LADの側枝反対側には石灰化は認めなかった。カリーナシフトによる側枝の閉塞の危険は、それほど大きくないと判断した。
c：図3a、bより、対角枝のエンドポイントをTIMI 3に据え、側枝の前拡張なしでLADにDESを留置してjailする方針とした。

図 4 ACRによるステント径のチェック

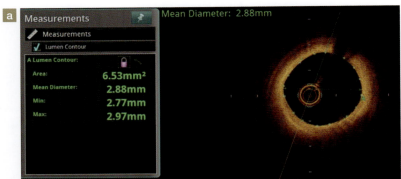
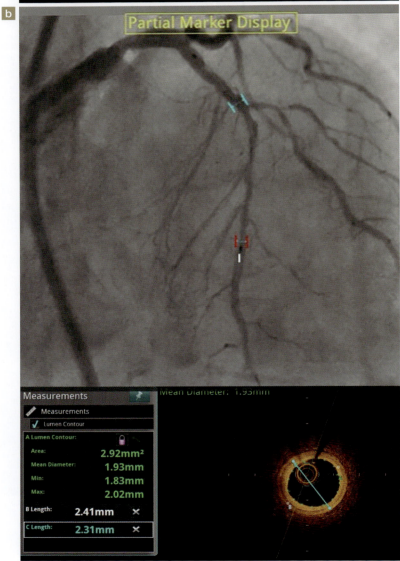

a：Media-media ⇒ Invisible（～180°）
　　Mean lumen diameter＝2.88mm ⇒ 3mm DES
b：Mean media-media＝2.36mm ⇒ 2.25mm DES

図5 バルーン拡張からステント留置

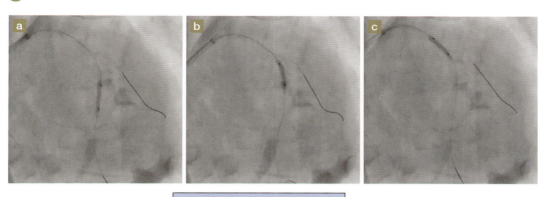

前拡張：NSE 2.25mm

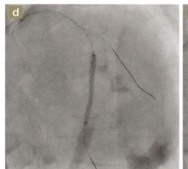
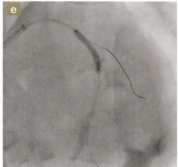
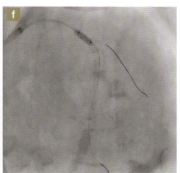

遠位部：2.25mm×30mm, Resolute™　　近位部：2.75mm×22mm, Resolute™　　POT：3.0mm×8mm, ノンコンプライアントバルーン

図6 最終造影像

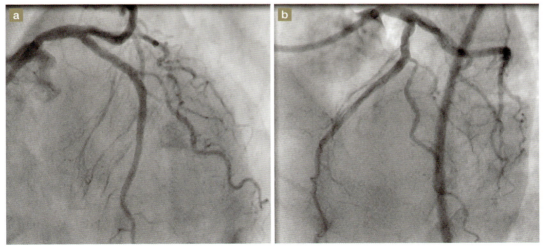

a：AP cranial view　b：LAD cranial view

図7 ステント留置後のOCT像

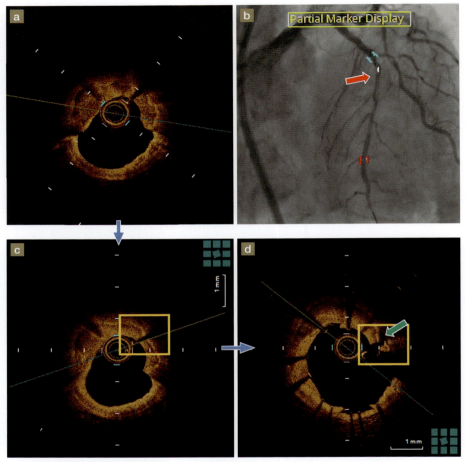

a：1.25mmへのburrサイズアップ後　b：ACR像
c：1.5mmへのburrサイズアップ後　d：NSE+Resolute™

文献

1) Kume T, Okura H, Kawamoto T, et al : Assessment of the coronary calcification by optical coherence tomography. EuroIntervention 6 : 768-772, 2011.
2) Kubo T, Akasaka T, Shite J, et al : OCT compared with IVUS in a coronary lesion assessment : the OPUS-CLASS study. JACC Cardiovasc Imaging 6 : 1095-1104, 2013.
3) Choi KH, Song YB, Lee JM, et al : Impact of intravascular ultrasound-guided percutaneous coronary intervention on long-term clinical outcomes in patients undergoing complex procedures. JACC Cardiovasc Interv 12 : 607-620, 2019.
4) Kubo T, Shinke T, Okamura T, et al : Optical frequency domain imaging vs. intravascular ultrasound in percutaneous coronary intervention (OPINION trial) : one-year angiographic and clinical results. Eur Heart J 38 : 3139-3147, 2017.
5) Otake H, Kubo T, Takahashi H, et al : Optical frequency domain imaging versus intravascular ultrasound in percutaneous coronary intervention (OPINION Trial) : results from the OPINION imaging study. JACC Cardiovasc Imaging 11 : 111-123, 2018.
6) Ali ZA, Maehara A, Genereux P, et al : Optical coherence tomography compared with intravascular ultrasound and with angiography to guide coronary stent implantation (ILUMIEN Ⅲ : OPTIMIZE PCI) : a randomised controlled trial. Lancet 388 : 2618-2628, 2016.
7) Kume T, Okura H, Miyamoto Y, et al : Natural history of stent edge dissection, tissue protrusion and incomplete stent apposition detectable only on optical coherence tomography after stent implantation-preliminary observation. Circ J 76 : 698-703, 2012.

XI. 方向性冠動脈粥腫切除術（DCA）

① IVUSをどう読む？

伊藤 良明

Point

- DCAを施行する際にはIVUSを施行し，プラークの分布を確認すると同時に透視で確認している方向と一致させる必要がある。
- 各種分枝を用いた方法が一般的に用いられている。
- その他，ガイドワイヤーとのバイアス，ルーメンやガイディングカテーテルとのバイアスを用いて方向性を確認することができる。
- 上記のさまざまな方法を用いて確実に方向を同定する。

通常は（一般的には）

　通常，IVUSガイドステントを実施する際には，病変にガイドワイヤーを通過させた後IVUSを施行し，病変の部位の判断とプラークの性状に加え，血管径を確認した後に治療方針を決定している。

　方向性冠動脈粥腫切除術（DCA）を施行する際には，下記の2点が非常に重要なポイントとなる。

（1）IVUSの読影に加えて，透視でみている方向とIVUS所見との一致性を確認すること

（2）プラークの性状がDCAにて切除可能なプラークであるかどうかを見極めること

IVUSにおける各冠動脈と透視でみている方向の関係

　左前下行枝（LAD）近位部は，対角枝の対側をRAO caudal viewとして方向のオリエンテーションをつけることが一般化している。したがって，RAO caudal viewのあたりで対角枝とLADが完全に重なってみえるviewに微調整ができるとすれば，間違いなく対角枝の対側が術者のみている方向ということになる。しかし，実臨床において対角枝が都合よくRAO caudal viewの対側に存在する，あるいは存在するように調整ができる例というのは，筆者自身の経験から5〜6割程度の症例と思われる。一般的なIVUSでの各冠動脈別の枝と透視のみている方向を示しておく（**図1〜3**）。左回旋枝（LCX）に関しては，見え方にバリエーションがあるため，目安と考えておいてもらいたい。

　対角枝を参考にできないときにどのようにオリエンテーションをつけるかは非常に重要なことである。DCAは方向のオリエンテーションがつかない状況で施行するのは禁忌といってもよいため，何らかの他の方法を用いながら透視とIVUSのみている方向を同定してから施行しなければならない。

図1 LAD

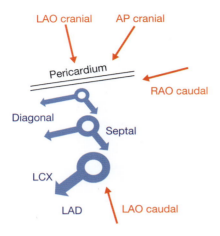

図2 LCX

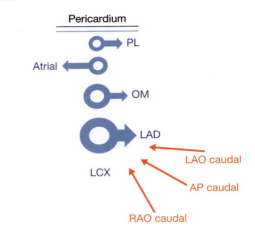

図3 RCA

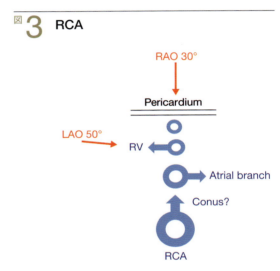

裏技は 裏技を知るためには，IVUSカテーテルとガイドワイヤーとのバイアスというものを学ぶ必要がある．このIVUSとガイドワイヤーとのバイアスを理解できると，より正確にIVUSと透視の方向性を一致させることができる．

その他，ルーメンのバイアスを用いたり，ガイディングカテーテルとのバイアスを用いたりすることで，より正確に透視とIVUSの方向性の一致を確認することもできる．ときにガイディングカテーテルのサイドホールを用いて方向が同定できることもあり，いろいろな裏技を知っておいて損はない．

IVUSカテーテルとガイドワイヤーとのバイアス

▶考え方

現在使用できるrotationg transducer typeのIVUSに関しては，トランスデュー

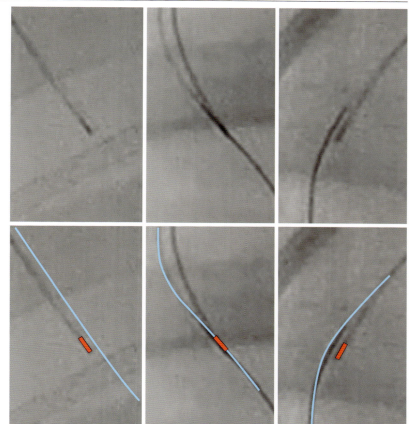

図4 IVUSのトランスデューサーとガイドワイヤー

― :ガイドワイヤー
■ :トランスデューサー

トランスデューサーとガイドワイヤーとの関係が明瞭にわかる。

裏技は

サーは不透過のマーカーとして透視で確認できる（図4）。

また，ガイドワイヤーも当然ながら不透過のガイドワイヤーとして認識できる。それを利用してガイドワイヤーとトランスデューサーの位置関係を確認するのが，ガイドワイヤーバイアスである。

▶ **症例呈示**

LAD近位部の狭窄症例においてIVUSを施行。透視の方向はRAO caudal viewである。透視を確認すると，やや遠位部ではIVUSのトランスデューサーとガイドワイヤーがセパレートしていることがわかる（図5）。

それぞれの部位を細かくみていくと，図6aの部位でトランスデューサーとガイドワイヤーが完全に重なっている。このようなことはあまりないが，もしこのように重なっている部位があれば間違いなく透視で確認している方向が同定できる。

LADの解剖を理解すると，本症例に関してはLCXの分枝方向を確認するだけでRAO caudal viewがIVUSの画像における図6➡の方向からみているとわかる（つまり，IVUSでトランスデューサーとガイドワイヤーが直線状になる方向である）。

LCXの対側方向ということを理解するには，カテーテルの検査台を頭側からみて

図5 実症例におけるガイドワイヤーバイアス

トランスデューサーはガイドワイヤーの上方に存在していることがわかる。

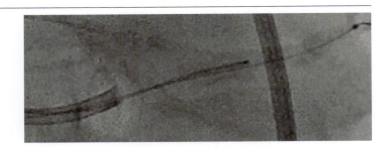

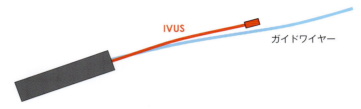

裏技は

いるとするとRAO，AP，LAOは図7，8のような方向からみていることがわかる。

その状況での心臓におけるLADをみてみると，対角枝と中隔枝の関係がわかる。中隔枝には分岐のバリエーションがあるが，対角枝はほぼ間違いなく左室の側面方向に分枝している。その状態で透視の方向を確認すると，対角枝の対側側がRAOの方向となる。もし対角枝がなかったり，重なるviewがない場合は対角枝とほぼ同じ方向に分枝するLCXを同定すれば，その対側側がRAO viewということがわかる。

その精度をさらに上げるためには，重なってない部位を確認しながら推測することもできる。つまり，図6b～dの位置でそれぞれの関係を確認するとよい。それらの位置では，ガイドワイヤーはトランスデューサーのやや下方に透視上みえる。そして末梢ほどその距離は離れている。この状況でLCXがもし確認できれば，あるいは中隔枝などがみえれば大体の透視の方向を確認することができる。本症例ではLCXが5時の方向に確認できている（図6e）。末梢ほどガイドワイヤーがトランスデューサーから離れていくことを考えると，図6➡の方向からみていると推測ができる。

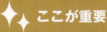

ガイドワイヤーのバイアスポイント
図6b，cの位置での透視では，ガイドワイヤーがトランスデューサーのやや下方にあることを認識する。

IVUSと透視の方向の推測方法

ガイディングカテーテルにおけるIVUSの位置関係から，IVUSと透視の方向を推測することも可能である。

症例（図9，10）では，ガイディングカテーテルの5時方向にIVUSが存在し，辺縁に近い部位に存在している。さらにガイドワイヤーとの位置関係を考えると，図10b➡の方向からみていると推測できる。トランスデューサーとガイドワイヤーの位置関係は，ガイドワイヤーがトランスデューサーの上方に透視でみえるのでやは

図 6　ガイドワイヤーバイアスの例

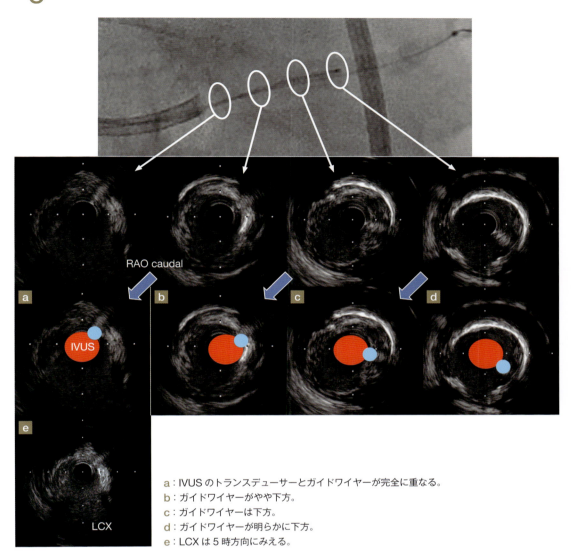

a：IVUSのトランスデューサーとガイドワイヤーが完全に重なる。
b：ガイドワイヤーがやや下方。
c：ガイドワイヤーは下方。
d：ガイドワイヤーが明らかに下方。
e：LCXは5時方向にみえる。

裏技は　り間違っていないと考えられる。

ルーメンバイアス

　右冠動脈近位部の症例を呈示する（図11）。IVUSを挿入し造影をすると，ちょうど血管の辺縁にIVUSが存在している。もし，そのような部位を確認できた場合は，透視のみている方向が推測できる。右冠動脈のLAO viewは，IVUSにおいては図12➡の方向と推測できる。

図 **7** 患者を頭側からみているイメージ

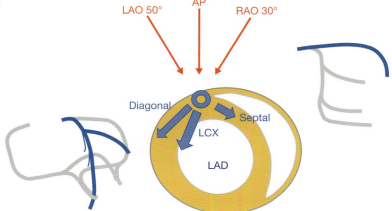

まずは各方向を確認。

図 **8** 冠動脈と透視との関係

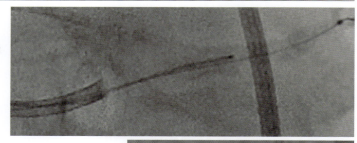

対角枝やLCXの対側方向がRAO viewということが理解できる。

図 **9** ガイディングカテーテルを用いる方法

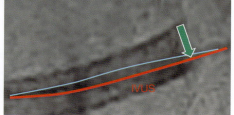

ガイディングカテーテル辺縁の近いところにトランスデューサーが存在すると透視の方向が同定しやすい。

図10 IVUS像

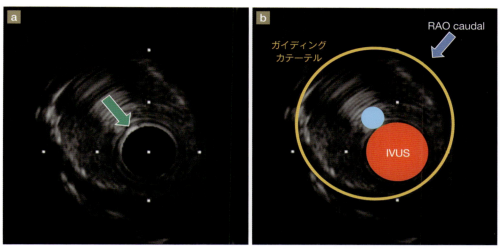

a：5時方向にトランスデューサーがみえる（→）。　b：ガイドワイヤーは●の位置にある。

図11
ルーメンバイアス

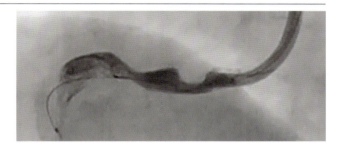

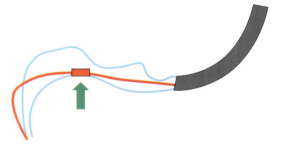

→の位置で血管内腔の下縁にトランスデューサーが存在している。

裏技は ガイディングカテーテルのサイドホールを用いた方向の同定

　その他，ガイディングカテーテルのサイドホールの部位をIVUSにて同定して透視の方向を同定することもできる。

　本症例では，ガイディングカテーテルの小彎側にサイドホールが付いている（図13➡）。そのサイドホールはIVUSで認識できる。つまり，サイドホールの方向がIVUSで同定できれば透視の方向は推測が可能となる（図14，15）。

図 **12** IVUS 像

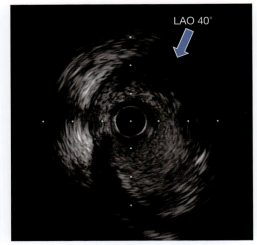

RCA ということを考えると，LAO view は➡の方向となる。

図 **13** サイドホールを用いた方法

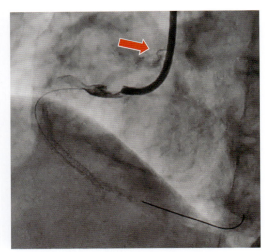

サイドホールの位置を知っていると，それを目安に方向付けができる。

図 **14** ガイド内 IVUS 像

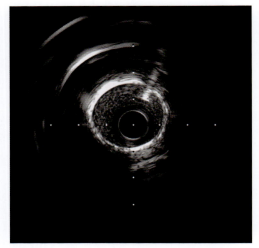

注意深く観察する。

図 **15** サイドホールの IVUS 像

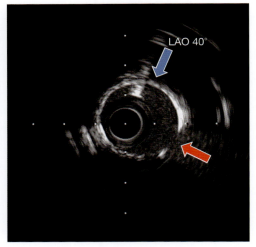

サイドホールの位置（➡）を基に，LAO view が同定できる。

裏技は

ガイディングカテーテルによってサイドホールの付いている位置は違う。

以上のように，IVUS と透視との方向性の一致を確認する方法はさまざまある。
IVUS をみる際は 1 つの方法だけではなく，さまざまな方法を併用して確認をすることが重要である。

XI. 方向性冠動脈粥腫切除術（DCA）

② DCAの方向付けと操作法のコツ

伊藤 良明

Point
- 新たなDCAではウィンドウの視認性は低下した。
- 新たなDCAではウィンドウは開いた状態で操作する。
- DCAのバルーン拡張中，直後にウィンドウが回ることがある。
- 支持体がウィンドウの向きの指標になり，支持体を認識するだけで治療ができる。
- ある程度の角度を連続的に切除する。

通常は（一般的には）

DCA（ATHEROCUT®）の特徴

　DCAはリバイバルしてから時間も経過し，筆者は100例近く治療を行った。新しくなったATHEROCUT®（ニプロ社）の特徴で認識しておかないといけないことは，以前のDCAに比べ切除能力は向上したものの，ウィンドウの視認性は低下したことである。

　ガイドワイヤーの支持体が装着されたことも，もう1つの大きな違いである（図1）。

　通常の使用法としては，8Frのガイディングカテーテルを挿入し，PCI施行前にIVUSを施行し透視とIVUSの方向性を一致させる。次に対象となるプラークが透視でみている方向からどこに分布しているかを認識したうえでDCAをもち込む。

　DCAのウィンドウを目的とする方向に向けて切除をしていくというのが誰もが行う手技であろう。

　IVUSの読影のコツについては前項で記載したが，本項ではDCAの操作法のコツを解説する。

図 1

ATHEROCUT®のハウジング部分

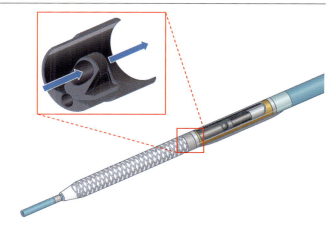

ハウジングの先端部分の中には，カッターの逸脱を予防すべくガイドワイヤー（➡）を固定する支持体が装着された。

ウィンドウの視認性を向上させるコツ

以前のDCAはウィンドウの視認性が良好であった。したがって，デリバリーする際にはカッターを閉じた状態で病変部にもち込み，標的とする方向に向けた後にバルーンを拡張し，カッターを手前に引いてから切除をするという手法が行われていた。

しかし今回のATHEROCUT®では，カッターを閉じているとウィンドウがどちらを向いているかが認識しにくい。そこで当初からこのウィンドウの視認性を高めるために，カッターを手前に引き，ウィンドウを開いた状態で冠動脈にもち込み，切除をしてはウィンドウを開くという操作を行うことがコツである。

このカッターを引きウィンドウを開いた状態で手技を進めるという手法は，カッターの先端に支持体があることから切除したプラークがノーズに入りきらずに逸脱したりする可能性が懸念された。筆者も心配しながらこの手法で施行してきたが，幸いプラークが逸脱したり，末梢に塞栓を生じたりするような症例は経験していない。そのため，この手法で操作をしても問題はないと思われる。

ATHEROCUT®回転防止のコツ

ATHEROCUT®の方向が決まりバルーンを拡張する際に，ATHEROCUT®が少し回転してしまうことがある。そして逆にバルーンをデフレーションした直後に，瞬時にATHEROCUT®が回転してしまうことがあり，注意が必要である。

したがって筆者は，バルーンが拡張している間，透視をみながらカテーテルが回転しないように手でカテーテルを固定し，十分にバルーンが拡張してATHEROCUT®が回転していないことを確認した後に両手を放し，切除をするように心がけている。また，バルーンをデフレーションする際にも透視をみながら回転が生じないかを確認し，両手でATHEROCUT®を固定しながら手技を行うようにしている。

ウィンドウの方向を同定する裏技

DCAを施行する際にいくらIVUSを詳細に読影して，透視との方向性を同定したとしても肝心のDCAのウィンドウがどちらを向いているかを認識できなければ意味がない。ウィンドウを開いた状態だと多少視認性が向上するため，現在のATHEROCUT®はウィンドウを開いたまま操作を行うと前述したが，より確実に，間違いなくウィンドウの方向を同定できる方法がある。

それは「支持体をみる」ことである。支持体そのものはカッターの逸脱を防ぐためにウィンドウの遠位部分に装着された金属である。そしてこの支持体が透視でくっきりとみえるのである（図2，3）。

支持体は透視において薄い板のような状態でみえるため，この支持体とウィンドウとの関係を認識することで間接的にウィンドウの向きを同定できることになる。

支持体が最も薄くなる（つまり透視では最も不透過体としてみえる）とき，ウィン

図2 ハウジング部分の透視像

ハウジングがちょうど上を向いている（➡）。そのとき，支持体（◯）はハウジングの反対側の不透過体として認識される。

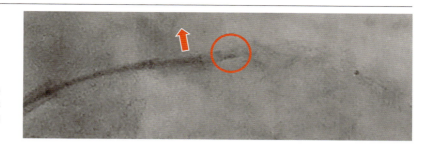

図3 LAD近位部の症例

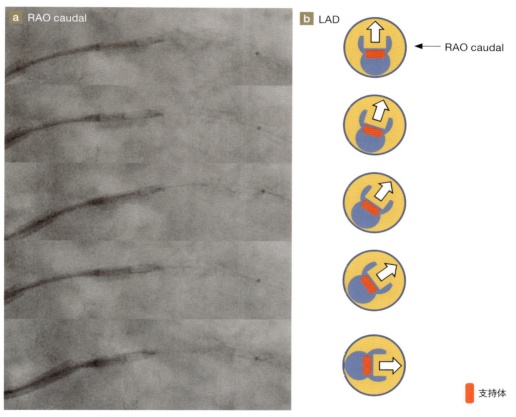

まずは真上や真下を向いている状態を確実に認識することが重要である。支持体が最も薄く不透過体として認識できる位置がハウジングが真上や真下を向いている状況である。本症例では，筆者は真上のプラークから術者側まで90°の角度のプラークを5回くらいに分けて切除している。支持体をみながら手技を行うと，このような切除が可能である。

ドウはその対側側に存在する。

　現在のATHEROCUT®でウィンドウを透視でいくらみても，例えば真上を向いてるときと多少術者に対して15°くらい前後にみえる場合とを識別することは非常に難しい。

　しかしこの支持体を利用すると，いとも簡単に認識できるのである。

　この方法は是非利用していただきたい。筆者はこれが裏技だと考えている。

　支持体を確認することで真上や真下そしてその多少の前後方向は確実に同定ができて切除ができるが，術者に対してちょうど前後に向けたいときにはどうすればよいのであろうか？

　基本的には左冠動脈でRAOの方向から手技をしているとしたら，ウィンドウを真下に向けてから半時計回りに回転させれば手前側を向くし，ウィンドウを真上に向けてから時計回転方向に回すことで術者の方向を向くことになる。右冠動脈の場合はその逆である。

　そのうえでさらに前後どちらかを向いているかは，バルーンを拡張後に確認すればよい。完全に前後を向いている場合は，バルーンが拡張してもほぼそのバルーンはみえない状態になるはずである。多少下向きであればバルーンはややATHEROCUT®の上方側に拡張するし，多少上向きであればバルーンは下方側に拡張するので，それにより微調整をすればよい。

　前後であるかを認識したければ，透視のアームを振り確認すれば間違いない。

ATHEROCUT®の操作法のコツ

　ある程度の角度を連続的に切除することがATHEROCUT®操作法のコツである。つまり一方向だけを切除するのではなく，90°くらいの角度を連続的に切除するということである。これは簡単なようで結構難しい。ATHEROCUT®カテーテルのトルク伝達の特性を術者が習得しないと，少しずつウィンドウの角度を回すということができないからである（図4～7）。

　ATHEROCUT®はトルクの伝達はよいものの個体差があり，なかなかウィンドウが回らない症例も多く経験する。よくあるのが，回転しないといってトルクを伝えていくと，そのうちに瞬時にグルっとウィンドウが回転してしまうことである。これをプラーク切除中にやってしまうと，ある部分のプラークは切除でき，ある部分のプラークが残存してしまうということになる。ときにはフラップのようなものが冠動脈内腔に浮遊するようなこともある（図8）。

　このフラップや削り残しをその後上手に再切除するのは難しい。そのため，筆者は一度の切除を45～90°くらいの幅を一遍に連続的に切除しながら手技を進めるようにしている。最初は非常に難しいと思われるが，慣れてくると自由自在にウィンドウの向きをコントロールできるようになるはずなので，是非習得していただきたい。コツは，回しすぎたときには，そのたまったトルクを戻すために反対回転にすることである。どのくらい戻すかについては経験によるところもあり，個々の患者の状況によっても違うため慣れるしかない。ATHEROCUT®のトルク伝達の特性をつかむと完全にデバイスの方向性をコントロールできるようになる。

　もちろん，先に述べた支持体をみながら切除をすることでそれが実現できる。

図 4 LAD近位部の狭心症の症例

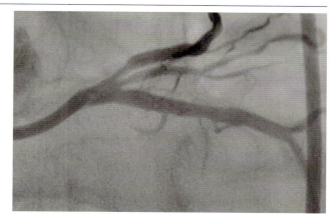

DCAを施行した。

図 5 PCI施行前のIVUS像

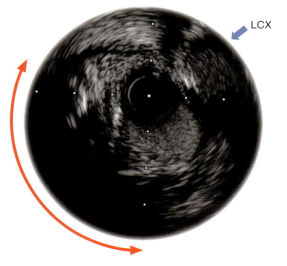

LCXの対側にプラークを認める（⟷）。

図 6 DCA施行

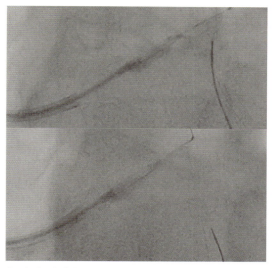

ある程度の角度をつけて，満遍なくDCAを施行した。

図 7 DCA後造影

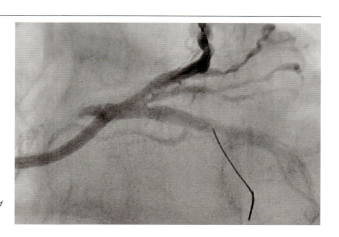

最初の10カット程度後の造影であるが，プラークが切除され狭窄も軽減している。

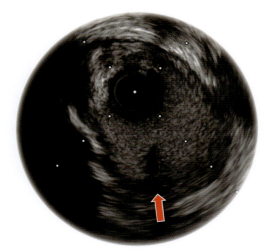

図 **8** フラップ像

IVUSでは内腔が拡大し，プラークも満遍なく切除できているが，フラップ（残存プラーク）を認めた（➡）。

裏技は

　一度切除をしてバルーンをデフレーションした瞬間に，ウィンドウが少しだけ自然に回転することがあると，先に述べた。これを見逃すとウィンドウの向きを間違ってしまうことがある。筆者は，この現象はATHEROCUT®の切除する前に回転させたシャフトにたまっていたトルクが解除されることで生じると考えている。そのような動きをする症例であれば，ある程度ATHEROCUT®を回転させて目的とする方向にウィンドウを向けた後に，少し反対方向にATHEROCUT®のトルクを戻してあげるような操作も加えるようにするとよい。そしてその現象を認識するため，バルーンをデフレーションする瞬間は透視を必ずみながら回転が起こらないかどうかを確認することが重要だと考える。結局「多く経験する」ことが重要であるが，そういうものだと認識して操作すれば裏技の習得も早いかもしれない。

　そのあたりがDCAが普遍的に普及しない理由だと思うが，やはり術者のセンス，技量，経験などに成否が左右されてしまうデバイスであることは否めない。

フラップが残存してしまった場合

　DCAを施行していると，おそらく一度はプラークの削り残し（筆者はフラップとよんでいる）が生じて，そのフラップがなかなか切除できないという経験をすると思う。

　IVUSで確認してそのフラップをめがけてDCAを操作して切除しようとしても，なかなか切除できないという経験をしている術者もいると思う。

　フラップを切除する際は，フラップがふらふらしてしまっているため，そこにウィンドウを向けてもなかなかウィンドウに入らないのではないかと筆者は考えている。そこで先ほどの方法と同様に，ウィンドウをある程度の角度をもって連続的に削る

> **裏技は**

方法がコツである。

連続的に削ることでたいていの場合は最終的にフラップの根っ子（基部）の部分が切除できることになる。IVUSでフラップの残存する方向を同定したら，その45°くらい上下や前後の方向から切除を開始し，そのまま連続的に90°ぐらいの角度を切除するということである。

もし1～2回の切除でもフラップが残存するようであれば，そのまま同じ部位と方向でバルーンの圧を上げて同様の操作をするとよい（図8～21）。

DCA施行の目的がDCA aloneであるなら，フラップを切除できなければステントを留置することになるので，上記の方法を是非試していただきたい。

図9 フラップの切除

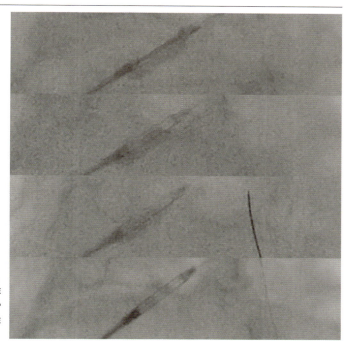

フラップを切除すべく，追加DCAを施行した。この際にフラップの方向を最初から向けて切除をするのではなく，フラップの45°程度向こうから満遍なく連続的に少しずつ動かしながら切除を行った。

図10 フラップ切除後

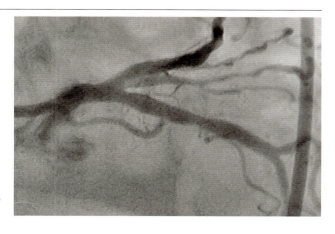

造影上0％狭窄となり，DCA単独で治療を終了した。

図 **11** フラップ切除後のIVUS像

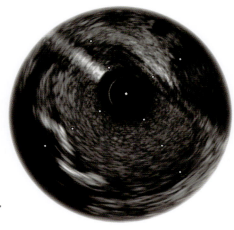

IVUSではフラップも切除されており，内腔面積は12mm^{2}以上となった。

図 **12** LAD近位部の狭窄症例

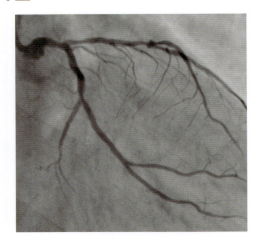

図 **13** PCI施行前のIVUS

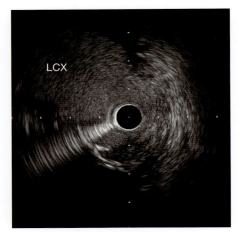

左回旋枝（LCX）の対側を中心としたプラークを認めた。

図 **14** DCA

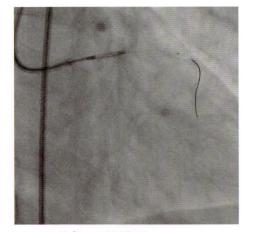

DCAで5カットほどプラークを切除した。

図 **15** DCA後

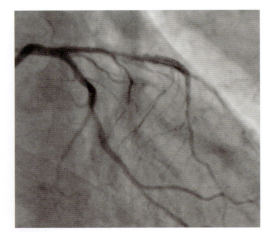

狭窄は軽快した。

図 16 フラップ像

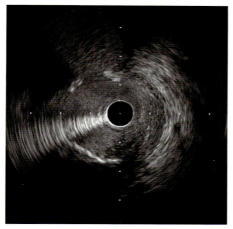

IVUSを確認すると，プラークがフラップ状に切除されていた。

図 17 フラップ像（破線）

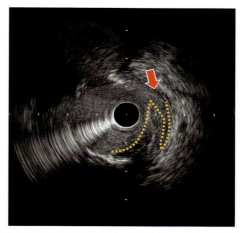

ちょうど➡の部位にやや深めにカットが入り，プラークがフラップ状に浮いてしまっていた（黄色破線）。

図 18 フラップ切除

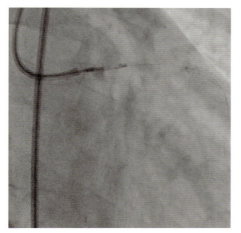

DCAでIVUS画像1〜7時方向に連続的にフラップ切除した。

図 19 フラップ切除後のIVUS像

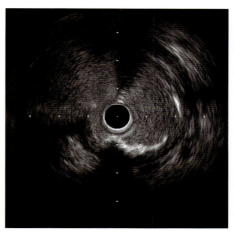

IVUSを施行すると，フラップは消失していた。

図 20　フラップ切除前後のIVUS像

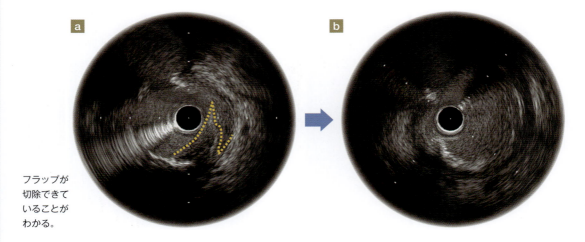

a　b

フラップが切除できていることがわかる。

図 21　最終造影像

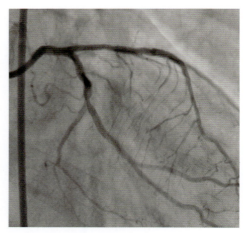

良好な内腔拡大が得られていた。

XI. 方向性冠動脈粥腫切除術（DCA）

③ DCAもち込みのコツ

伊藤 良明

Point

- DCAの冠動脈へのもち込みに難渋する例がある。
- ノーズが冠動脈に入ると，後は抵抗なくもち込める症例が多い。
- 入りにくい場合，時計回りに回すと挿入される例が多い。
- ガイドワイヤーやガイディングカテーテルの種類の変更も考慮する。
- DCAとガイディングカテーテルを一緒に押し込むと挿入できる例もある。

通常は（一般的には）

8Frを使用

新しくなったATHEROCUT®は以前のDCAよりも小口径化したため，7Frでも施行可能とのことであるが，実際には8Frのガイディングカテーテルを使用し施行している。理由は8Frのガイディングカテーテルを使用することで，DCA施行中に造影剤が使用可能なためである。

DCA施行中にはプラークの切除方向も重要であるが，実は長軸方向の位置関係を確認することも非常に重要である。そのため，DCAを挿入中に造影剤を使用して位置確認をすることは必須である。

サイドホールは？

ガイディングカテーテルにサイドホールを付ける術者と付けない術者がいる。付けない利点は造影剤を注入しやすいという点が挙げられるが，ガイディングカテーテルは8Frを用いているのでダンピングした際には，虚血や解離を生じるリスクが生じる。付ける利点としては，造影効果は劣るものの，施行中に虚血になる可能性はサイドホールなしの場合より低くなると考えられるため，何に重きをおいてDCAを施行したいかを考えて自分で選択すればよい。

ちなみに筆者は，全例サイドホールを付けている。それにより造影ができず難渋した経験はない。

冠動脈挿入法

次にDCAの冠動脈へのもち込み方について述べる。通常はバックアップ系のガイディングカテーテルを用いてサポートガイドワイヤーを病変末梢に留置する。DCAのガイドワイヤーは操作性が悪いものが多く，ワイヤーはなるべく冠動脈末梢に留

通常は

置しておく。

DCAの挿入時にはいくつかの方法があるが，筆者はガイディングカテーテルをややディープにエンゲージしたうえでガイドワイヤーをサポートしつつDCAのノーズを挿入してしまうようにしている。

ときにDCAを挿入しようとすると，ガイディングカテーテルが冠動脈から落ちてしまい挿入に困ることがある。その際の挿入方法については，「裏技は」で述べる。

狭窄部で進まないときは？

DCAカテーテルが冠動脈には挿入できたものの，なかなか狭窄部まで進まないことがある。そのような場合はATHEROCUT®を時計回りに回転させながら押してあげると進んでいくことが多い。狭窄部に石灰化が存在したり，狭窄部の遠位部に屈曲がある場合などはなかなかATHEROCUT®が進まないので本法を試すとよい。

DCAが挿入されれば，後は事前のIVUSで同定したプラークの位置に微調整をして長軸および短軸方向の位置を確認しながら切削を開始する。

筆者は透視で狭窄部がみにくい場合やプラークがスパイラルに分布している場合にはテストカットを行い，IVUSの読影と実際の切除方向の正誤性を確認してからカットを継続するようにしているが，通常の病変ではテストカットをすることなく施行している。

DCAのバルーン拡張圧は，血管サイズにもよるが，原則的に2atm以上では最初は切除しないようにしている。1atmではバルーンがなかなか拡張しないため，もし1atmで切除をしたい場合は，まず2atmに上げてから1atmに減圧して切除をするとよい。

バルーンは造影剤を1/2よりもやや濃く希釈して使用することが多いが，なかなか拡張も減圧も時間がかかるため切除する際にはバルーンの拡張をある程度待って拡張を透視で確認後に切除を行うことが重要である。

裏技は

DCAを冠動脈内にどうしてももち込めないとき

通常の方法で操作を行っても，DCAのカテーテルが冠動脈にもち込めないことがある。DCAのカテーテルがガイディングカテーテルの1stカーブ近くまで進み，それ以上進めると，DCAのノーズは固いためガイディングカテーテルが直線化し，多くの例でエンゲージが外れてしまう。その状態でガイディングカテーテルを再挿入しようとしても，DCAのカテーテルを引かない限りガイディングカテーテルを進めることができなくなってしまう。

そのような状況がわからずガイドを無理にエンゲージしようとして，すべてのシステムが冠動脈から外れてしまうという術者を時折みかける。

▶引いて入れ直す

そのようなことを防ぐためにはまずガイディングカテーテルの1stカーブの手前に

DCAを挿入し，その位置でガイディングカテーテルを十分なパワーポジションにエンゲージし直すことが重要である。その状態で一気にガイドワイヤーをやや引き気味にしながらDCAカテーテルを進めていくと，DCAのノーズが冠動脈に「スルッ」と挿入されることが多い。

▶DCAとガイディングカテーテルを一緒に進める

それでも挿入ができないときは，DCAカテーテルをガイディングカテーテルの1stカーブの手前までもってきた際にDCAカテーテルをフォールドしながらガイディングカテーテルを冠動脈から外してしまいDCAのカテーテルの近位部まで引き抜いてしまう。

そしてその位置から，ガイディングカテーテルおよびDCA全体をガイドワイヤーをやや引き気味にしながら進めると，冠動脈に進むことがある。

その際には，大動脈の上方にDCAカテーテルおよびガイディングカテーテルを引き上げた状態から挿入していくと挿入されやすい（**図1**）。

▶ガイドワイヤーあるいはガイディングカテーテルを変更する

それでも挿入が困難であれば，挿入しているガイドワイヤーあるいはガイディングカテーテルの種類の変更を考慮する（**図2**）。

ガイドワイヤーは数種類使用できるが，基本的にはよりサポートのあるガイドワイヤーに変更したほうが挿入はしやすくなると考えてよい。症例ごとに何が挿入の妨げになっているかを見極めて対応をするということである。

通常の施行法でも記載したが，DCAカテーテルのノーズを冠動脈入口部内に挿入してもその後DCAが奥に進まないことがある。

そのような場合は，DCAカテーテルを大動脈の位置から時計回りに割と力強く素早くグルグル回しながら押すことで，スルスルと冠動脈内に挿入されるので，是非施行していただきたい。

図 1 DCAとガイディングカテーテルを一体化あるいは単体で挿入

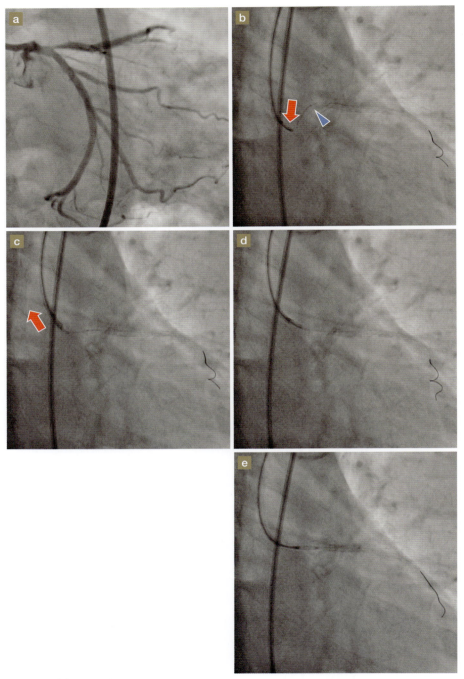

a：LAD近位部の狭窄例。
b：DCAを施行しようとするも，ノーズ（▶）がLMTから入っていかなかった。DCAのノーズコーンは非常に硬いため，そのまま押しても弁尖（cusp）のほうに落ち込むだけである（➡）。
c：図1bのような場合はガイディングカテーテルを上行大動脈に引き上げる。
d：DCAとカテーテルを一体化させる。
e：押し込んでいくと挿入される。DCAを施行した。

図1（続き）

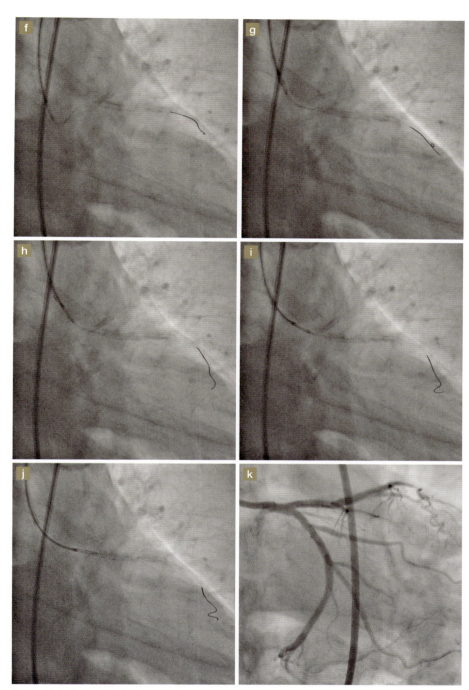

f：その後も再切除をしようとすると同様の現象が生じた。
g：今度も大動脈にガイディングカテーテルを釣り上げる。
h～j：今度はDCAカテーテルだけを進めると軸性が変わり，スムーズに冠動脈内に進んでいった。
k：最終造影像。DCA aloneで終了した。

図2 ガイディングカテーテルを変更して挿入

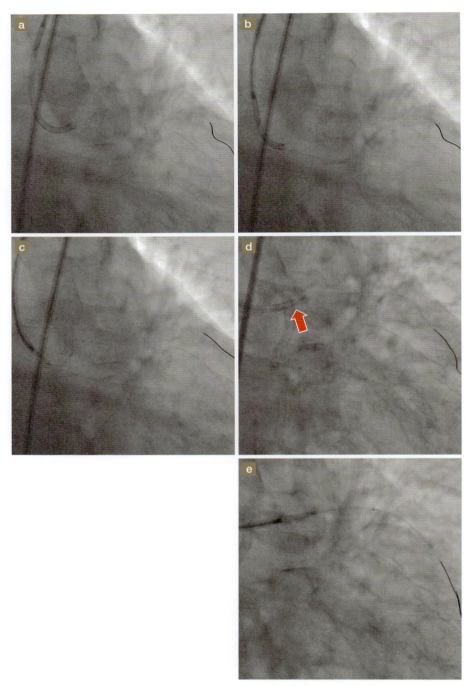

a：LAD近位部の症例で，FCLという先端が比較的軟らかいガイディングカテーテルを用いて手技を行った。
b：DCAをもち込もうとするとノーズが固く，ガイディングカテーテルが弁尖（cusp）のほうに落ちてしまった。
c：何とかノーズだけ冠動脈に挿入できないか操作してみた。カテーテルを釣り上げたりもしたが，DCAをもち込むことはできなかった。
d：ガイディングカテーテルを変更し，CLSというややサポートのあるタイプのカテーテルに変更した（➡）。
e：何の抵抗もなくDCAはもち込めた。このようにガイディングカテーテルを変更するのも1つの手である。

XI. 方向性冠動脈粥腫切除術（DCA）

④石灰化を切除する際のコツ

伊藤 良明

Point

- 基本的に不安定プラーク，石灰化プラークはDCAの非適応病変である。
- 石灰の混在するプラークの切除をしないといけないことはありうる。
- カッターを過度に押し付けるとモーターは緊急停止し，再起動しなくなる。
- 裏技を使用すると，石灰化も切除できる。

通常は（一般的には）

　DCAの非適応病変として，不安定プラーク，石灰化病変のほか，屈曲病変などいろいろな非適応病変が存在しうる。

　かつてのDCAでは，そのスペック上，石灰化を切除するだけのカッターの強度がないだけではなく，回転数も低かったため，石灰化は切除できないといわれていた。

　しかし，ATHEROCUT®ではカッターの素材が強固になり（diamond like carbon：DLC），回転数も上昇したことにより，多少の表層性の石灰化の切除は実際には可能である。あくまでも石灰化があっても切除してよいというわけではなく，多くのプラークには多少の石灰化が存在あるいは混在していることが多いが，そのような場合でも切除できる可能性があるということである。

　実際にはカッターを進める際に多少の抵抗を感じながらも切除は可能であり，石灰は切除されてしまう。

　ここで注意するべきことは，カッターが進まないときにカッターを強く進めてしまうとモータードライブのほうの安全装置が作動し回転が自動停止（緊急停止）してしまい，カッターは二度と回転しなくなることである。その際は，新しいモータードライブユニットをもち出さないといけなくなる。

　そこで筆者は，そうならないようにいくつかの工夫をしながら石灰化プラークを切除している。

裏技は

　ある程度の厚みのある石灰化プラークにカッターが接触すると明らかにカッターが進まなくなる。そのような石灰化は時間をかけてゆっくりカッターを進めることで切除できることがある。しかし30秒くらい回し続けてもカッターが進まないときは，そこで中断するのではなくバルーンの拡張圧を0.5atmずつくらい落としてあげることで切除が可能になる。0.5atm落としても切除できなければ徐々に低下させていき，ときには0atmで切除をする。これまで0atmにしてもカッターが進まなくなった症例を経験したことはない。

　カッターが進めば多少のローテーションをさせて（15°くらい）再度切除を試みる。

裏技は

それをくり返すことで，ほとんどの症例で石灰化の切除が可能になると筆者は考えている。

石灰化の表面を少しずつ鉋（かんな）で切除していくような感覚である。

その際に注意するべきことは，石灰化プラークが切除されたときに，その石灰化プラークがノーズコーンに入らず支持体とカッターの間に挟まる例があるということである。その場合，DCAのガイドワイヤーが動かなくなったり，ときには全く動かなくなることがある。そうなればDCAをガイドワイヤーごと抜去すればよいので

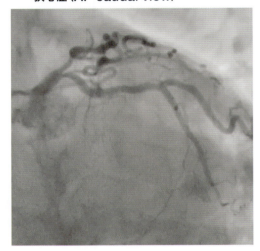

図1 LADとLCXの近位部に狭窄をきたした狭心症（AP caudal view）

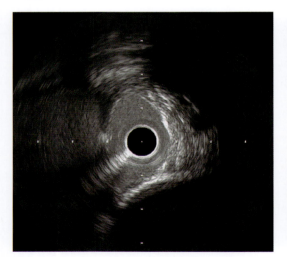

図2 PCI施行前のIVUS像

LAD近位部の狭窄部位にeccentricなプラークを認めたが，superficialなcalcificationが主体の狭窄であった。石灰化の角度はそれほど広くないため，DCAにて切除可能と判断し，施行した。

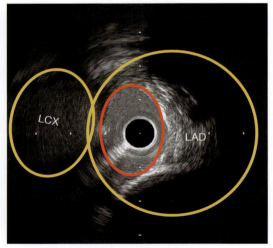

図3 IVUSのオリエンテーション

プラークはLCXの対側に偏心性に存在している。

裏技は

あるが，再挿入など手技が非常に煩雑になってしまう．

　実際に切除できた石灰化プラークを触ると非常に硬く，そのようなプラークはカッターと支持体の間，ときには支持体とガイドワイヤーの隙間にはまり込むということを認識しておいていただきたい．

　したがって石灰化を切除したと思ったら，その都度石灰化プラークを取り出しながら手技を進めるようにし，大量のプラークを一度に切除しようとしないことがコツである．

図4　DCA施行

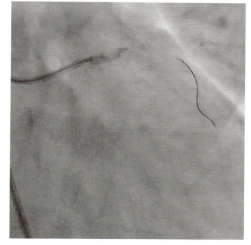

DCAのデリバリーに難渋したがなんとか切除ができ，合計43カットにてある程度の内腔が確保できた．

図5　最終造影像

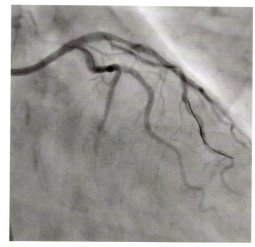

0%狭窄となり，最終的にはステントを留置せずDCA aloneにて手技を終了した．

図6　治療前後のIVUS像

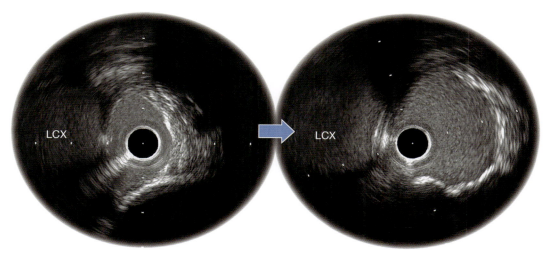

多少の石灰化であれば，DCAにて切除ができる．

図7 病理組織像-1

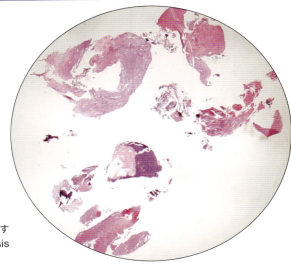

本症例で切除された病理組織の一部を示す（HE stain×20）。Fibro-atherosclerosisが主体である。

図8 病理組織像-2

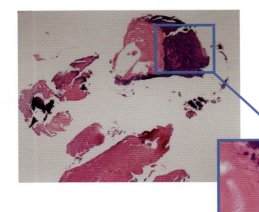

HE stainにて石灰化プラークが切除されていることがわかる。DCAではかつて石灰化は切除不可能とされていたが、ATHEROCUT®はカッターの素材が堅牢化したことと、回転数が高回転になったことより切除できる。

XII. ロータブレーター

①どのように削るべきか

山脇 理弘

Point

- 切削の目的をはっきりさせ,エンドポイントを決めておく。
- プラットホームの位置にこだわる。必ず造影して屈曲部や病変との位置関係,burrがすでに冠動脈壁の当たっていないか,確認する。
- Burrは決して押さない。押しすぎないよう,狭窄部位でburrのコントロールを行う。
- ロータブレーターにとって最大のリスクは,冠穿孔とスタックである。屈曲,側枝入口部などburrの進行部分と冠動脈の軸が異なりガイドワイヤーがショートカットする部位,ステント再狭窄部位など,「危険地帯」を十分認識する。

通常は (一般的には)

ベアメタルステント(BMS)時代はステント内腔を得る目的でaggressive debulkingという概念があった。Balloon to artery ratio(B/A比)をより多くとる(0.7以上),積極的な切削方法が主流であった。薬剤溶出性ステント(DES)時代に入り,ステント内腔をできるだけ急性期に得る手法に変わりはないものの,DESのテクノロジーにより再狭窄率の低減がなされ,BMS時代ほど積極的なデバルキングの必要性はなくなった。B/A比を上げて,血管に対して相対的に大きいburrサイズを使用することは,冠動脈穿孔やslow flow/no-reflowの合併率を上昇させる。DESの導入やスコアリングバルーン技術の向上から,次のデバイス通過やステント留置のための病変への準備,いわゆるlesion modificationという概念が提唱され,現在は最終のB/A比は0.5〜0.7前後と,以前に比べ控えめの施設が多いと思われる。

石灰化病変の切削方法も古典的な長時間病変に押し付けたままにするslow platformから,burrを前後させて短時間で病変をこづくようにして少しずつアブレーションしていくpecking motion(図1)へ変化した。

一方,burrの動かし方(ゆっくりか,早くか),2種類のガイドワイヤー(ROTAWIRE Floppy,ROTAWIRE Extra Support)の使い分け,また最近はlow speed/high speedロータブレーターの有用性についてなど,ロータブレーター(ボストン・サイエンティフィック社)はいまだ議論の尽きないデバイスである。

図1 Pecking motion

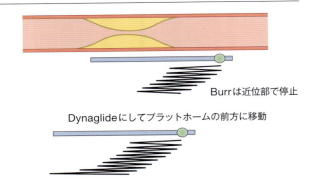

Burrは近位部で停止

Dynaglideにしてプラットホームの前方に移動

裏技は

ガイディングカテーテルにバックアップは必要

　ロータブレーターの使用に際して，議論はあるが，筆者らはバックアップのあるガイディングカテーテルを使用している．7Fr以上，大腿動脈アプローチで，サイドホール付きのガイディングカテーテルを使用することが多い．Burr作動時のjump inを懸念し，Amplatz typeのガイディングカテーテルに否定的な意見もあるが，ガイディングカテーテル内でのDynaglideの使用，プラットホームの位置に気を付けること，切削を始める前にノブを一横指引いてカテーテル内のたわみを取るという基本動作を行えば，使用に問題なく，むしろ左回旋枝（LCX）や右冠動脈（RCA）には良好なバックアップと，特にLCX入口部に対しては，同軸性を提供してくれるためむしろ有用である．

切削の目的をはっきりさせる

　ロータブレーター施行の目的として，
(1)「次のデバイス通過の前処置，lesion modification」のために使用するのか
(2)「ステントの内腔を得るためにターゲットの石灰を切削するデバルキング」として用いるのか
を施行前に明らかにしたほうがよい．それはエンドポイントの決定にも重要である．

　(1)ではB/A比は低い．び漫性の小血管にIVUSやOCT/OFDIが通過しない場合やslow flow/no-reflowの発生を極力避け，最初からカッティングバルーンなどのスコアリングバルーンを主体に前拡張を考えている場合が多い．
　一方，筆者らの施設では，(1)の戦略に加え，イメージングガイド下に(2)の戦略を利用することも多い．OCT/OFDIガイドでの石灰化の切削は，石灰化表面に亀裂（tear，crack）の入る厚さまで切削することを目標にしているため，血管造影で判断するよりも，より大きいサイズのburrが必要なこともある．例に挙げると，治療前のOCT/OFDIにより，360°かつ非常に厚い石灰化病変，calcified nodule，分岐部のカリーナ反対側の石灰化の削ぎ落し（図2）を行う場合などである．その意味において，大きいサイズでburrへサイズアップできる余地のある7Fr以上のガイディン

図2 ロータブレーター前後のOCT像

a ロータブレーター施行前のOCT像

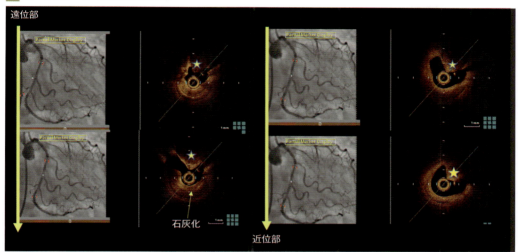

☆：突出する石灰化

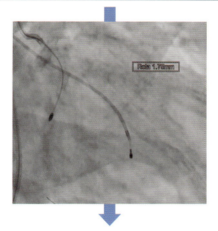

b ロータブレーター施行後のOCT像

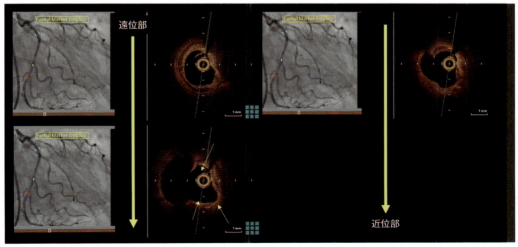

石灰化がアブレーションされている。

> **裏技は**

グカテーテルを第一選択としている。

　Calcified noduleに関しては，ロータブレーターで切削することで内腔に突出したnoduleを削ぎ落すことができ，病変形態を変化させることができる。術前には通過できたIVUSが，ロータブレーター後には病変を通過しないこともよく経験する。Carcified nodule自体を大きめのサイズのburrで削ぎ落してもよいが，小さめのサイズのburrで優しくゆっくりと押し当てて窪みを作製し，次のPTCAバルーンがうまくはまり込めば，最終的には円形にステントを拡張することができる。

▶症例呈示

　同一血管でロータブレーターを使用した場合，使用しなかった場合の症例を示す（図3）。

　本症例はIVUS上，近位部と遠位部に2カ所のcalcified noduleを認めた（図3）。

　エキシマレーザーを使用し，近位部の病変に押し付け（図4a），病変形態が変化したため，IVUSはガイドエクステンションカテーテルを使用しても通過しなくなった（図4b）。

　1.25mmのburrで切削を施行し（図4d），近位部のcalcified nodule内へトンネルを作製した（図5）。

　トンネル内にPTCAバルーンを通過させて拡張し，DESを留置した（図6a，b）。遠位部の病変は，先に近位にステント留置したため，ロータブレーターは使用せず，通常通りノンコンプライアントバルーンで前拡張を施行してステントを留置した（図6c，d）。

図3 2 calcified nodule

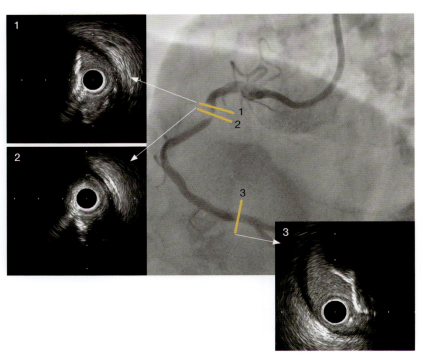

図4 Calcified noduleの治療

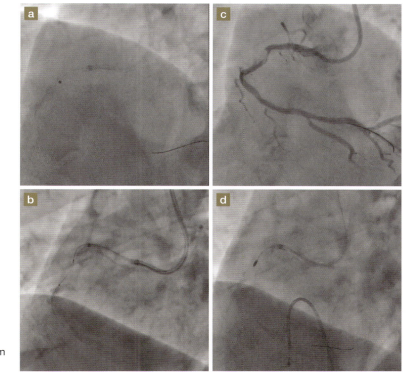

a：エキシマレーザー施行
b：IVUS不通過
c：造影像
d：ロータブレーター 1.25mm burr施行

図5 ロータブレーター後のIVUS像

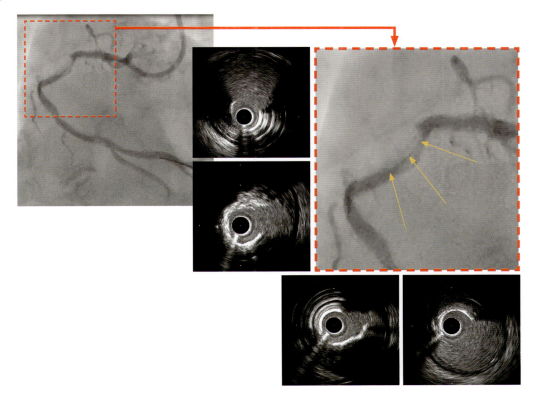

① どのように削るべきか

図6
バルーン拡張

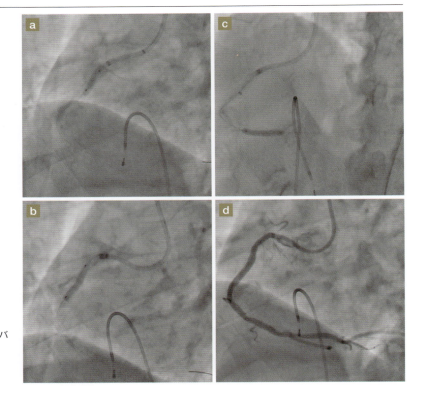

a, b：バルーン拡張
c：＃3にノンコンプライアントバルーン拡張
d：造影像

図7
ステント留置後IVUS像

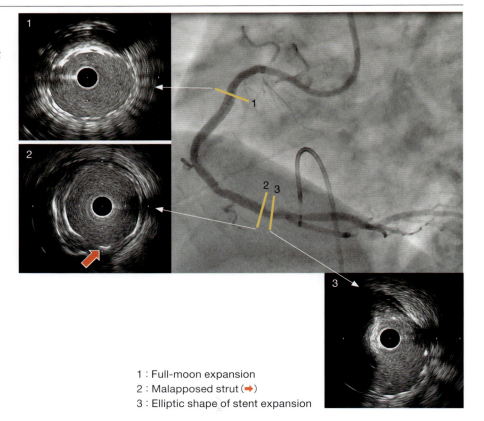

1：Full-moon expansion
2：Malapposed strut（➡）
3：Elliptic shape of stent expansion

316

裏技は

術後のIVUSを示すが，エキシマレーザー，ロタブレーターを使用してcalcified noduleの中心を取り，バルーニングを行った近位部位は円形にステントは拡張したのに対し（図7a），遠位部は楕円形にステントが拡張しており，かつステント非圧着部位は近位部に比較し目立っていた（図7b, c）。Lesion modificationの重要性が示される結果となった。

プラットホームの位置にこだわる

プラットホームの位置は，あらかじめ血管造影で決めておく。注意すべき合併症として，activateさせた瞬間のburrのjump upがある。これはたわみの残っている状態でロタブレーターを回転させたときに，Rota burrが自然と奥に瞬時にjump upする現象である。したがって，屈曲した場所をプラットホームにするのは避けたほうがよい。Burrの方向が血管の中心軸と大きく離れていると，jump upした場合に思わぬ血管損傷をきたす危険がある（図8）。

プラットホームは近位部から設定する。病変よりも近位部の血管内の抵抗（屈曲，石灰化）のため，プラットホームを近付ける際に支障になることもあるため，足場を作る意味で，筆者らは思いきって近位部から切削し始め，プラットホームを徐々に前に進めていく。病変の近位部でDynaglideにて通過していた部位でも，ときにburrスタックすることがあるためである。ガイディングカテーテルを7Fr以上にしてバックアップを強くすることにより，後のこの作業がやりやすくなる（プラットホームの位置のコントロール）。

プラットホームは近接しすぎても，遠隔でも至適とはいえない。

どのように削るか：Slow movement and small pecking

「Burrは押さない」という概念で間違いない。病変に優しくburrの先端を当ててから，熱損傷を避けるべくslow movementを行う。Burrをゆっくりと，近位部から病変にかけて比較的短い時間で前後し，数回のセッションで徐々に石灰化を切削し

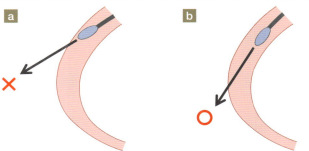

図8 プラットホームの位置決めとburrの向き

a：血管と同軸ではない。
b：血管と同軸であると，jump up時も問題はない。

- 血管造影にてプラットホームの位置決めをしておく。
  近位部すぎず遠位部すぎず，なるべく屈曲のない部位を選択する。
- Jumpingを考慮し，やや近位部と思われる部位をまずはじめのプラットホームとする。
- プラットホームでbarrの方向が血管の中心軸とずれていないか，造影して確認する。

裏技は

ていく（図9）。経験のある術者でpeckingのストロークを大きく，とても速く施行することが推奨されている場合もあるが，筆者らは施行していない。特に病変内およびその近位部に屈曲がある場合，予測したワイヤーバイアスと異なった部位をburrは通過し，病変に飛び込んで，思わぬ合併症をきたす可能性がある。

　病変が硬く通過できない場合は，決してburr自体を押さず，通常のpeckingよりもかなり小さくしたsmall peckingを行うことが多い（図10）。透視では先端は動いていないようにみえるが，押しすぎることはなく，遠位部に飛び出して血管損傷やburrスタックを防止できる。Burrのコントロールが効くため，当院ではこの方法を施行している。それでも通過できない場合は，プラットホームが遠ければ近付けること，burrサイズを小さいものにステップダウンすること，ガイドワイヤーを変更することなども考慮する。

　高速回転・低速回転のどちらを選択するかについては，詳細は他項に譲るが，原則当院では18〜20万回転の高速回転を採用している。高速回転でより短時間で治療を終了するほうがさまざまな合併症を回避できると考えている。

Slow flow /no-reflowの予防

　石灰化病変の性状や血管の蛇行により，切削する石灰やプラーク量が変わってくる。さらに末梢の血管床，微小循環障害の有無も患者により異なる。このため，必ずしもburrの操作だけでslow flow/no-reflowを防げるわけではない。しかし，術者

図9　Slow movement

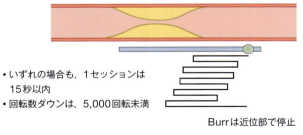

図10　Slow movement and small pecking

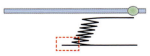

318

はできるだけslow flow/no-reflowを防ぐ努力をしなければならない。そのためには，下記の点を注意する必要がある。

（1）Burrを強く押しすぎない

（2）イメージングガイドで適切なburrサイズを選択

（3）Step burr technique（最初に小さめのburrを選択し，徐々にサイズアップしていく）

（4）生理食塩水のフラッシュ（15〜20秒おき）

（5）1回の切削時間の短縮（15秒以内のアブレーション）

（6）手技時間全体の短縮

（7）昇圧を怠らない（ノルアドレナリンを術中こまめに投与して収縮期血圧は120mmHg以上に保つ）

どの場所が危ないか？　透視で観察しうるターゲットの石灰化病変と危険部位の位置関係を認識する

安全のため，あらかじめ血管造影で危険な場所を予測しておく。病変の出口すぐの屈曲，特にワイヤーバイアスが心筋側から心外膜側にシフトして，完全に透視，イメージングデバイス上，normal lookingな血管壁に接している部位にburrが勢いよく突っ込むと，曲がりきれず，冠動脈穿孔をきたしうる。

▶症例呈示

LADの石灰化病変は2カ所，近位部（**図11a** □）と遠位部（**図11a** □）で観察できる。出てすぐに比較的急峻な屈曲を認め，石灰化病変の出口は透視上，石灰化ははっきりしない。本来であれば，比較的内腔のある近位部（**図11a** □）はゆっくりとslow movementで心筋側（屈曲の内縁側）に這わせるように切削を行い，遠位部の病変（**図11a** □）を切削する場合は，できるだけプラットホームは**図11c**の2を越えて，奥のターゲット1の前にもっていきたい。Dynaglideで**図11c**の2の屈曲を越えられなければ，3におくしかないが，最初から2におくとactivateでjump inし穿孔を起こすので避ける。そして遠位の**図11a** □の病変にはゆっくりと入り，burrをslow movementで優しく当てて，病変通過の際は，**図11b** □の危険部位に飛び込まないように，small peckingでburrを制御する。決して押さないように細心の注意を要する。

本症例の術者は，ロータブレーターを開始して最初のケースであり，近位部のプラットホームから大きなストロークで一気に遠位部へburrが飛び込んでしまった（**図12**）。OFDIのために造影にてblow out型の冠破裂を認めた（**図13a**➡）。明らかに**図11a** □の危険部位で穿孔していた（**図13b**➡）。屈曲が存在する場合，burrが大彎側に進み，穿孔をきたしたと考えられる。

このような例では，burrはゆっくり動かし，大彎側にburrが進まないようにするか，きわめて小さなストロークのpecking motionでロータブレーターを施行してもよい。ときにフロッピーワイヤーからエクストラサポートワイヤーに変更し，ワイヤーのバイアスを小彎側に向けることも有用である。

図11 LADの石灰化病変

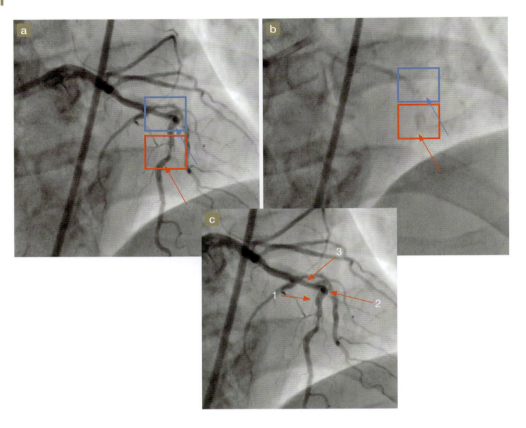

図12 ロータブレーター

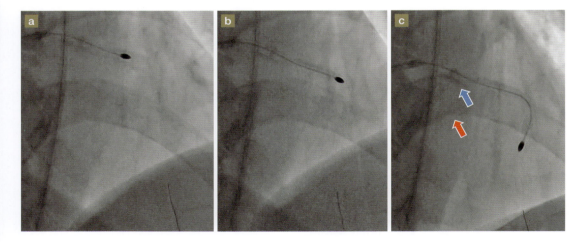

図 13　ロータブレーター後の造影

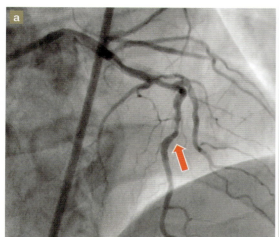
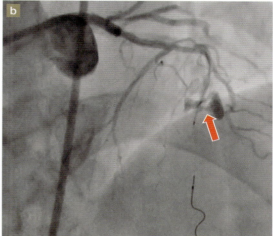

通常は（一般的には）

Slow flowとはPCI中に発生する造影遅延のことであり，「治療前にTIMI 3であったものがTIMI 2～1に低下すること」と定義される。一般にslow flowはロータブレーターの合併症として3～27%の確率で発生するといわれており，PCI後の心筋梗塞の原因となり，術後の長期予後悪化を招く[1]。また，slow flow発生の予測因子は病変長，初期のburrサイズと報告されている[2]。

このことから，当院ではイメージングデバイスでburrサイズを決定するが，初期のburrサイズを小さいものから始め，サイズアップして手技を行うことが多い。

また，slow flowの発生機序からその発生を抑えることもできる。ロータブレーター中のslow flowの発生機序は，下記のような複合的要因が関与しているといわれている。

(1) 石灰化にソフトプラークや血栓が混在した病変への使用
(2) 血管内での摩擦熱の発生により血小板活性が亢進することによる血栓形成
(3) 末梢血管の微小循環の攣縮や構造的障害

Slow flowにしないコツは，これら3つの原因に対策を講じればよいのである。

Slow flowの原因への対策

▶石灰化にソフトプラークや血栓が混在した病変への使用の予防

この原因に対しての予防は，積極的にイメージングデバイスを使用し，病変のプラークの性状を観察することに尽きる。

石灰化は表在性か深在性か，偏心性か同心性かを知ることはもちろん，深在性石灰化の場合，内腔面に存在するプラークの性状を知ることも可能である。OCTやOFDIでは石灰化の後方まで観察可能であるため，IVUSよりも病変形態の観察に有用である。OCT/OFDIにおいて表層性石灰化を認めても，実際にはプラークのすべてが石灰化プラークということはなく，一部に線維性プラークや脂質性プラークが混在し

通常は

ていることもありうる（図1）。したがって，このような病変に対してロータブレーターを施行する際には，いくら施行法を調整しても石灰化のみならず石灰化以外のプラークをも削ってしまうことになり，そのためにslow flowを招いてしまうことになる。

またガイドワイヤーの軌道を確認し，プラークとの関係を見ることでslow flowを予測することも可能である。

ガイドワイヤーが石灰化プラークに接していればよいが，線維性プラークにのみワイヤーバイアスがかかってしまう症例も存在し，そのような例ではslow flowのみならず冠動脈解離や穿孔のリスクもあるため，注意が必要である。

図1 石灰化病変に線維性・脂質性プラークが混在している症例

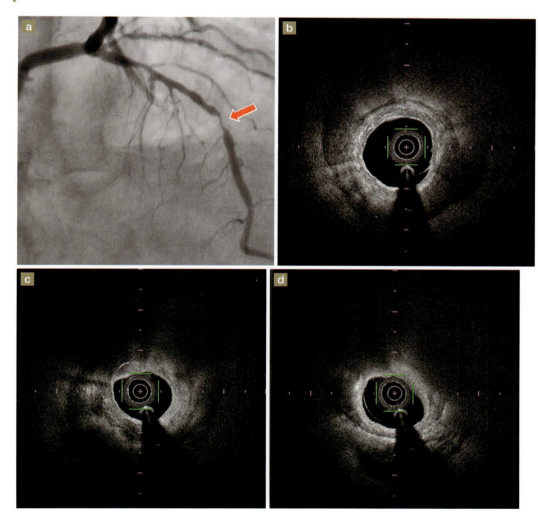

a：左前下行枝（LAD）の石灰化病変（➡）。
b：治療前のOFDI画像。全周性の石灰化プラークを認めた。
c：しかし，そのやや近位側の最小内腔部位では線維性プラークが混在していた。
d：その近位側にはシグナルが減衰する，やや脂質性のプラークの存在が示唆された。

通常は

▶血管内での摩擦熱の発生により血小板活性が亢進することによる血栓形成の予防

　ロータブレーター施行時に血管内で摩擦熱が発生する原因の1つは，burrが病変に接することである。また，burrが血管内で回転していること自体も摩擦熱を生じる原因となり，その対策を記す。

〈血管内での摩擦熱発生への対策〉

① 小さなburrサイズを選択することにより，burrと病変との接触面積を小さくし，必要に応じてpecking motionにて，キツツキが木をつつくようにburrを病変に当て，病変とburrの接触時間を短くすること。そして必要に応じてburrサイズを変更していく。

② 5,000rpm以上の大きな回転数低下をさせないように治療する。

③ ロータブレーター施行中に定期的にガイディングから生理食塩水のフラッシュを行う。

④ 1回のセッションを15秒以内でとどめる。ロータブレーター全体の試行時間自体をできる限り短縮することも重要であるため，セッション終了後に血圧は保たれているか？　冠動脈のflowは保たれているか？　など，状況をみてすぐさま次のセッションを行うか，インターバルをとるかを判断することが重要である。

▶末梢血管の微小循環の攣縮や構造的障害

A）薬剤の予防的投与

　欧州のガイドラインでは薬剤の予防的投与が推奨されている[3]。末梢血管の微小循環を保つために，ベラパミル，ニトロプルシド，アデノシンなどの予防的使用が推奨されている。わが国ではこれに加え，ニコランジルの投与も行われている。カクテルといわれる灌流薬剤にこれらを組み合わせて予防投与することが多い。また，これらの薬剤はslow flow発生時にも使われ，ときにマイクロカテーテルなどから冠動脈末梢に局所投与される。

B）冠動脈血流の確保も必要

　体血圧を保つこと。冠動脈血流を保つため，低心機能症例ではIABPなどの補助循環併用を考慮する。

裏技は

　一度slow flowに陥ってしまったら，オペレーターは的確に指示を出して血行動態を維持することに努める。血行動態が破綻してしまうと冠血流が低下し，余計にslow flowが進行してしまう負のスパイラルに陥る。カテコラミンなどの薬剤を投与し血圧の維持に努め，躊躇なくIABPを導入し，slow flowの解除に向け冠動脈内に局所的に薬剤投与を行う。ときにガイディングカテーテルを使用し，大動脈内の血液を冠動脈内へポンピングすることも，slow flowの解除に役立つことがある。これらの治療をチーム一丸となり同時進行で行えるようにならなければいけない。

　いずれにしても，上手な術者ほどロータブレーターの回転を落とさないように焦らずゆっくり手技を行い，slow flowを回避しつつ手技を進めている。

裏技は

ロータブレーターの回転数の高低がslow flowの発生に関与するかはわかっていない。回転数が低ければなかなかアブレーションができず手技時間が長くなる。一方、回転数が高いと一気にアブレーションがされてしまい回転数が落ちることや熱損傷などが懸念されている。当院では高速回転が基本であるが、これまでそれが直接の原因で大きな問題を起こしたことはない。

ときにIVUSで高度表層性石灰化を認めても、OCTにて同部位を確認すると石灰化の内腔側に線維性プラークを認める症例が存在する（図2）。筆者らはこれらのプラークにロータブレーターを施行する際には、どのような切除の仕方をしても線維性プラークがアブレーションされてしまい、slow flowへ至ってしまう症例があると推測している。したがって、近年はロータブレーターを想定している症例にはOCTを行い、石灰化のパターンを認識するようにしており、リスクのありそうな症例に対してはあらかじめ通常よりも回転を落とさないように努めたり、セッション時間をより短縮するなど、ちょっとした手法で調整している。それが裏技かもしれない。

図2 表層性石灰化プラークの内側に線維性プラークを認めた症例

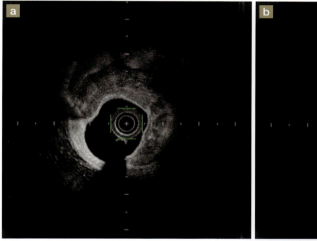
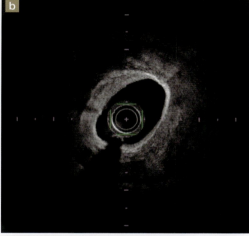
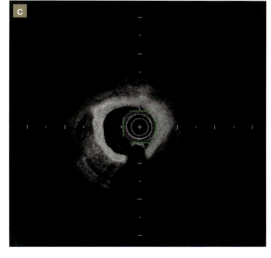

a：270°程度の表層性石灰化プラークを認める。
b：その近位部には全周性の石灰化プラークを認めるが、石灰化の内側には線維性のプラークを認める。
c：この部位にも石灰化プラークを認めるが、石灰化の内側にはおそらく線維性のプラークを認めている。

1) Zimarino M, Affinito V : The prognosis of periprocedural myocardial infarction after percutaneous coronary interventions. Cardiovasc Revasc Med 14 : 32-36, 2013.
2) Sakakura K, Funayama H, Taniguchi Y et al : The incidence of slow flow after rotational atherectomy of calcified coronary arteries : a randomized study of low speed versus high speed. Catheter Cardiovasc Interv 89 : 832-840, 2017.
3) Barbato E, Carrié D, Dardas P, et al : European expert consensus on rotational atherectomy. EuroIntervention 11 : 30-36, 2015.

XII. ロータブレーター

③ Low speed/high speedの違いはあるの？

荒木 基晴

Point
- Rota burrの回転数は140,000〜160,000rpmがlow speed、180,000〜200,000rpmがhigh speedとされている。
- ロータブレーターの目的はaggressive debulkingからlesion modificationへ変わった。
- Low speedとhigh speedの両群で、切除効率やslow flowの発生率に差はなさそうである。

通常は（一般的には）

　Rota burrの回転数は、140,000〜200,000rpmの間で行われており、一般に140,000〜160,000rpmがlow speed、180,000〜200,000rpmがhigh speedとされている。ロータブレーターは本邦で1998年に登場した。当初はPOBAもしくはベアメタルステント（BMS）時代であり、PCIのエンドポイントはいわゆる"bigger is better"であり、できるだけ大きなステントを留置し、しっかりと最小ステント面積（MSA）をとることを目標としていた。

　近年のPCIにおいては、DESの登場によりステント留置は必要十分なMSAをとることへと変わってきた。それに伴いロータブレーターも病変形態を変える（lesion modification）デバイスとして使用されるようになった。近年の一般的なストラテジーとしてはburrサイズも小さくなり、アブレーション時間も短く、高速もしくは220,000 rpm以上の超高速回転でのアブレーションが主流となった。

　一方 in vitro ではあるが、180,000rpm以上のhigh speedでは140,000rpm以下のlow speedと比し有意差をもって血小板凝集が引き起こされるとの報告[1]があり、これが徐脈やslow flowの原因として懸念された。このような背景のもと、burrの回転数について多くの議論がなされてきた。近年の無作為化比較試験では、low speedとhigh speedの両群でslow flowの発生率に差がないことが報告された（図1）[2]。

図1 Low speedとhigh speedにおけるslow flowの発生率

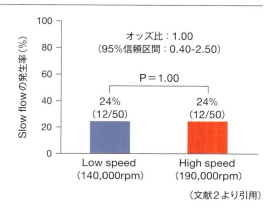

（文献2より引用）

裏技は

Low speedはhigh speedと比し回転数が低く，血管内でburr自体の直進安定性が低下し，burrにフリクションが生じることで大きく削れるのではないかという仮説のもと，当院で検証を行った。当院でOFDIを使用し，360°石灰化病変に対しロータブレーターを行った11症例を対象に，（1）ワイヤー通過後にOFDI，（2）high speedでロータブレーター後にOFDI，（3）low speedでロータブレーター後にOFDIを行い，それぞれminimal lumen diameter，maximum lumen diameter，minimum lumen cross-sectional area（CSA）を定量的に解析した。結果は，low speedとhigh speedでmodification abilityには差がないことがわかった（**表1**）。

実際の症例のOFDI，OCT画像においても大きな差がないことがわかる（**図2，3**）。

その他，low speedは徐脈の発生が抑えられるという報告や，120,000rpm以下の超低速ではdifferential cuttingが効きにくいと報告がある。これらはまだ大きな臨床試験での検討はなく，今後明らかにしていかなければならない課題である。

筆者らの経験では，low speedのほうがburr通過に要する手技時間が長いことは間違いない。その分ゆっくりと切除される症例があり，そこにメリットのある患者はいるかもしれない。しかし一方，ロータブレーターをフラッシュしている灌流液（ロータカクテル）は一定の比率で流れており，たとえロータブレーターが回転していない時間も灌流されているわけである。筆者らはかつて，30〜40分のロータブレーターを施行している際に，大量の灌流液が投与されたことにより術後心不全に至った症例を経験している。

現時点ではlow speedとhigh speedには大きな差がないといえるが，それぞれのメリット，デメリットを考えながら至適方法を探ればよいと考える。

表1 Low speed RA，high speedロータブレーター後のOFDIによる定量評価

変数	High speed ロータブレーター	Low speed ロータブレーター	P
Minimal lumen diameter (mm)	1.56±0.15	1.59±0.18	0.902
Maximum lumen diameter (mm)	1.89±0.26	1.96±0.23	0.710
Minimum lumen CSA (mm^2/mm)	2.33±0.42	2.39±0.48	0.80

図2 High speedロータブレーター（a）後にlow speedロータブレーター（b）を施行した例のOFDI所見

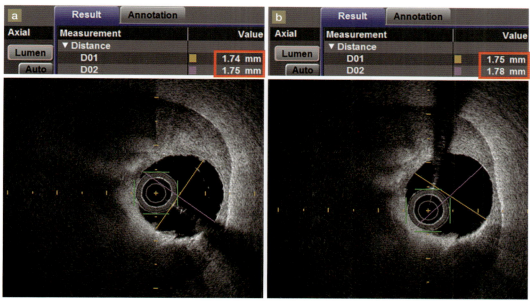

図3 Low speedロータブレーター（a）後にhigh speedロータブレーター（b）を施行した例のOCT所見

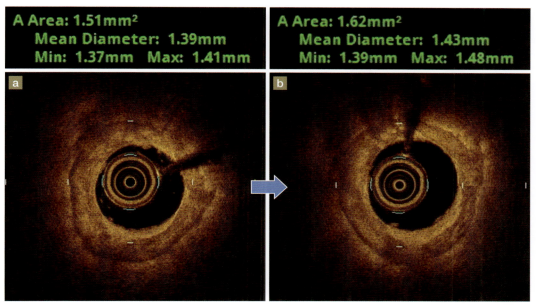

文献

1) Reisman M, Shuman BJ, Dillard D, et al : Analysis of low-speed rotational atherectomy for the reduction of platelet aggregation. Cathet Cardiovasc Diagn 45 : 208-214, 1998.
2) Sakakura K, Funayama H, Taniguchi Y, et al : The incidence of slow flow after rotational atherectomy of calcified coronary arteries : a randomized study of low speed versus high speed. Catheter Cardiovasc Interv 89 : 832-840, 2017.

通常は（一般的には）

　ロータブレーターを施行する際には，専用のいわゆるRota Wire™（ボストン・サイエンティフィック社）を使用する必要がある。

　Rota Wire™はできるだけ本幹の末梢まで挿入する。Rota Wire™先端が側枝に迷入したまま施行すると，ガイドワイヤーが側枝でトラップされて断裂することがあるからである。

　Rota Wire™はフロッピータイプ，エクストラサポートタイプの2種類あるが，いずれも直径が0.009inchで，シャフトはステンレスでできている。これらのガイドワイヤーは，操作性は低く，単独操作で病変通過をさせることは困難である。したがって通常は，0.014inchのガイドワイヤーを用いて病変を選択し，マイクロカテーテルを挿入した後に，Rota Wire™に変更するという手法で留置をしている。ときにマイクロカテーテルが病変を通過せず，通常の手法ではRota Wire™に交換できないという症例が存在する。

裏技は

【引き出し1】ガイディングカテーテルのバックアップは取れているか？

　ガイドワイヤーが通過したものの，デバイスが何も通過しない。石灰化病変に限らずこのような状況下では，ガイディングカテーテルのバックアップが取れているか確認し，可能であればガイディングカテーテルを交換することがトラブル解決への近道である。苦労して病変にガイドワイヤーを通過させた場合などは，ガイドエクステンションカテーテルや子カテを用いてバックアップを強化してみる。めったに行うことはないが，どうしてもガイドワイヤーを残したままガイディングカテーテルを交換したければ，病変通過した0.014inchのガイドワイヤーにガイドエクステンションワイヤーを接続して冠動脈内ガイドワイヤーを残したままガイディング

カテーテルを交換する。

　もともと通過に難渋した病変であるため，ガイドワイヤーがむしろアンカー効果を生み出し，比較的簡単に交換できることが多い。ガイディングカテーテルの形状が直線化せず最後に冠動脈に挿入時に難渋する場合は，0.035inchのガイドワイヤーなどを挿入し，直線化させることでエンゲージできることもある。知っておくとよい裏技である。

【引き出し2】マイクロカテーテルの種類を変更する

　マイクロカテーテルは大きく2つに分けられる。金属製のシャフトでできているCorsair Pro，Caravel（ともに朝日インテック社），Teleport（オーバスネイチメディカル社）や，樹脂製のシャフトでできているFinecross GT（テルモ社），Prominent BTA（東海メディカルプロダクツ社），Mizuki FX（カネカ社），Mogul thinner（グッドマン社）である。金属製シャフトのマイクロカテーテルは耐キンク性が高くpushabilityに優れ，回転操作によりpenetrationが可能なタイプもある。Corsair Proは回転操作によるpenetration力に優れる。Caravelはプロファイルも小さく屈曲した細い病変の追従がCorsair Proに勝る。また，樹脂製シャフトのマイクロカテーテルは細径化が進んでおり，血管追従性も改良が進んでいる。マイクロカテーテルの特性を理解し，病変ごとに通過に適したものに変更し，通過を試みるべきである。

【引き出し3】小口径バルーンで拡張，over the wire（OTW）バルーンが有用

　小口径バルーンで拡張した後にマイクロカテーテルをもち込めないかを考える。バルーンも各種バルーンが存在しいくつかの小口径バルーンを試してみる。通常Monorail™（日本ストライカー社）のバルーンを用いると思うが，実は病変によってはOTWバルーンが通過することもある。

　OTWバルーンが通過してしまえば，そのままRota Wire™に変更することが可能である。

　バルーンを拡張しながら通過することもあるので，いろいろな方法を試すべきである。

【引き出し4】Tornus Proを使う

　Tornus Pro（朝日インテック社）は金属製のシャフトで構成されており，先端もステンレスチューブからなり，ネジ状の構造で反時計回りにねじ込むことによりネジの原理を用いて貫通性が高められている。特に石灰化病変に対しては，カテーテルが引っかかり，根気強くねじ込むことで通過することが多い。Tornus Proが挿入できないときには，Tornus 88 Flex（朝日インテック社）が挿入できることもあるので，試すとよい。

【引き出し5】アンカーをかける

施行可能な側枝を有する場合，その側枝にガイドワイヤーを挿入し，小口径の短いバルーンで拡張を行い，バルーンアンカーが行えないか検討する。アンカーを行ったら，そのバルーンのシャフトを引っ張りながら，マイクロカテーテルを押し込む操作をすることでマイクロカテーテルが挿入できる例がある。使用する側枝は通過しない部位に近いところに存在する側枝ほど有効である。また，側枝の分岐角度は本幹の血管に対して同軸であればあるほど，アンカーの効果は強まると考えてよい。

【引き出し6】これまでの手法を組み合わせる

アンカーを行ってマイクロカテーテルを押すだけではなく，アンカーを行ってバルーンをもち込んでもよいし，ガイドエクステンションカテーテルを施行しながらアンカーをかけることもありうる。

ガイドエクステンションカテーテルを用いたうえでTornus Proをもち込むところまでいくと，その次の一手はなくなってくる。

【引き出し7】マイクロカテーテルを可能なところまで挿入してRota Wire™で直接通す

あらゆる手法を試みてもマイクロカテーテルが通過しなければ，最後にこの手法を試みる。つまり，病変末梢には0.014inchのガイドワイヤーは少なくとも通過している。つまり，その内腔は存在するわけである。そのため，マイクロカテーテルを進むところまで進めたうえで，0.014inchガイドワイヤーを引き抜き，Rota Wire™に入れ替えて慎重に操作をしながらRota Wire™での直接病変通過を試みる。これが最終手段であると筆者は考える。

▶ 症例1
高度石灰化病変にガイドワイヤー通過後にJudkins right（JR）ガイディングカテーテルでは十分なバックアップが得られず（図1a），病変通過した0.014inchガイドワイヤーをエクステンションして冠動脈内に残したまま，ガイディングカテーテル内に0.035inchガイドワイヤーを挿入し（図1b），Amplatz left（AL）ガイディングカテーテルに交換した（図1c，d）。

▶ 症例2
左前下行枝（LAD）の高度石灰化病変にワイヤー通過後，Rota Wire™に交換するためにマイクロカテーテルを進めたが病変通過せず，対角枝を使いアンカーテクニックにてマイクロカテーテルの病変通過に成功した（図2a，b）。

▶ 症例3
左回旋枝（LCX）の高度石灰化病変にガイドワイヤー通過後，子カテ（GUIDEPLUS®，

図 1 ガイディングカテーテルを変更

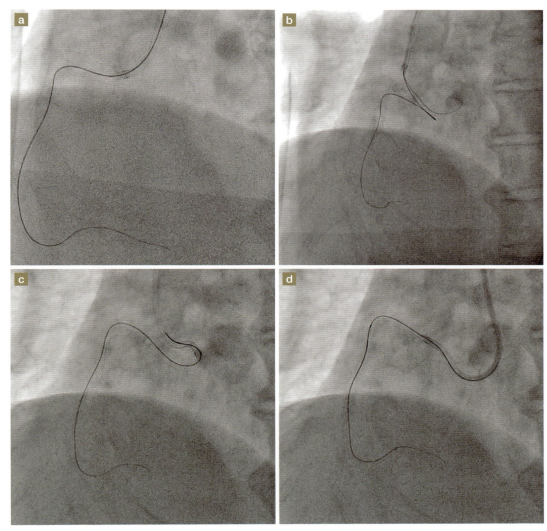

a：JRでは不十分なバックアップと判断。
b：0.035inchガイドワイヤーを挿入した。
c, d：ALを挿入し，入れ替えを行った。0.035inchと0.014inchのワイヤーをダブルワイヤーとすることで，ガイディングカテーテル入れ替えの手技が安定し，冠動脈内の0.014inchワイヤーを抜かずにガイディングカテーテルの変更が可能である。

図2 アンカーにてマイクロカテーテルを挿入

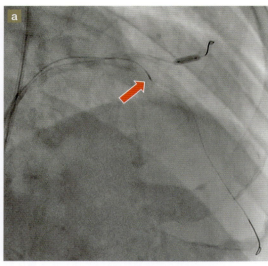
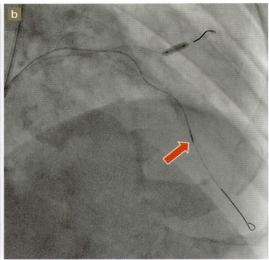

a：対角枝にアンカーバルーンテクニックを行い，バックアップを増加させた。
b：マイクロカテーテルの通過に成功した。
➡はマイクロカテーテル先端。

裏技は

ニプロ社）を併用してもマイクロカテーテル（Mizuki FX，カネカ社）は病変通過せず（図3a），OTWバルーン（THREADER™ 1.0×10mm，ボストン・サイエンティフィック社）も病変中間部までしか進まなかった（図3b）。子カテを挿入したままTornus Proを使用したところ，病変通過に成功した（図3c，d）。

▶ 症例4

他院からPCI加療目的に紹介となったRCAの石灰化病変の患者（図4）。

RAO viewでは偏心性の石灰化病変を#2に認め（図4b），大腿動脈アプローチで7Fr AL1.0をガイディングカテーテルに使用し，Corsairで通過を試みるが通過できなかった（図4c）。このため，子カテを使用してTronus Proをもち込んだところ通過できた（図4e）。

次にTornus Proを抜去して，Corsairに交換し，Rota Wire™を通過させた（図4g）。RCA近位部の蛇行が強く，burrでの損傷が懸念されたため，病変部までガイドエクステンションカテーテルを挿入した（図4h）。しかし，病変遠位部の屈曲でアコーディオン現象が生じたため（図4i），Rota Wire™を引き抜いてこれを解消させた（図4j）。このため，Rota Wire™は末梢まで挿入させずにロータブレーターを施行せざるをえなかった。

ガイドエクステンションカテーテル経由で1.25mm burrでロータブレーターの施行を試みたが，#2の大彎側にワイヤーバイアスを認めたため，冠穿孔を懸念し（図4k），ワイヤーバイアスを変化させるため，ROTAWIRE Extra Supportへ変更した（図4l）。内彎側へ存在する石灰化のアブレーションを再度行い（図4m），最終的にはステント留置に成功した（図4o）。

図3 子カテとTornusの使用

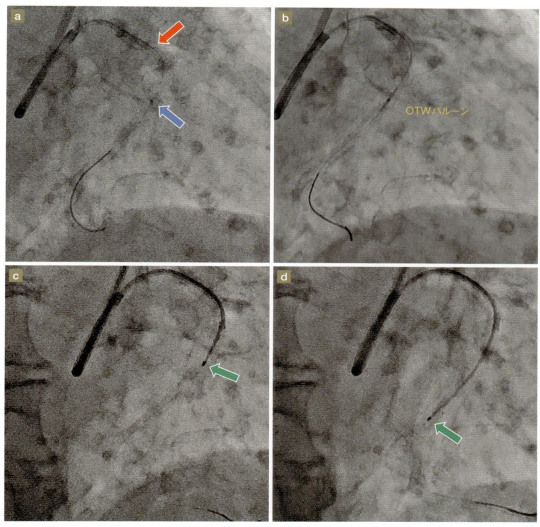

a：子カテ（GUIDEPLUS®，➡）＋マイクロカテーテル（Mizuki FX，➡）で通過。
b：子カテ（GUIDEPLUS®）＋OTWバルーンで不通過。
c，d：子カテ（GUIDEPLUS®）＋Tornus Pro（➡）で通過に成功。

図 4　RCA #2石灰化の狭心症患者に対して裏技を組み合わせて治療しえた症例

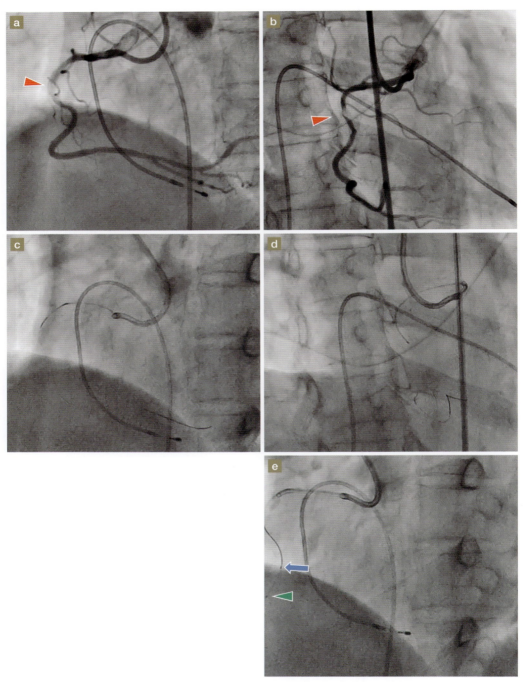

a：他院でfailureしたRCA #2石灰化の狭心症（▶）の患者で，当院に紹介されて治療となった。
b：RAO viewでも偏心性の石灰化を伴った狭窄を認める（▶）。
c：鼠径から7FrのALガイディングカテールを挿入。ガイドワイヤー通過後Corsairをもち込むも通過しなかった。
d：子カテを挿入し，Tornus Proをもち込んだ。
e：するとTornus Pro（▶）は病変を越えたが，Rota Wire™（→）はTornusの中を通過しなかった。

図 4 （続き）

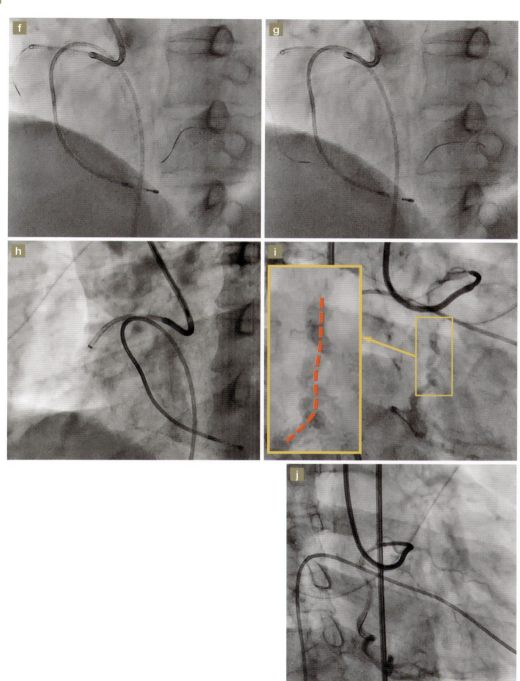

f：Tornus Proに再度0.014inchガイドワイヤーを挿入し，Tornusを抜去してCorsairを再挿入した。
g：すると，Corsairは病変を通過した。
h：Rota Wire™に変更し，さらに＃1の屈曲部に対してはロータブレーターを施行したくなかったのでガイドエクステンションカテーテルを＃1遠位部まで挿入した。
i：RAO viewで撮影をすると，＃2で血管が著明なアコーディオン現象を生じていた（- - -：ガイドワイヤーの軌道）。
j：Rota Wire™を引き抜くと，アコーディオン現象は解消された。

図 4 （続き）

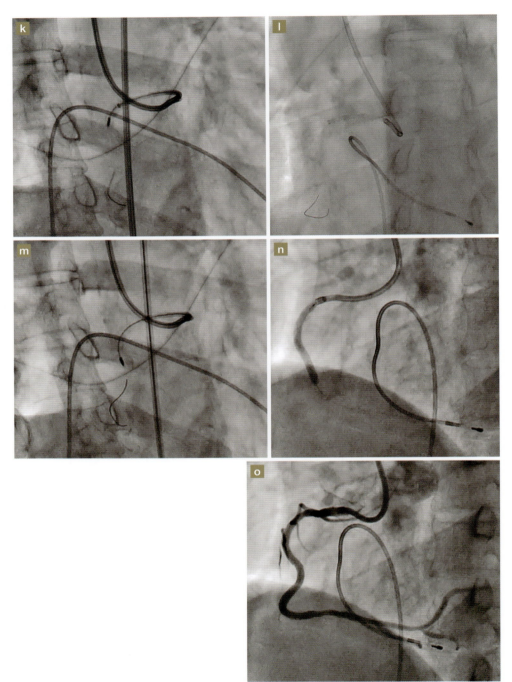

k：その状況で1.25mmのburrでアブレーションを開始した。しかし，burrは#2の屈曲の大彎側を向いてしまった。
l：ガイドワイヤーバイアスを利用するため，ROTAWIRE FloppyをROTAWIRE Extra Supportに変更した。
m：再度ロータブレーターを施行し，無事アブレーションに成功した。
n：バルーン拡張後，ステントを留置した。
o：良好な拡張が得られた。さまざまな局面でちょっとした裏技を組み合わせながら治療しえた症例であった。

通常は（一般的には）

Diamondback360（Cardiovascular Systems 社／メディキット社）は，ロータブレーター（ボストン・サイエンティフィック社）同様，デバイスが通過しない場合，押しすぎると，先端のマイクロクラウンがjump inし，遠位部の正常血管を損傷する可能性がある。またDiamondback360は，何回でも削れば，近位部のクラウン部分の衛星軌道回転により，内腔はどんどん切削されるデバイスである。ワイヤーバイアスの概念は存在するものの，ロータブレーターと比べ，必ずしもdifferential cuttingという特性に則っているというわけではなく，思わぬ冠動脈穿孔を引き起こす危険がある。したがって基本的には，イメージングデバイスによる切削部位の確証がなければ，対象病変へのアブレーションは4回程度（4往復）にとどめるほうが無難である。

高速回転モードも，最初からは使用しないほうが安全である。原則として，高速回転モードはイメージングでバイアスにより石灰化プラークが360°分布し，低速回転モードで均等に切削できていることが確認されるも，その程度が不十分なときに限定したほうがよい。国内における冠動脈穿孔は，石灰化が著しく，先端のマイクロクラウンが通過しないため，子カテ（ガイドエクステンションカテーテル）が使用される症例が多い。このように屈曲が強かったり，狭窄が著しく，デバイス通過不良が予想される石灰化病変は，最初からDiamondback360 マイクロクラウンは避け，ロータブレーターを使用したほうが無難である。

現時点でのDiamondback360 マイクロクラウンの適応に関しては，原則，下記の病変が適していると考えられる。

(1) イメージングデバイス（OCT/OFDI，IVUS）が通過する病変

(2) （1）で270°以上の石灰化が認められた病変

(3) 高度屈曲を認めない病変

(4) 非分岐部病変（2mm以上の側枝を認めない病変）

(5) *De novo* 病変

通常は

New Classic CrownおよびViperWire® with FlexTip導入後は，マイクロクラウンに比較してunfavorable wire biasと通過性が改善しており，より安全性が向上する可能性があり，多少の屈曲病変でもそれほどリスクなく施行が可能となった。

裏技は

ロータブレーターは原則，Dynaglide機能で病変部位直前までburrを進め，プラットホームとする。その過程において，切除する石灰化病変より近位部に，脂質豊富な狭窄病変やステントが存在した場合，slow flow現象や，ステント内やステント端へのburrスタックの懸念が少なからずある。

症例呈示（図1〜3）

左主幹部（LMT）に有意狭窄病変（図1a ➡）があり，その遠位部に石灰化（図1b ▶）を伴う分岐部病変（図1a ➡）が存在する。IVUSではLMTは脂質豊富なattenuated plaque（＞180°）を伴う病変（図1c-1），LAD遠位部はナプキンリングを伴う360°の石灰化を認めた（図1c-2）。側枝を保護後，POBAを施行するもindentationが取れず，不十分拡張（図2a）としてロータブレーターの適応と考えた。しかしロータブ

図1 **Diamondback360が有用であった症例**

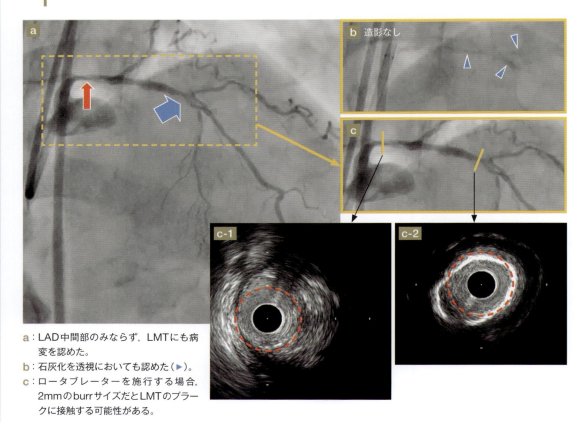

a：LAD中間部のみならず，LMTにも病変を認めた。
b：石灰化を透視においても認めた（▶）。
c：ロータブレーターを施行する場合，2mmのburrサイズだとLMTのプラークに接触する可能性がある。

図2 Diamondback360を施行

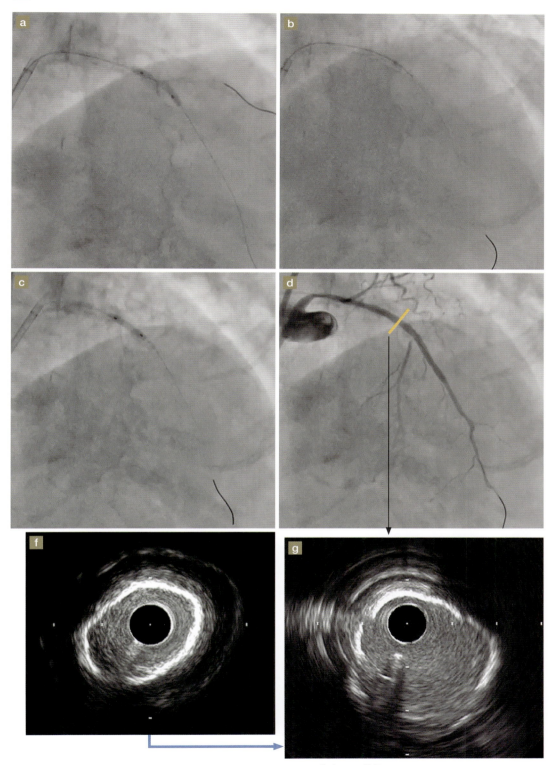

a:POBA　b:Diamondback360 マイクロクラウン　c:カッティングバルーン施行
d:バルーン後の造影　f:Diamondback360施行前　g:Diamondback360施行後＋カッティングバルーン

裏技は

レーターを使用した場合，石灰化病変に対しては，ワイヤーバイアス上は2mmのburrサイズ（図1c-2）が必要になり，LMTをDynaglideで通過させる際に，プラークに接触する可能性（図1c-1）と2mmのburrサイズからLADの血流が低下する懸念があった．

本症例にはロタブレーターではなく，プロファイルが小さく，Dynaglideを使用しないDiamondback360を使用した（図2）．LMTを通過させて病変部直前までもち込み，Diamondback 360 マイクロクラウンで石灰化へ切削を行った（図2b）．Diamondback360後，カッティングバルーンを使用したところ，石灰化にはIVUS上のcrackと十分な内腔を得た（図2g）．

側枝が閉塞したため，ガイドワイヤーを側枝に取り直し，jailed balloonにて側枝保護を施行して（図3a）ステント留置を施行し，良好な拡張を得た（図3b）．その後，LMTに対して，血行再建を行い，手技を終了した．

その他，標的になる病変の手前に多少の屈曲が存在したり，ステントが留置されていたり，ときには不安定プラークが存在していることがある．そのような場合にロタブレーターを施行しようとすると，標的病変の手前の病変やステントなどで問題を起こす可能性があり，施行できない．しかしDiamondback360の場合は，病変近位部の状況はあまり関係なく，通過さえすれば何ら問題なく治療を行うことができる．

ロタブレーターもDiamondback360も，石灰化をアブレーションするデバイスであるものの適応病変には差異があり，それらを認識し使い分ける必要がある．

図3 ステント留置

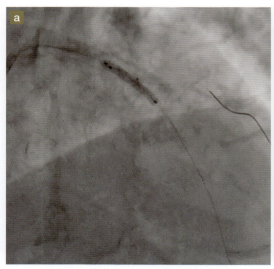
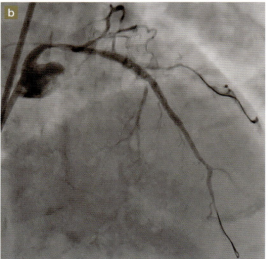

a：Jailed balloon施行　　b：ステント留置後

通常は（一般的には）

Diamondback360とロータブレーターの違い

　ロータブレーターはburrを高速で回転させ，石灰化病変をアブレーションするデバイスである。1990年代のニューデバイス時代とよばれた期間に導入された革新的なデバイスで，現在まで多くの経験が蓄積されているが，手技的な煩雑さや合併症の頻度，コスト面から，世界的にみると十分に普及したとはいえない。それに対し，Diamondback360 Coronary Orbital Atherectomy System（OAS）は，ロータブレーターの弱点を克服する意味で開発されたデバイスで，2013年に米国FDAから承認を得た。

　ロータブレーターは先端に人造ダイアモンドを植え込んだ対称性のburrを高速で回転させ，differential cutting，つまり「軟部組織には損傷を与えず，硬い組織のみ切削する」という概念で切削する。一方，Diamondback360（Cardiovascular Systems社/メディキット社）は，OASの切削部にあたるクラウンが非対称であるため「偏心性回転」を可能にし，先端部だけでなく横方向の遠心力によるsanding effectで石灰化を切削することが特徴である（**図1**）。人造ダイヤモンドもロータブレーターが先端前半分のみに植え込んであるのに対して，Diamondback360は全周性に植え込んであるため，石灰化病変の遠位部から近位部へ帰ってくるときも切削効果が得られる。

Diamondback360の特徴

　わが国で使用されているDiamondback360は，マイクロクラウンタイプであり，先端に0.9mmのDiamond Tip Bushingが装着されている（**図1a**）。先端から約7mmの部位に，直径1.25mmのクラウンが存在し，この部位で，石灰化病変を切削していく。今後，わが国に導入されるNew Classic Crownタイプの先端構造は，

図1 Diamondback360の構造と特徴

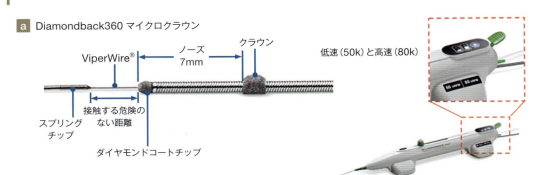

a Diamondback360 マイクロクラウン

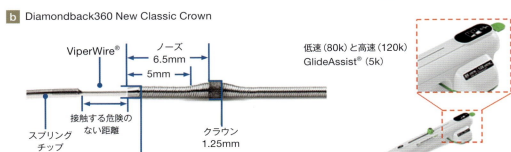

b Diamondback360 New Classic Crown

（Cardiovascular Systems社/メディキット社）

通常は　一世代前のタイプであり，先端のエントリープロファイルが0.41mm，径は0.67mmとマイクロクラウンタイプより細く，さらにクラウンの形状は比較的スムーズであるため，通過性に期待がもてる（図1b）。現在使用できるマイクロクラウンタイプの回転数が低速50,000rpm（50k），高速80,000rpm（80k）であるのに対し，次に使用可能になるNew Classic Crownタイプの回転数は低速80,000rpm（80k），高速120,000rpm（120k）と回転数が上がっているほか，ロータブレーターでいうDynaglideに相当する，GlideAssist®（5,000rpm：5k）が新たに装着された。しかしDiamondback360はロータブレーターに比較して，いずれのクラウンも，低速回転なのが特徴であり，熱発生や偏心性回転による血流障害の低減を得ることができ，合併症を抑制できることが期待される。

　ロータブレーターのburrサイズラインナップは1.25～2.5mmまであり，切削範囲はburrサイズに依存するが，Diamondback360はもともと末梢血管領域で開発が始まり，より小さいアクセス部位から，より大きな切削効果を得る偏心性回転，sanding effectという概念が中心であるため，ラインナップは1種類のみである。またロータブレーターは6Frでも使用できるものの，より大きいburrサイズになると8Frのガイディングカテーテルを要する一方，Diamondback360は6Frで十分対応ができる利点がある。以上よりコスト，アクセス，血管合併症・術中合併症の軽減という意味では，Diamonback360のロータブレーターに対する優勢が期待されている。

Diamondback360はロータブレーターに比較し，多くの利点を有するが，いくつか注意すべき点を以下に挙げる。

ViperWire®の硬さ

現在わが国で使用可能なDiamondback360用のガイドワイヤーであるViperWire® Advanceは，筆者らが日常使用しているROTAWIRE Floppyと比較するとシャフトのサポート力が非常に強く，過度のワイヤーバイアスやアコーディオン現象による心筋虚血が生じる可能性が高い。しかし，今後導入予定のViperWire® with FlexTipはこの点が改良されており，屈曲病変などでもあまりバイアスがかからず挿入・留置が可能で，期待ができる。2つのガイドワイヤーの違いを**表1**に示す。

高度石灰化病変の突破力の弱さ

低速回転であるがゆえに，先端のマイクロクラウンの突破力がロータブレーターに劣る。石灰化病変は，慢性期の治療成績が好ましくなく，急性期の病変拡張不良に加え，それ以前にバルーンやステントといったデバイスが通過できないことが問題となる。Diamondback360のマイクロクラウンは，ロータブレーターのようにデバイス通過困難症例に対して使用することはできない。むしろ，ステントの十分な拡張を助けるlesion modificationやデバルキングとしての役割のほうが強い。New Classic Crownは先端チップのプロファイルが小さい分，通過性能は上がることが期待される。

2つのクラウンによる特性

ロータブレーターと違い，デバイス前後に2つのクラウンを有することにも注意を払わなければない。特にマイクロクラウンタイプでは，先端のマイクロクラウンが病変を通過しない場合，通過させようと過度に術者がデバイスを押し込めば，ViperWire® Advanceによるシャフトの硬さも相まって，近位部に装着されている，

表1 ViperWire® AdvanceとViperWire® with FlexTipの違い

	ViperWire® Advance	ViperWire® with FlexTip
原材料	ステンレス鋼	ナイチノール
先端外径/シャフト径	0.014 / 0.012inch	0.014 / 0.012inch
先端荷重/タイプ	1.4g / Floppy	1.0g / Floppy
先端の特性	Intermediate, one piece, core to tip, shapeable	Soft, Floppy, one piece core-to-tip nitinol, with stainless steel support coil, shapeable
長さ	325 cm	325 cm

（Cardiovascular Systems社/メディキット社）

裏技は

本来石灰化切削を行うべきクラウンに過度のワイヤーバイアスが加わり，正常血管部分に思わぬ穿孔を起こす可能性がある。

またロータブレーターにも共通するが，先端部分のマイクロクラウンがjump inし血管損傷を起こしたり，マイクロクラウンが無事病変を通過したとしても，近位部のクラウンで夢中になって切削し続けていると，遠位部のマイクロクラウンがワイヤーバイアスにより，もし正常血管部位に接していれば，同部位に思わぬ損傷を招く可能性がある。

New Classic Crownでは，先端にはアブレーション効果がないため，穿孔などのリスクは軽減される可能性が期待される。

切削範囲の予測にはさらなる経験蓄積が必要

前述したが，Diamondback360はもともと血管サイズが十分大きく，比較的屈曲が少ない末梢血管で開発が始まった経緯がある。偏心性回転，sanding効果という概念ゆえに，冠動脈のような屈曲した血管への石灰化の切除範囲に関しては，ViperWire®のシャフトの硬さを考慮する必要がある。

マイクロクラウンタイプの体外石灰化モデルにおける検証を図2に示す。1mm/秒でゆっくり高速回転（80k）切削した場合が最も効果があり，1.25mmを使用しても，4〜5往復のアブレーションで1.8mm程度の切削が得られることがわかっている。一方，10mm/秒で速くburrを動かした場合，回転数（50k，80k）による切削に差は認めず，明らかに切除範囲の効率が悪くなっているのがわかる。そして注意すべきは，反復をくり返すことで，切除範囲が一貫して増加していくことである。このような効果は，ロータブレーターでは認められない。つまりDiamondback360は，高速回転（80k）でゆっくり（1mm/秒），何回でも削れば，内腔はどんどん切削されるデバイスである。これはデバルキング効果を得られる反面，過度の切削は常に冠動脈穿孔の危険を伴うことを示している。

図2 OASによる移動速度，回転数，通過回数，切除時間による切除比較
―石灰化モデルによる内腔サイズの検討

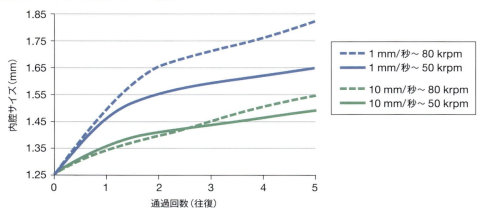

（Cardiovascular Systems社/メディキット社）

図3 LAD石灰化病変の症例

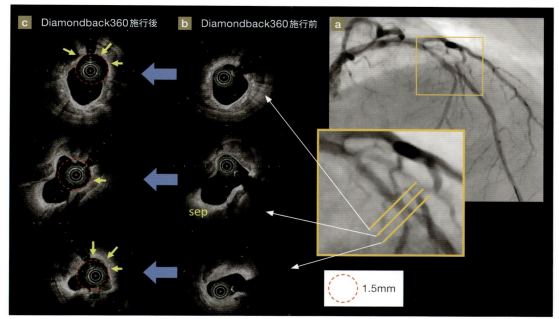

ViperWire®は硬い→Diamondback360施行前のモダリティとワイヤーバイアスが異なる。
小血管，tight stenosisでは，1.5mm burrのロータブレーターと同等の切削が可能である。

裏技は

▶左前下行枝（LAD）石灰化病変の症例（図3）

　Diamondback360施行前に通常のPCIガイドワイヤーでOFDIを施行後（図3b），ViperWire®に交換してDiamondback360を施行し，その後OFDIで切削部位を観察した（図3c）。Diamondback360施行前と比較し，施行後はより中隔枝（sep）と反対側の心外膜側が切除されており，ViperWire®の強いシャフトにより，ワイヤーバイアスが変化していることがわかる（図3c黄色矢印）。本症例では，ロータブレーターでいうところの1.5mm前後のburrで切削したのと同等の効果が得られていることが確認できる。Diamondback360は偏心性回転といえども，しっかりワイヤーバイアスが生じていることが理解できる。

▶右冠動脈（RCA）病変の症例（図4）

　RCA病変へのDiamondback360後のOFDIを示す（図4）。LAO viewの冠動脈造影（図4a）は，図4bのOFDI像では，11時方向近辺の右室枝が派生する部位からの観察である。Diamondback360により，図4dのIVUS像でいう7時方向が切削されており，ViperWire®の硬いシャフトにより，血管造影でいうところの内縁側（図4a右側）が切除されていることがわかる。

　以上，症例を挙げたが，Diamondback360で屈曲のある病変を治療する場合は，術前のOCT/OFDIは，通常のPCIガイドワイヤーよりも，ViperWire®を使用したほ

図 4 RCA病変の症例

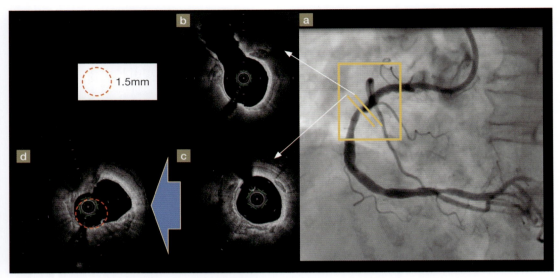

1.5〜1.75mm burrのロータブレーターと同等の切削が可能である。

裏技は

うが，ワイヤーバイアスからの切削範囲の予測という観点からは合理的と考えられる。また，イメージングデバイスであるIVUS，特にOCT/OFDIを使用して削るたびに確認し，step by stepで慎重に切削するほうが，現時点では安全と考えられる。

Diamondback360は過度のワイヤーバイアス，burrの操作スピード，切削回数，回転数など，ロータブレーターと比較して，切削に影響を与える因子が多いのが特徴である。

通常は（一般的には）

いままで石灰化病変のアブレーションとしては，ロータブレーターのみが使用可能であったが，ようやくわが国にもDiamondback360 Coronary Orbital Atherectomy System（OAS）が導入され，幸いにも筆者らの施設は第一陣としてその使用の恩恵に預かっている。Diamondback360は，ロータブレーターと同じアブレーションデバイスでありながら利点・欠点を有するが，石灰化病変治療の幅を広げてくれるデバイスであると実感している。

Diamondback360の一般的な使用方法に関して，ロータブレーターと比較しながら利点・欠点を挙げながら解説する。

Diamondback360の利点

Diamondback360の大きな利点は下記の3点と考えられる。
(1) プロファイルが小さい
(2) 回転数，稼働回数，稼働速度を調整することでアブレーション容積を調整できる
(3) デリバリーの際に回転させることを必要としない
    （ただし，新しいシステムからGlideAssist®による回転モードが追加されている）

▶プロファイルが小さい

Diamondback360は先端にダイヤモンドコートされたチップと，その手前に偏心性にクラウンが搭載されている。アブレーションの機能を担うのは手前のクラウンであり，クラウンがぶれて回転することにより石灰化をアブレーションする。クラウンの幅が1.25mmと小径のワンサイズのみの規格であり，1.5mmサイズ以上を有するロータブレーターに比較してデリバリーは容易になっている。

裏技として後述するが，そのプロファイルの小ささからガイドエクステンションカテーテルの中をストレスなく通過させることができ，ときに有用である。

通常は

▶ 回転数, 稼働回数, 稼働速度を調整することでアブレーション容積を調整できる

ロータブレーターは回転数を自由に設定することができるが, Diamondback360はマイクロクラウンが50,000回転と80,000回転の2種類のみの設定で, New Classic Crownが80,000回転と120,000回転の2種類の回転スピードに設定できる。回転数が大きくなるとクラウンの円周方向のぶれが大きくなり, アブレーション効果も大きくなる。稼働回数を多くすれば, 当然その分アブレーション効果はより大きくなる。さらに稼働速度（クラウンを動かす速度）を遅くすることにより, アブレーション効果も大きく得ることができる。p.346 図2に示すように, 回転数が大きいほど, 稼働回数が多くなるほど, そして稼働速度が遅くなるほど, アブレーション効果が大きくなり, 得られる内腔径も大きくなるというデータがある。ロータブレーターでは, 例えば1.75mmサイズのburrを使用した場合はOCTで観察しても, burrが通過した箇所にそのまま1.75mm径の内腔を得られるだけであったが, Diamondback360では術者が調整することができる。さらに, Diamondback360は1.25mmプロファイルのワンサイズのみでありながら, 1.25mm以上の内腔を得られるデバイスといえる。

▶ デリバリーの際に回転させることを必要としない

ロータブレーターをもち込んでいく際, 通常はDynaglideにて回しながらガイディングカテーテル内, およびアブレーション箇所の手前の冠動脈内を進める必要がある。そのため, 目的とするアブレーション箇所よりも近位部に軟らかい組織（特に脂質成分に富んだプラーク）が存在する場合, もち込む際にそのプラークをDynaglideでアブレーションしてしまい, 手前のプラーク部位に解離・血腫の形成や末梢塞栓を起こしてしまう可能性がある。マイクロクラウンは近位部の病変に触ることなく目的とする箇所のみをアブレーションすることが可能であり, ときに重宝する利点になる。

New Classic Crownに関してはGlideAssist®という機能が付き, ロータブレーターにおけるDynaglideに相当する低速回転（5,000回転）でクラウンをもち込むことができるようになっているが, 先端にダイヤモンドチップがなくなったことから安全にデリバリーできると考えられる。

Diamondback360の欠点

▶ 先端にダイヤモンドコートされたチップが付いており, 血管損傷を引き起こす可能性がある

Diamondback360でアブレーションの役目を果たすのはクラウンであるが, 先端にもダイヤモンドコートされたチップがマイクロクラウンには存在する。そのため, アブレーションする病変より遠位にクラウンから先端チップまでの長さの余裕がないといけない。特に, アブレーションが必要な病変からすぐに曲がりが存在する場合, 前後に稼働している際に先端チップが曲がりを追従できず血管損傷を引き起こす可能性がある。ロータブレーターは先端部でアブレーションをしていくため, 病変遠位に曲がりが存在しても, その曲がりを越えないように注意深く操作するこ

とでburrのスタックや血管損傷のリスクをある程度回避することができる。しかしながら，Diamondback360は基本的に病変遠位部に曲がりが存在する場合は，適応自体が難しくなると考えられ，慎重に選択する必要がある。またこの問題に関しては，New Classic Crownにはダイヤモンドチップがないため安全性の向上が期待される。

▶ Differential cuttingをしない

ロータブレーターも石灰化以外の組織をアブレーションすることはあるが，Diamondback360はよりその傾向があると思われる。簡単にいえば軟らかい組織，硬い石灰化をかまわずアブレーションしてしまう。この際，特に重要になるのがワイヤーバイアスである。Diamondback360に用いられるViperWire®はロータブレーターに用いられるRota Wire™に比べ非常にスティッフな作りとなっており，ワイヤーを軸として同心円状に存在する組織をアブレーションすると考えられる。よって，Diamondback360を使用する前には血管内イメージングによる病変の分布とワイヤーバイアスの評価が必須であり，血管内イメージングが通過しない場合はDiamondback360の使用は推奨されない。その場合は小径のロータブレーターによるアブレーションを先行させ，その後の血管内イメージングにてロータブレーターのサイズアップなのか，Diamondback360が必要なのか，評価をしていくことが重要である。Diamondback360使用前に，「削るべき箇所」を評価するのはもちろんであるが，加えて「削ってはいけない箇所」を詳細に評価することが重要である。当院ではDiamondback360使用時の血管内イメージングにはOCTを用いている。その理由は，より詳細なプラーク性状，石灰化の分布の評価に役立つことはもちろんであるが，最近ではco-registration機能があるため，これを使って透視の画像だけを見ながらアブレーションしたい箇所（アブレーションしてはいけない箇所）を視覚的に認識しながらアブレーションすることが可能である。

▶ エンドポイントのコントロールが難しい

ロータブレーターのエンドポイントはburrが病変部を通過し，回転数の低下がなくなり，OCTにて石灰化の状態がステント拡張を予測できるまでになっていること，であると思われる。しかしながら，Diamondback360の場合は施行するたびにアブレーションが行われるため，画像で評価をしないことにはどの程度の効果が得られたのかは判断がつかない。強いていえば，左手でDiamondback360のカテーテルをつかむことによりクラウンが石灰に当たっている振動を感じることができ，その振動の変化はエンドポイントの1つとなりうる可能性はある。しかしながら，これはかなり術者に依存するため客観的な指標に乏しく，感覚的なものにとどまる可能性が高い。したがって，削っては画像評価をしつつ手技を進めるのが妥当な方法と考える。

裏技は プロファイルが小さくガイドエクステンションカテーテルの中に容易に入る

アブレーションが必要な病変の手前に高度な屈曲を伴う場合に、ガイドエクステンションカテーテルを手前にもち込み、曲がりをキャンセルし、その中にDiamondback 360をデリバリーし遠位部の病変をアブレーションすることが可能である。

▶ 症例呈示

症例：60歳代，男性。

糖尿病，維持透析，冠動脈バイパス術の既往がある。右冠動脈（RCA）へのバイパスグラフト閉塞のため，RCAに複数回PCIを施行している。今回RCA＃1からの長いステント内再閉塞に対する治療を行った。

術前の血管造影を図1，2に示す。RCA＃2は著明な屈曲を伴っていた。

Antegradeからのアプローチで，ガイドエクステンションカテーテルとover the wire（OTW）バルーンのバックアップ下でFielder FC（朝日インテック社）をナックルにする形で屈曲部を通過した（図3）。

その後，閉塞部内をバルーン拡張したが，＃3にバルーンにて拡張しない病変が残存した（図4）。IVUSで同部位を観察すると，ステント内に突出する石灰化病変もしくはステント自体の拡張不全が疑われた（図5）。

幸いなことに，＃2の著明な屈曲をガイドエクステンションカテーテルが通過したため，1.5mmのburrにてロータブレーターを施行した。しかしながら，ロータブレーター施行後のバルーン拡張でも同様に拡張不全を認めた（図6）。

その後Diamondback360を用い，アブレーションを施行した。1.5mm burrサイズのロータブレーターよりもガイドエクステンションカテーテル内のデリバリーは容易であり，病変部を1mm/秒程度の速さで複数回アブレーションした（図7）。

図1 LAO view

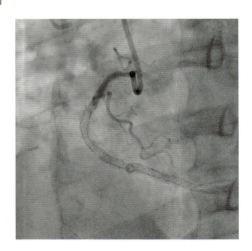

図2 RAO view

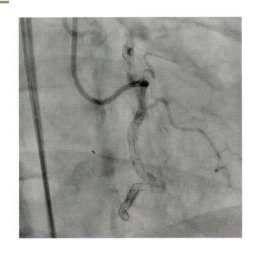

図3 屈曲部通過

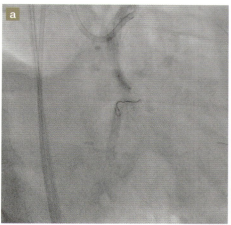
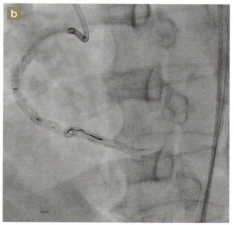

図4 拡張不十分

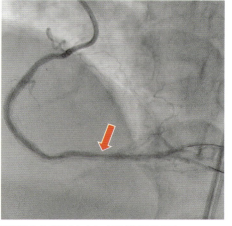

バルーン拡張後も広がりきれない病変を認める（➡）。

図5 IVUS所見

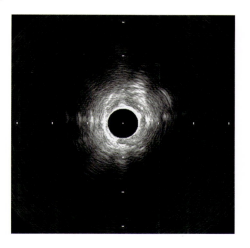

裏技は

その後バルーン拡張を行うと，良好な広がりを認め（図8），IVUSでも内腔の拡大を認め（図9），最終的に良好な仕上がりを得られた。（図10）

本症例のように，ガイドエクステンションカテーテル内を容易に通過することと，1.25mmのプロファイルでありながらより大きい内腔を得られるデバイスであり，石灰化病変治療の重要なオプションになりうる。なお，ガイドエクステンションカテーテルの中へのDiamondback360の挿入は，適応外使用（off-label use）でありスタックのリスクも考えられることから，適応は慎重にするべきである。

引き戻しながらアブレーションをすることが可能

Diamondback360はロータブレーターと異なり，クラウンの前方のみならず後方

図6 残存病変

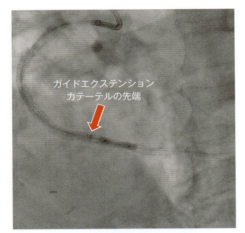

1.5mmのロータブレーターを施行後に，3.5mmのカッティングバルーンにて拡張したが，広がりきれていない。

図7 Diamondback360施行

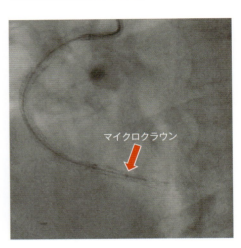

図8 Diamondback360施行後のバルーン拡張

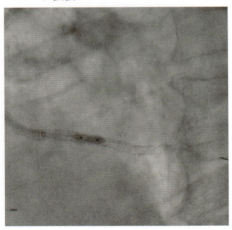

良好な広がりを認めた。

図9 Diamondback360施行後にバルーン拡張した後のIVUS

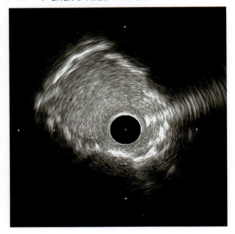

裏技は

にもダイヤモンドコートがなされている。そのため，押し進めるときだけでなく引き戻すときにもアブレーションすることが可能である。これをbi-directional sandingという。マイクロクラウンに関しては先端にダイヤモンドコートのチップを有する特徴から，どうしても押し進める際にチップでの血管損傷のリスクがあるわけだが，注意深く進めた後に引きながらアブレーションすることで，これを予防できる可能性がある。New Classic Crownではその心配はない。

ステントそのものをアブレーション！？

ステント内再狭窄機序の1つであり，非常に難渋するのがステント拡張不全である。

図 10 最終造影像

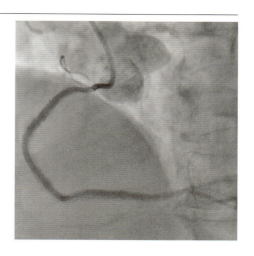

裏技は

特にステントの外側に石灰化病変が存在する場合は，バルーンにて高圧拡張を施行しても十分な内腔を得ることは困難である．ロータブレーターはこの状況を打開する1つの解決策ではあったが，アブレーションできる範囲がburrサイズに依存するため十分な内腔確保ができない可能性と，チップの後面にダイヤモンドがなくステント拡張不全部を通過した瞬間にburrスタックを引き起こす可能性がつきまとう．

一方でDiamondback360は，プロファイルが1.25mmと小さいながらも，回転数・稼働速度・稼働回数を調整することでプロファイルサイズ以上に大きくアブレーションすることができる．さらにクラウンの前後両方がダイヤモンドコートされており，スタックのリスクはロータブレーターより少ないと考えられる．

▶ 症例呈示

症例：50歳代，女性．透析症例．

以前留置された左回旋枝（LCX）のステント内再狭窄病変に対して，他院から紹介され，治療を行った．IVUSで観察すると，遠位部はfibrousな新生内膜増生，中間部は石灰化を伴う新生内膜増生が主体であったが，近位部はステント拡張不全が認められた（図11）．

近位部のステント拡張不全に対して2.75mmのノンコンプライアントバルーンによる高圧拡張（20atm）を行ったところ，バルーンラプチャーをきたし困難であった（図12）．さらにロータブレーターによるアブレーションはburrスタックのリスクも考えられ，Diamondback360を施行した（図12）．Diamondback360にて複数回アブレーションを施行した後にIVUSを施行すると，1.25mm以上の内腔の広がりを認め，一部ステント自体のアブレーション効果を認めた（図13）．

最終的には，左主幹部（LMT）からLCXステント内にステント留置を追加し，良好な拡張を得られ終了とした（図14）．

この裏技は適応外使用（off-label use）であり，スタックのリスクもあるため，適応は慎重にするべきである．

図11 ステント拡張不全病変

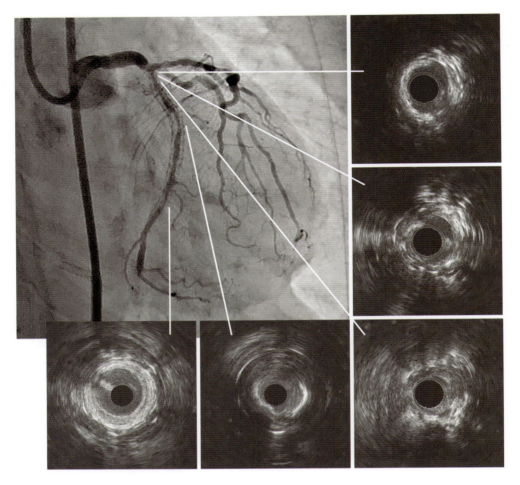

図12 Diamondback360施行

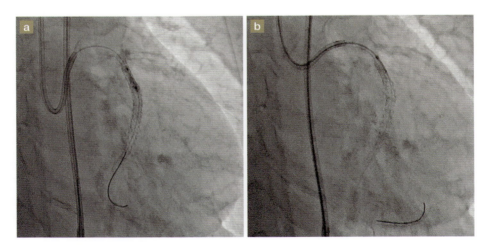

図13 Diamondback360前後のIVUS像

a Diamondback360施行前

b Diamondback360施行後

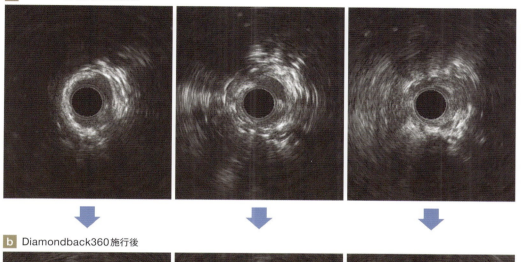

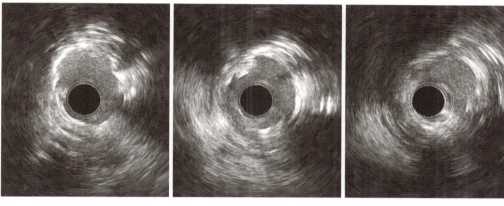

図14 最終造影像

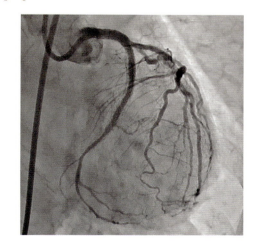

③利点・欠点と裏技的使用法とは？

357

通常は（一般的には）

Retrograde guidewire通過後のexternalizationの方法

　Retrograde guidewireがantegradeのガイディングカテーテルに挿入できたら，antegradeのガイディングカテーテル内でトラッピングバルーンなどを用いてワイヤーをアンカーし，retrogradeのマイクロカテーテルを進め，antegradeのガイディングカテーテル内まで挿入することが重要である。

　マイクロカテーテルがガイディングカテーテルまで挿入できれば，retrogradeのマイクロワイヤーを引き抜き，RG3に変更しExternalizationを行えばよい。

図1　右冠動脈（RCA）のCTO症例

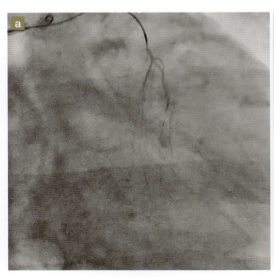 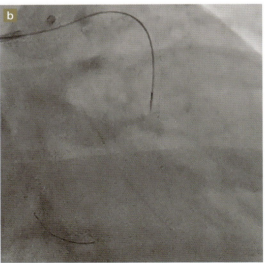

a：Retrograde approachを施行した。
b：Septal channelを用いることにより，retrograde guidewireは容易に通過した。

通常は

しかし，retrograde guidewireをトラッピングしてもretrogradeのマイクロカテーテルが慢性完全閉塞（CTO）内を逆行性に進まない場合にはExternalizationが施行できない。

また，retrogradeのチャンネルの走行が屈曲している場合や，epicardial channelなどを用いている場合には，Externalizationを安易に行いPCIを継続していると，チャンネル損傷を合併してしまうことがある（図1～4）。

筆者はそのような場合はなるべくRendezvousを行い，retrograde guidewireに順行性マイクロカテーテルを挿入し，Externalizationを行わないような手技を心がけている。

図2 RCA ostiumのCTO症例

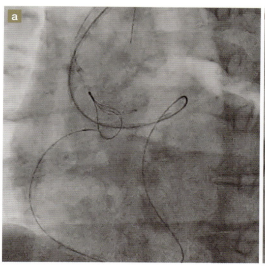
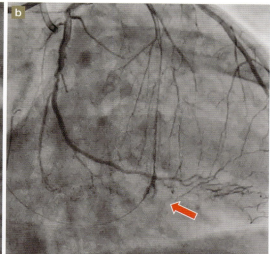
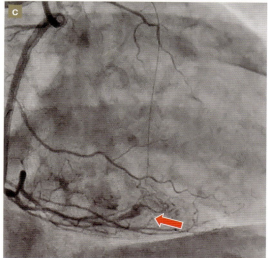

a：Retrograde wire crossが成功した。マイクロカテーテルもretrogradeから大動脈内に通過したため，上行大動脈でスネアを用いてretrograde guidewireをキャッチした。Externalizationを行い，手技を継続した。

b：その後CTOはステントを挿入したが，最終のチャンネル造影ではseptal channelの穿孔を認めた（→）。本症例は経過をみても進行しなかったため，そのまま経過をみた。

c：Antegradeからの造影像。4PDに近いseptal channelに穿孔がみられたが（→），血腫を形成しその後進展しなかったため問題はなかった。このような場合，経時的に心エコー図などを施行し，血腫の増大がないかどうか確認していく必要がある。

裏技は

適応

　Rendezvousを行おうと考える状況は，前述したretrogradeのマイクロカテーテルがantegradeのガイディングカテーテルまで挿入できない場合と，retrogradeのチャンネルの種類と形状で決めている。

　Ipsilateral collateralは原則的に全例Rendezvousを行おうと考えている。Rendezvousにすれば，ダブルガイドにする必要は全くない。

図3　RCAのCTO症例

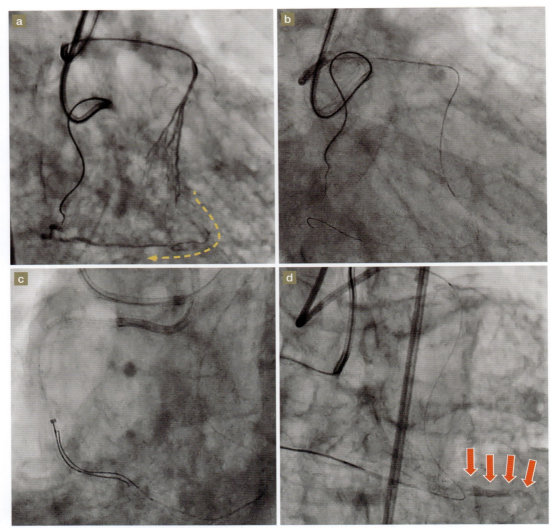

a：Septal channelを用いてretrograde approachを施行した。チャンネル造影ではかなり心尖部寄りに屈曲を認めた（破線矢印）。
b：ガイドワイヤーは比較的簡単に通過した。
c：その後guide extention reverse CARTを施行しretrograde wire crossが成立した。
d：Externalization後，手技を継続したが，最終造影を行うとチャンネル穿孔を生じていた（➡）。

裏技は

　Epicardial channelの場合もなるべくチャンネルがストレッチするような状況を長時間持続させたくはないので，Rendezvousを考えることが多い。

　そしてseptal cahnnelであれば，チャンネルの走行が心尖部寄りに屈曲している症例に関してはほぼ全例Rendezvousを行うことにしている。

　Rendezvous後に問題となるのは，非常にまれであるが，CTO病変をantegradeのマイクロカテーテルやバルーンが通過させることができない症例が存在することである。そのような症例ではExternalizationを再度試みることもあるが，もともとretrogradeのマイクロカテーテルが挿入できない例だと，その後の治療に非常に難渋することがある。

施行法

　Rendezvousにもいくつかの方法が存在するが，ここではretrogradeのガイドワイヤーがantegradeのガイディングカテーテルに挿入されていて，retrogradeのマイクロカテーテルが進まないという状況におけるRendezvousの施行について解説する。

　まずはantegradeのガイディングカテーテルにCorsairやCaravel（ともに朝日インテック社）を直接挿入し，ガイディングカテーテルの1stあるいは2ndカーブまで挿入する。次に両方向のマイクロカテーテルとガイドワイヤーを微妙に操作しながら，まずはRetrograde guidewireがCorsairやCaravelの先端部分に接触する部位を探す。

図4　4PDの中隔枝分岐部に近い部位の症例

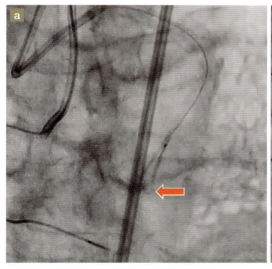
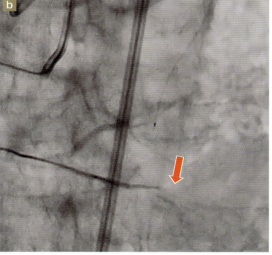

a：4PDの中隔枝分岐部に近い部位で出血量がかなり多かったため，止血することとした。LADの中隔のほうからまず脂肪塞栓を行い，血流は遮断された（→）。
b：RCAからは中隔枝の近位部での穿孔であり，中隔枝を塞栓することは解剖学的にもできないと判断し，PDを塞栓せざるをえなかった（→）。

図 5　左前下行枝（LAD）中間部のCTO症例

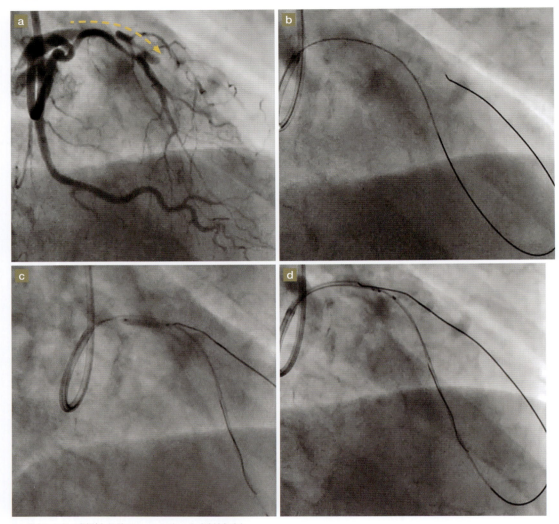

a：RCAからの側副血行路はpoorであった（破線矢印）。
b：Septal経由の同側側副血行路を認め，ガイドワイヤーは通過した。
c：IVUSガイド下にextended reverse CARTを施行した。
d：ガイドワイヤーは真腔をとらえていた。通常であれば，ここでダブルガイドにしてExternalizationを行うところだが，Rendezvousを行えばシングルガイドで治療ができるうえにチャンネル損傷のリスクも軽減できる。

裏技は

　先端に当たりガイドワイヤーを少し押すとたわみ始めるが，そこでガイドワイヤーにトルクをかけて少しずつ回す。その際はたわみをかけつつも押しすぎないことが重要である。すると，ほとんどの症例でガイドワイヤーが「スルッ」とCorsairやCaravel内に挿入できる。Retrograde guidewireの先端が壊れたり，ナックルにしてしまっているとかなり難しくなるので，Rendezvousを想定しながら手技をしている場合は，ガイドワイヤーの先端の形状が壊れないように手技を進めるのもコツである。

図 5 (続き)

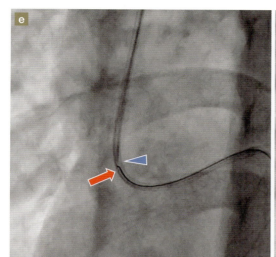
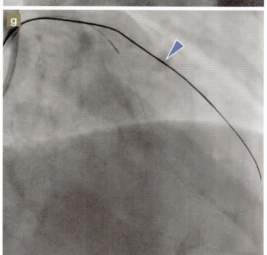

e：Retrograde (ipsilateral) guidewire（→）をガイディングカテーテルに挿入したら，Corsair（▶）をガイディングカテーテルに挿入し，そこのチップを目指してretro wireを操作しCorsairに挿入する。
f：Corsairに挿入された。
g：Retrogradeのマイクロカテーテルを引き抜き，antegradeのCorsairを順行性に挿入すると，CTO病変を越えた（▶）。あとはガイドワイヤーを順行性に挿入すればよい。

裏技は

シングルガイドでipsilateral collateral channel（同側側副血行路）などを用いている際は，ガイディングカテーテル内に順行性のマイクロカテーテルが挿入されており，Rendezvousを行う際には1本目のマイクロカテーテルが邪魔になり，retrograde guidewireをマイクロカテーテルに挿入するのがやや難しいが，ほとんどの症例で施行は可能である（図5）。

ポイントは，ガイディングカテーテルの最も屈曲の強い部分で施行することである（図6）。

マイクロカテーテルはCorsairでもCaravelでも問題なく施行できるが，Rendezvous施行後は順行性にマイクロカテーテルを進めないといけないため，原則はまずローテーション可能なCorsairの使用をお勧めする。

ときに子カテやガイドエクステンションカテーテルを挿入のうえ，Rendezvous

363

図 6 　LADのCTO症例

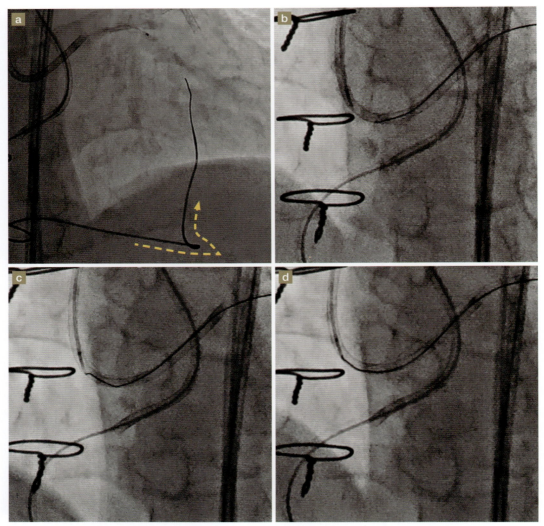

a：RCAからseptal channelを介したretrograde approachを行った。チャンネルの一部は心尖寄りに屈曲するタイプであった。もしretro wireが通過したらRendezvousを行い，チャンネル損傷を回避しようと思いながら手技を進めた。
b：Retrograde guidewireを通過させた後ガイド内に挿入し，Rendezvousを行った。Renzedvousが成立しやすいのはガイディングカテーテルの最も屈曲の強い部分の大彎側である。
c：まずはガイドワイヤーを操作し，Corsairの先端にガイドの先端が接触し少しガイドワイヤーがたわむような状況になるよう操作をする。
d：次にガイドワイヤーを少しだけ引き気味にしながら，トルクをかけてワイヤーの軽度なたわみをキープさせていると，スルッとCorsair内に入ることが多い。

図 6 （続き）

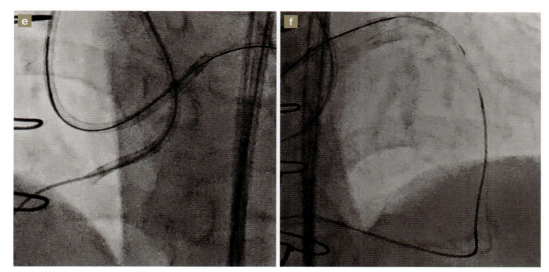

e, f：後はCorsairを回転させながらCTO内にねじ込んでいけばよい。Retrogradeのマイクロカテーテルが挿入されているので，少しずつ抜きながら順行性にCosairを進めるとよい。筆者はCorsairを単体でローテーションしていた際にねじれてしまった例を経験したことがあり，それ以来何らかのフロッピーワイヤーをCorsairの中の先端近くまで挿入したうえでCorsairをローテーションするようにしている。

裏技は

を施行することもあるが，むしろスペースが小さくなるためか，施行は容易である。

次にantegradeのマイクロカテーテルにretrograde guidewireが挿入されたら，antegradeのマイクロカテーテル内に何らかの0.014inchガイドワイヤーをマイクロカテーテルの2/3程度の長さまで挿入しておく。以前はこのワイヤーを挿入せずにマイクロカテーテルを順行性にねじ込んでいたが，数例マイクロカテーテルがねじれてしまい抜去せざるをえない症例を経験したからである。何らかのガイドワイヤーを挿入しておけばそのリスクは軽減できる。

そして後はマイクロカテーテルをantegradeからCTO内にねじ込んでいく。ある程度進むとretrogradeのマイクロカテーテルに干渉するので，retrograde guidewireの遠位端にトルカーを装着し，retrogradeのマイクロカテーテルを少しずつ引きながらその分antegradeのマイクロカテーテルを進ませる。CTOをマイクロカテーテルが完全に通り越したら，retrograde guidewireを引き抜き，先ほど挿入しておいたantegradeのガイドワイヤーを末梢に挿入する。

通常は（一般的には）

　冠動脈の治療中にさまざまな理由で冠動脈にspiral dissecitionを生じてしまうことがある。重要なことは，もともと留置していたガイドワイヤーを絶対に抜かないことである。ベイルアウトの基本は，血腫あるいは解離腔が大きくなる前にエントリー（入口部）と考えられる部位にステントを留置することである。冠動脈造影は，基本的にその解離腔を広げてしまう可能性があり，順行性の造影は控えるべきである。そして解離の進展を確認するためには，IVUSを挿入し，末梢の正常な血管部位を同定すべきである。

症例呈示

　患者：70歳代，女性。

　不安定狭心症で右冠動脈（RCA）中間部へ薬剤溶出性ステントを留置した。急性冠症候群へのadhoc PCIであり，さまざまなこと（右室枝の閉塞，long stentingする弊害）を考えてしまった術者はステントを極力短く留置し，**図1**のごとく治療を終えた。

　しかし病棟へ帰室後から，持続する胸痛と心電図の下壁誘導でST上昇を認めたため，再度カテ室へ移動し，冠動脈造影を行った。結果，RCAの末梢が造影されなかった。当初は冠攣縮を疑ったが，冠拡張薬では閉塞は解除されず，IVUSを施行すると冠動脈解離および血腫を認めた。正常冠動脈は血腫により圧排されていた（**図2**）。解離のエントリー（**図2-1** ➡）はステント近位部にあり，血腫はステントを越えてRCAの末梢まで進展してしまっていた。

　血腫の最遠位端をIVUSでマーキングし，解離のエントリーをステントで塞ぎ，子カテを用いてマーキングした部位よりfull metal stentingとした（**図3**）。最終造影で末梢まで血流を確認することができ，胸部症状も消失した（**図4a**）。

　Spiral dissectionの原因としては，ガイディングカテーテル5Fr Amplatz left（AL）がRCA＃1の残存プラークを損傷したことが考えられる。初回治療時には気が付かなかったが，遅発性にこのような急性閉塞を生じることはあるため，注意しなけれ

図1 RCAの狭心症例

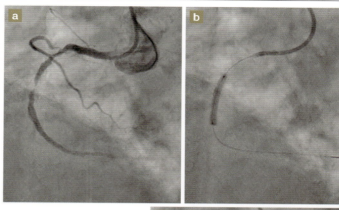

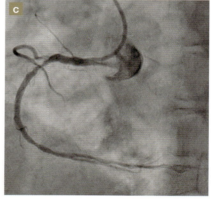

a：PCI施行前。
b：ステントを留置。
c：最終冠動脈造影像。

図2 再造影像

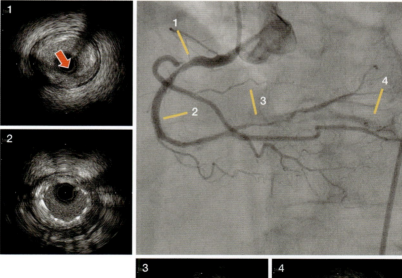

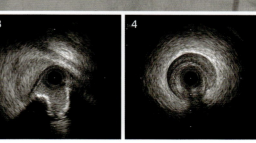

ステント前後に狭窄を認める。
1：IVUSにてエントリーを認めた。
2：ステント部。
3：ステント遠位部にも血腫を認めた。
4：末梢には血腫が存在した。

① Spiral coronary dissectionをどう治療する？

図3 ステントを留置

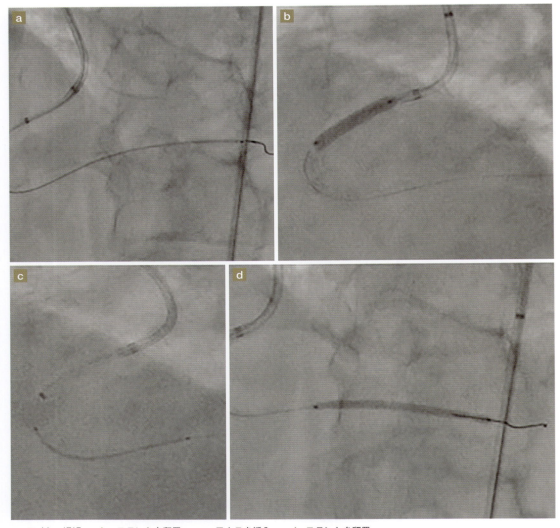

a：ワイヤー通過。　b：ステントを留置。　c：子カテを挿入。　d：ステントを留置。

通常は

ばならない。通常，ステント近位部の解離や血腫はステントを越えてその血腫が進展することはないといわれてきたが，本症例はその血腫がステントの末梢にまで進展していた。このような例は時折経験するため，側枝あるいはステントがあるから血腫や解離が進展しないということはないことを知っておくとよい。

　本症例は，治療から3年後の慢性期再造影（図4b，c）でもステントの開存を確認できた。

図4 ステント留置でベイルアウト

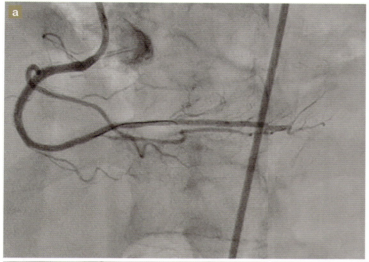

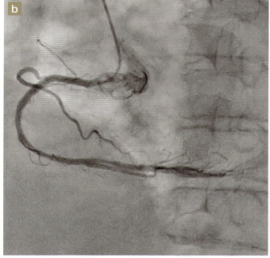
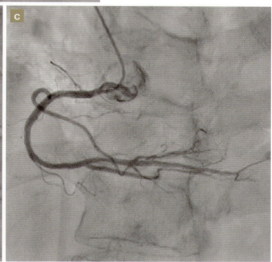

a：TIMI 3となった。　b, c：治療から3年後の造影像。

裏技は　末梢側の血腫が大きなまま追加ステント留置などをしてしまうと，血腫の逃げ場がなくなり，さまざまな本幹や側枝に血腫が進展してしまうことになる。したがってそのような場合，IVUSを確認し，カッティングバルーンなどでリエントリー（血腫の逃げ場）を作製すると，その後ステントを留置しても血腫の進展を防ぐことができる。

症例呈示

RCAのCTO症例（図5）。逆行性アプローチを行ったもののkissing wireが成立せず，ガイドエクステンションカテーテルを用いたreverse CARTを施行し逆行性ワイヤーは順行性ガイドエクステンションカテーテル内に挿入された。

図5 RCAのCTOでdiffuse hematomaを認めた症例

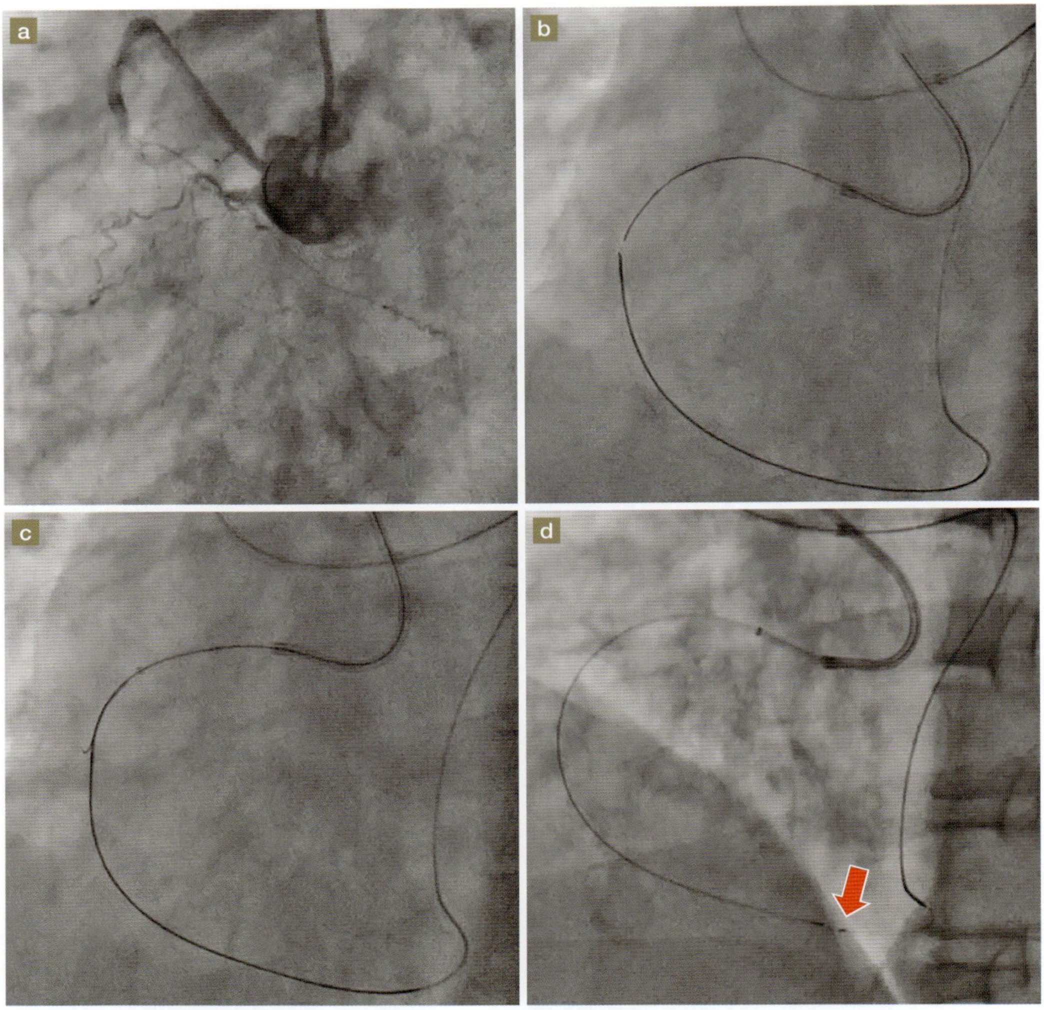

a：RCA＃1での閉塞を認める。　　b：逆行性アプローチが成功し，kissing wireを施行しているが，交通しなかった。
c：Reverse CARTを施行し，逆行性ワイヤーは順行性ガイドエクステンションカテーテル内に挿入できた。
d：その後，バルーンにて拡張しIVUSを挿入した（➡）。

裏技は

その後Externalizationを行い，CTO内をバルーンで拡張後，IVUSを確認すると RCAの＃3末梢まで血腫が形成されてしまっていた。

本症例はリエントリーを作製すべく，IVUSにてadventitiaの径を超えないサイズ のカッティングバルーンを用いて拡張を行った。

カッティングバルーン施行後に重要なことは，再度IVUSを施行することである。

もしmediaにリエントリーができていれば必ず確認ができるからである。

本症例もIVUSで確認するとリエントリーが形成されており，その後ステント留置 を行い，良好な拡張と血流を得ることができた。

このような症例ではIVUSによる治療方針決定が非常に重要で有用であり，裏技と して知っておく必要がある。

図 5 （続き）

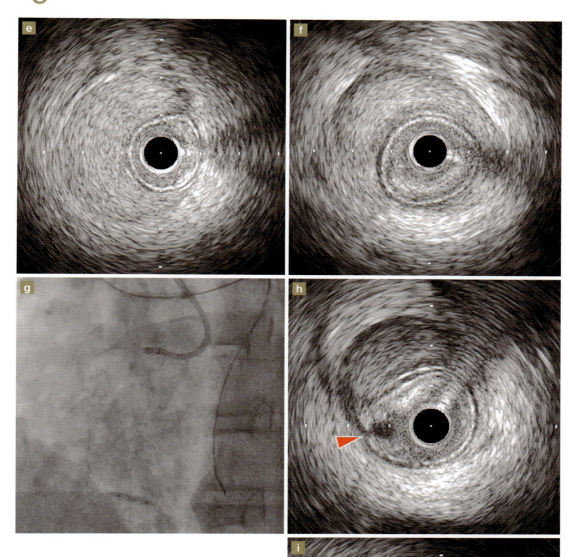

e：なんとRCA#3末梢まで血腫が形成されていた。
f：血腫はCTOのReverse CARTを施行した部位からびまん性に存在した。
g：これだけの血腫をそのままにステントを留置することはできず，カッティングバルーンにてリエントリーを作製することにした。
h：再度IVUSを施行すると，中膜が明らかに解離し，血腫と交通している所見を認めた（▶）。
i：その部位もIVUSのガイドワイヤーのアーチファクトがありみにくいが，明らかに血腫と交通するリエントリーが作製されたことがわかった（▶）。

図5 (続き)

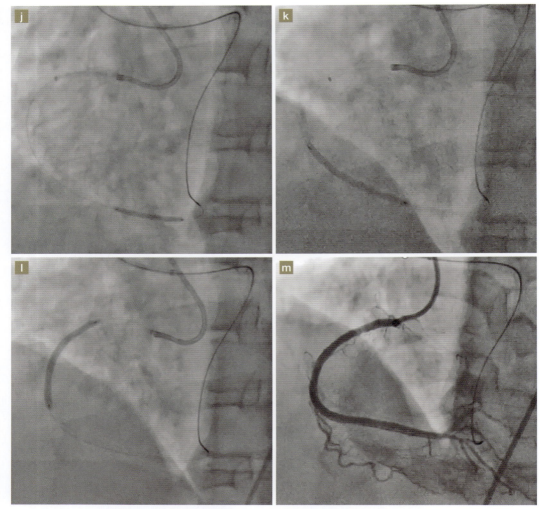

j：末梢からステントを留置した。　k：その近位部にも留置。　l：さらに近位部にも留置。
m：最終造影像。血腫はリエントリーから真腔に逆流し，良好なステント拡張と血流を認めた。

ストローテクニックによる血腫吸引の可能性

裏技は

　筆者らは，antegrade dissection reentry device (ADR) を用いる際にストローテクニックによる血腫吸引が，非常に有用であった症例を経験した。このストローテクニックをspiral dissectionの血腫吸引に活かせないか，思案している。そのためには，何らかのマイクロカテーテルを偽腔あるいは血腫の存在する腔に挿入する必要がある。エントリーがIVUSで同定できれば，IVUSガイド下に施行可能なのではないかと考える。

　例えば，末梢が大きな分岐を越えて両方の分枝に血腫が存在してしまっている症例などに適応し，血腫を吸引しながらステントを留置してエントリー部分にもステントを挿入できれば，新たなベイルアウト方法になるのではないかと考えている。

XV. 特殊な病態や治療法

② 冠動脈瘤

伊藤 良明

Point

- 冠動脈瘤は先天的なものと後天的なものがある。
- 形状は紡錘状と囊状がある。
- 瘤の血管壁の性状から，真性瘤，仮性瘤，解離性瘤に分類される。
- ある程度大きな冠動脈瘤はコイルの適応となり，ネックの大きさが重要である。
- コイルはデタッチャブルコイルが推奨される。

通常は（一般的には）　冠動脈瘤にはさまざまなものが存在する。先天的なものと後天的なものがあり，後天的なものには医原性のものも少なくない。また，薬剤溶出性ステント留置後のperistent stainなども瘤の一種である。

本項では，コイリングを要するような大きな冠動脈瘤に対する処置の方法を，症例を呈示しながら解説する。

先天的な冠動脈瘤として有名なのは，川崎病後の冠動脈瘤である。巨大化することも多く，瘤化して血栓を形成し，塞栓に伴う心筋梗塞を生じたり，瘤そのものの破裂のリスクもある。その逆に，瘤のネック部分には著明な石灰化を伴った狭窄をきたし，心筋虚血を招くこともある。したがって，治療に非常に難渋することもあり，ときには外科的手術を施行する症例も存在する。

冠動脈瘤に対するコイリングの実際

冠動脈瘤には形状から紡錘状と囊状とがある。瘤の血管壁の性状により真性瘤，仮性瘤，解離性瘤に分類される。

囊状の仮性瘤がみつかり，進行性に瘤が拡大傾向にあるようなら，コイル塞栓の適応となる。もちろん，そのような症例が最も破裂のリスクが高いからである。

紡錘状の仮性瘤や進行性の瘤でも，瘤の径や臨床症状に応じて積極的治療を行うべき症例は存在する。

簡単そうで難しい瘤へのコイリングについて，症例を呈示しながら解説する（図1，2）。

図1 冠動脈瘤のコイリング-1

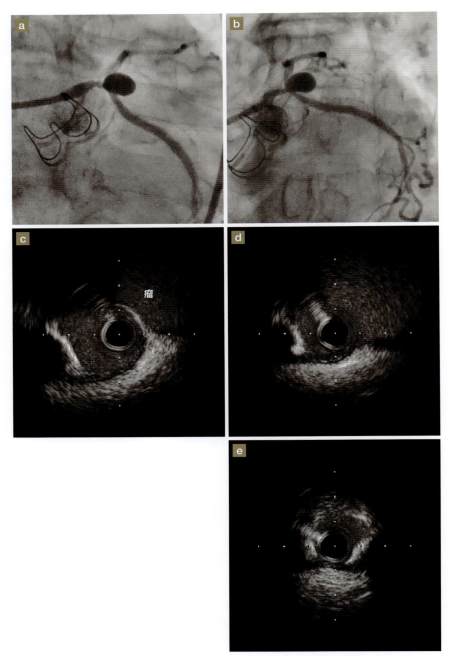

a：左主幹部（LMT）分岐部に生じた冠動脈瘤の症例。他院で経時的に経過をみてきたが，瘤の増大傾向と労作時の胸痛にて紹介となった。外科と相談したが，同部の瘤の処置は不可能ということであった。外科的に処置を行う場合は，左前下行枝（LAD）および左回旋枝（LCX）近位部で冠動脈を結紮し，両枝にバイパスを行うという手技になる。
b：LAO caudal view。LMTおよびLCX近位部に狭窄を認める。インターベンション治療を行う方針とした。
c：LCXにガイドワイヤーを挿入し，IVUSを確認した。IVUS施行の目的として冠動脈の狭窄を確認することのほか，瘤のネック部分の状態を確認することが重要である。つまり，冠動脈と大きく交通があれば，瘤のコイリングは冠動脈にステントなどを挿入してから行わなければならず，小さければ先に瘤のコイリングができる。その判断をIVUSで決めることになる。本症例では2時方向に巨大な瘤を確認。冠動脈との交通部分は小さく，先に瘤へのコイリングが可能と判断した。
d：交通部分。 e：LMTの遠位部狭窄部分であるが，内腔は小さく，fibrofattyなプラークが存在した。これが胸痛の原因と考えた。

図1 (続き)

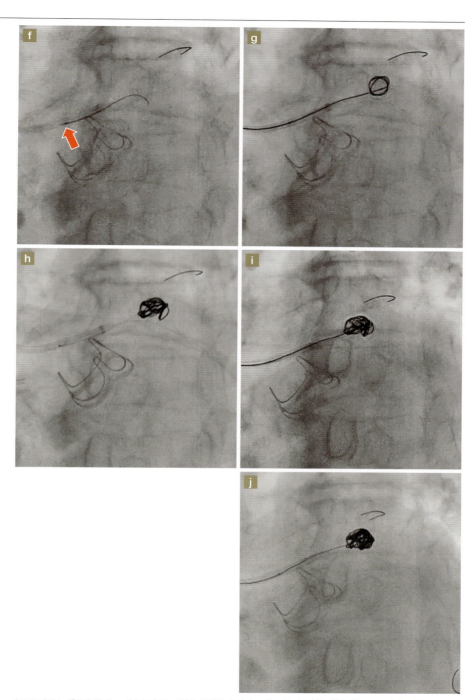

f：コイリングのためのマイクロカテーテルを導入すべく，瘤へワイヤリングを行い，マイクロカテーテル（➡）を進めた。
g：マイクロカテーテルを瘤内に入れたら，瘤の径に見合ったデタッチャブルコイルを挿入していった。これをフレーミングといい，しっかりとした瘤内に土台を作るようなコイルを挿入する。
h：ある程度，瘤の全体に骨組みのようなコイルが入るまでフレーミングを行う。
i：次に細い，あるいは短いコイルを用いて，フレーミングしたコイルの隙間を埋めるように追加留置していく。
j：隙間が随分と埋まってきた（フィリング）。

図 1 （続き）

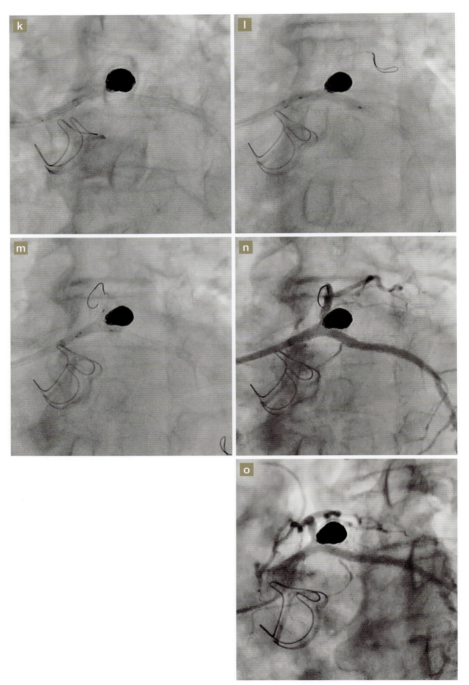

k：完全にフィリングされた。デタッチャブルコイルの場合は，冠動脈本幹にコイルが逸脱することのないようにコイリングを行うことが可能である。
l：冠動脈狭窄があり，LMT〜LCXに対してステントを留置した。LADはAVRとともにバイパス術がなされていた。
m：Kissing balloon technique（KBT）を施行。
n：最終造影像。瘤のネックが小さく，コイリング後にステントを留置した。
o：24カ月後の造影像。問題なく経過していた。

図2 冠動脈瘤のコイリング-2

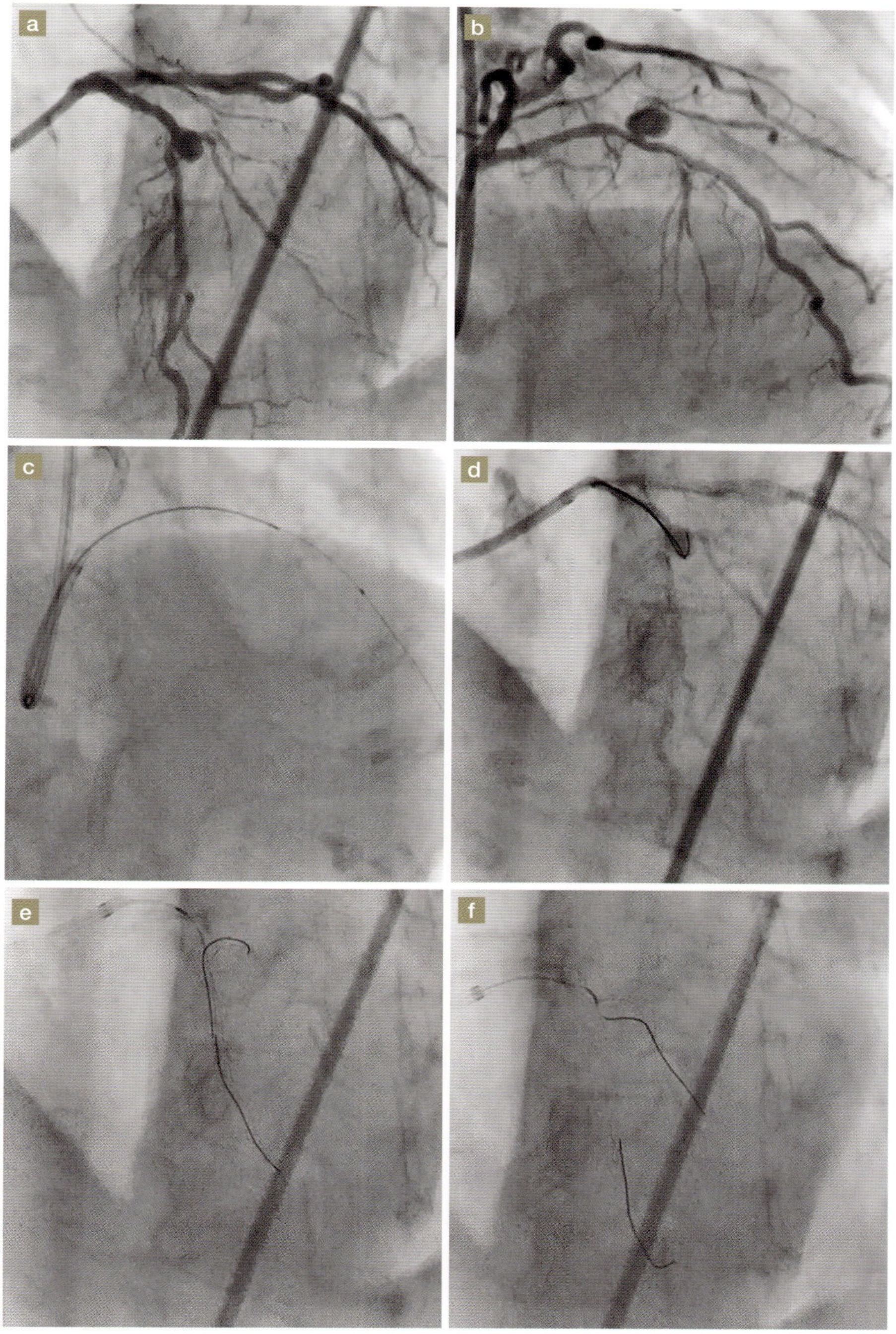

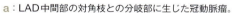

a：LAD中間部の対角枝との分岐部に生じた冠動脈瘤。
b：経時的に瘤が増大傾向を示し，治療を行うこととなった。
c：LAD本幹からIVUSをチェックした。
d：対角枝へのワイヤリングは難渋した。
e：結局，Reverse wireを行った。
f：対角枝へのワイヤリングに成功した。

図 2 (続き)

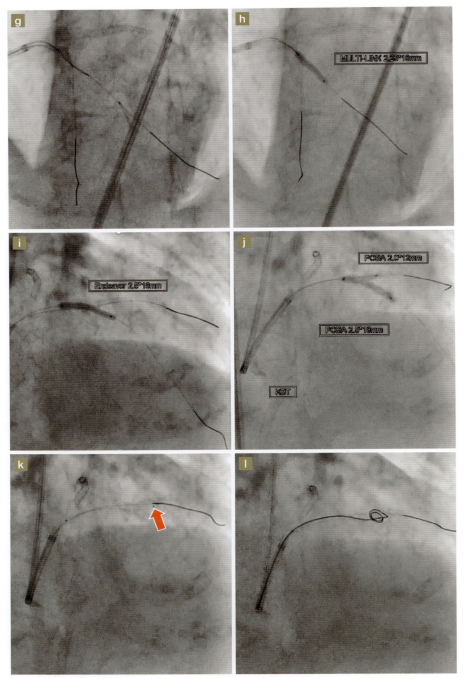

g：対角枝へIVUSを施行すると，瘤のネックは対角枝に大きく交通していた。
h：先にステントを留置し，その後コイリングを行うこととした。対角枝へステントを留置した。
i：LADにもステントを留置した。
j：Culotte stent後にKBTを施行した。
k：ステント越しに瘤内にマイクロカテーテルを進めた（➡）。
l：マイクロカテーテルを介してコイリングを行った。ここでもデタッチャブルコイルを用いた。

図2 (続き)

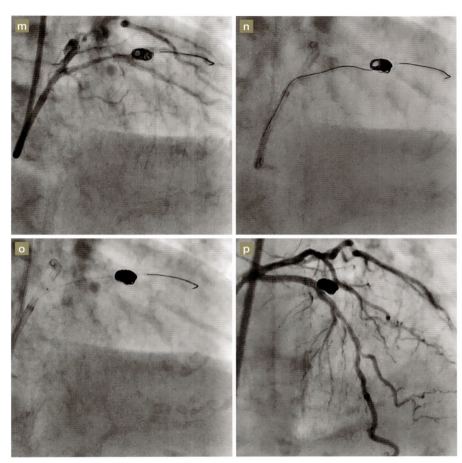

m：フレーミングが終了した。
n：次にフィリングを行った。
o：治療を終了した。コイルの逸脱はなかった。
p：最終造影像。良好な結果であった。

XV. 特殊な病態や治療法

③Late incomplete stent appositionをどう治療する？

堤　正和

Point

- Cypher®冠留置後の報告が多く，ポリマーに対しての慢性炎症が機序として考えられている。
- VLSTの原因になりうる。
- 治療法のゴールデンスタンダードは確立していない。
- 早期内皮化を生じるベアメタルステントなどをstent-in-stentすることでPSSの消失や改善が期待できる（今後は第三世代DES？）。

通常は（一般的には）

冠動脈ステントの治療時にはすべてのストラットが血管壁に圧着しており，appositionを獲得していたにもかかわらず，慢性期になってmalappositionとなるものを"late incomplete stent apposition"もしくは"late stent malapposition"とよぶ。治療時のstent malappositionが慢性期にも残存しているものは，"persistent incomplete stent apposition"とよび，late incomplete stent appositionとは区別している。

筆者らは，基本的に全例で血管内イメージングを用いてoptimal treatmentを心がけているため，治療時にstent malappositionを認めた場合は，後拡張の追加などを適宜行い，良好なappositionを得てから手技を終えている。高度石灰化病変の血管内腔の凹凸ないしcalcified noduleの存在によって圧着がどうしても得られない部位がごく一部にみられることなどは経験するが，その程度のものは遠隔期に行った血管内イメージングでは内膜の被覆が得られ，appositionを得ているため臨床的に問題にならないことが多い。問題となるのはlate incomplete stent appositionである。

Late incomplete stent appositionは第一世代の薬剤溶出性ステント（DES），特にCypher®ステントでしばしば観察され，ポリマーに対する慢性炎症がその原因と考えられている。malappositonの著しいものはIVUSやOCTといった血管内イメージングを用いずとも，造影所見で，ステント周囲への造影剤染み出し所見（PSS）として観察されることもある。PSSはステント血栓症のリスクと考えられている[1]。

Late incomplete stent apposition自体がステント血栓症のリスクを増大させるとの報告[2]もあるが，フォローアップの再造影で正常所見の場合，appositionを得られているか確認する目的で全例にOCT/OFDIやIVUSを行うというのは現実的ではない。そのため，臨床的にはPSSや瘤を認めた場合に治療を検討することになる。もしくは，たまたま別の標的病変治療の際に血管内イメージングでlate incomplete stent appositionがみつかった場合に治療を検討することとなる。

さて，ひとえにlate incomplete stent appositionといっても，ストラットがどのくらい血管壁から浮いているのか，全周のうち何度が浮いているのか，長軸方向にどのくらいの長さにわたって浮いているのかなどによってその程度はさまざまであり，

通常は

どの程度まで経過観察でよく，どこから再治療を必要とするのか，コンセンサスの得られた基準はないのが現状である。

Late incomplete stent appositeionをみつけた場合は抗血小板剤2剤併用療法（DAPT）を継続し，経時的にフォローを行い，瘤のサイズが増大傾向を示したら何らかの治療に踏み切るというのが現状での方針ではないだろうか？

Cypher®留置後のvery late stent thrombosis（VLST）の1例[3]

急性心筋梗塞にて来院し，緊急冠動脈造影において左前下行枝（LAD）#7に過去に留置したCypher®のステント内閉塞を認め（図1），そのまま緊急PCIを施行した。

PCI時に施行したIVUSでは，過去に留置したステント周囲は非常に大きくpositive remodelingを起こしており，ステントと血管壁の間には血栓が存在し，ステント外にも一部血球エコーが確認できる（図2）。過去の治療時のステント留置直後のIVUSと比較し，stent areaは変化していないが，vessel areaは著明に拡大していた。過去の治療直後はstent appositionを得ていることから，late incomplete stent appositionと判断し，VLSTの原因として考えられた。

PSSへの対応

当院ではPSSを認めた場合は，短期間で冠動脈造影を再度行いフォローし，拡大傾向を認めた場合や，初回でもPSSが著しい（瘤になっている）場合には，治療介入している。とはいえ，治療方法についてもゴールデンスタンダードは存在しない。ステント血栓症を予防するためDAPTを永久に継続するという意見をよく耳にするが，

図1 緊急冠動脈造影

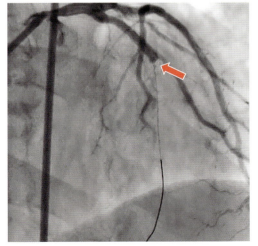

LAD #7に過去に留置したCypher®のステント内閉塞所見を認めた。

図2 IVUS像

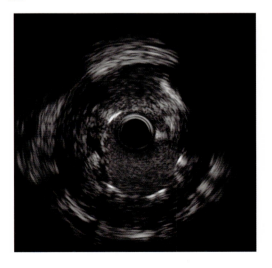

通常は

インターベンションでの再治療については症例報告レベルの情報しかない。

PSSはポリマーに対しての慢性炎症が機序として考えられている以上，慢性期にmalapposed stratの部分を追加でPOBAして血管壁に圧着させても，改善しないどころか，悪化させる可能性もあると考え，内膜被覆を期待してベアメタルステント（BMS）を留置し，軽快に導いた例を経験している。PSSに対し，当院で治療を行った2例を提示する。

▶症例1

LADにCypher®を留置し，1年半後にPSSを認めた症例（図3➡）。

BMSであるS-StentをCypher®内にstent-in-stentした直後はまだPSSを認め

図3 【症例1】PSSの1例

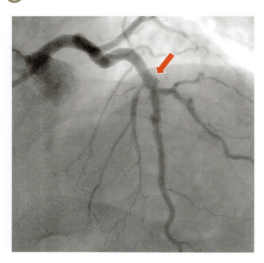

図4 【症例1】BMSを留置

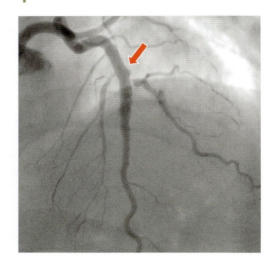

図5 【症例1】1年後にPSSは消失した

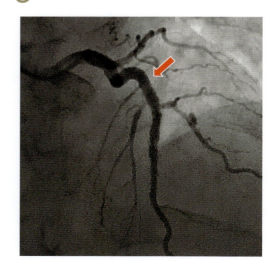

通常は ている（図4➡）。

しかし，1年後の再造影ではPSSの消失を確認した（図5➡）。

▶症例2

約10年前に，LADにCypher®が留置された部位にPSS（もはや瘤？）を認めた症例（図6➡）。

Endeavor®（日本メドトロニック社）をCypher®内にstent-in-stentした直後はまだPSSを認めている（図7➡）が，こちらも同様に1年後の再造影では側枝のPSSは多少残存しているものの，LAD本幹のPSSはほぼ消失し，改善を認めた（図8➡）。

図6 【症例2】PSSの1例

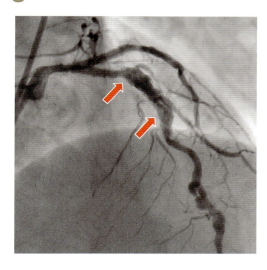

図7 【症例2】Endeavor®ステント留置

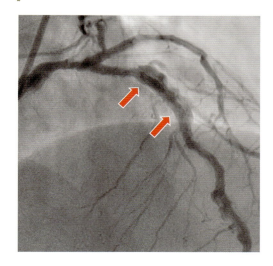

図8 【症例2】PSSは消失した

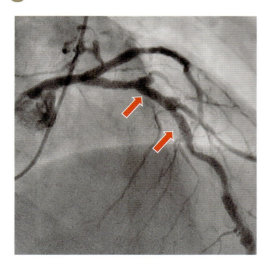

通常は

PSS部位は慢性炎症によって血管壁側からの新生内膜の増殖とストラットの被覆を得られないかもしれないが，内側に新生内膜の張りやすいBMSやEndeavor®（現在は使用できない）をstent-in-stentすることで，血管壁の平面方向からの新生内膜増殖を促し，被覆に至ったと考えている。今後は第三世代DESを用いれば，新生内膜の早期かつ良好な被覆が期待できるだけでなく，bioabsorbable polymerのため慢性期にポリマーが炎症を起こす危険性も少なく，またBMSに比べ再狭窄率も低く抑えられる可能性がある。

文献

1) Imai M, Kadota K, Goto T, et al : Incidence, risk factors, and clinical sequelae of angiographic peri-stent contrast staining after sirolimus-eluting stent implantation. Circulation 123 : 2382-2391, 2011.

2) Hassan AK, Bergheanu SC, Stijnen T, et al : Late stent malapposition risk is higher after drug-eluting stent compared with bare-metal stent implantation and associates with late stent thrombosis. Eur Heart J 31 : 1172-1180, 2010.

3) Yamawaki M, Onuma Y, Nakano M, et al : Simultaneous occlusion of left anterior descending and left circumflex arteries by very late stent thrombosis: vascular response to drug-eluting stents assessed by intravascular ultrasound. Heart Vessels 30 : 824-829, 2015.

XV. 特殊な病態や治療法

④PTSMA施行時の ちょっとした裏技

山脇 理弘

Point

- エタノールがLAD本幹に逆流しないように，バルーン遮断後の先端造影とガイドからの造影を行って確認し，ゆっくり時間をかけて注入を行う。
- 壊死は時間をかけて進行することを心得，術後のモニター監視，一時ペーシングの抜去タイミングを注意深く行う。
- 効果が月単位で出てくる場合もあり，薬物を併用し，エコーでこまめに外来フォローする。
- マイクロカテーテルとパーフュージョンバルーンを用いる方法もある。

通常は（一般的には）

　経皮的中隔心筋焼灼術（PTSMA）は，閉塞性肥大型心筋症（HOCM）に対するカテーテル治療である。**表1**に肥大型心筋症の表現型を示す[1]。このうちPTSMAは**表1**内の1，3に対して適応となる。HOCMに対する治療は，第一選択である薬物療法（β遮断薬，ベラパミル/ジルチアゼム，ジソピラミド/シベンゾリン）をまず開始する。次に50mmHgの圧較差が安静時に残存するか，または50mmHg未満であるが，有症状の場合は運動負荷エコーを施行し，50mmHg以上になる場合，左室流出路（LVOT）に対する治療を行うことがガイドラインでは推奨されている（**図1**）[1]。

　LVOTに対する非薬物治療として，中隔縮小治療（SRT）である外科的治療（Marrowによる経大動脈弁アプローチ）とPTSMA，さらにDDDペースメーカ治療が挙げられる。

　本項で述べるPTSMAは，圧較差の原因となる肥大心筋を灌流する中隔枝を介して経カテーテル的にエタノールを注入して壊死を生じさせ，肥大心筋の菲薄化を図り，最終的に圧較差の軽減を得る手技である。「重大な併存症のある患者や，高齢で開心術が禁忌または危険が大きいと考えられる薬剤抵抗性で，かつ症状があるHOCMへのPTSMAの実施」は，『心筋症診療ガイドライン（2018年改訂版）』ではClass Ⅱaである[1]。

　治療成績に関しては，恒久的ペースメーカ挿入術は10～30%，院内死亡率は1～2%，再度のPTSMA施行率は5～15%，5～10年生存率は80～95%と良好であると報告されている[1]。PTSMAのLVOT圧較差低減効果は，急性期から出現する場合と，慢性期（1～6カ月，場合によっては1年）に中隔心筋の退縮と相まって徐々に改善していく場合の2通りある。このため薬物療法を併用し，注意深く心エコー図を外来で施行し，追加治療を検討する。PTSMA3日後の剖検例を**図2**に示す。アルコールにより，心筋だけでなく末梢微小血管に及ぶ広範囲な細胞壊死を認めた。本症例は**図3**に示すような3束ブロック（1-AVB，右脚＋左脚前肢）から，術後3日目に高度房室ブロックへの進行により死亡しており，数日かけて，微小血管への血栓形成により

表1 肥大型心筋症の表現型の分類

1. 閉塞性肥大型心筋症 (HOCM)
- HOCM (basal obstruction)
  安静時に30mmHg以上の左室流出路圧較差を認める
- HOCM (labile / provocable obstruction)
  安静時に圧較差は30mmHg未満であるが，運動などの生理的な誘発で30mmHg以上の圧較差を認める

2. 非閉塞性肥大型心筋症 (non-obstructive HCM)
安静時および誘発時に30mmHg以上の圧較差を認めない

3. 心室中部閉塞性心筋症 (MVO)
肥大に伴う心室中部での30mmHg以上の圧較差を認める

4. 心尖部肥大型心筋症 (apical HCM)
心尖部に限局して肥大を認める

5. 拡張相肥大型心筋症 (dilated phase of HCM：D-HCM)
肥大型心筋症の経過中に，肥大した心室壁厚が減少・菲薄化し，心室内腔の拡大を伴う左室収縮力低下（左室駆出率50％未満）をきたし，拡張型心筋症様病態を呈する

（日本循環器病学会/日本心不全学会合同ガイドライン：心筋症診療ガイドライン（2018年改定版）．
http://www.j-circ.or.jp/guideline/pdf/JCS2018_tsutsui_kitaoka.pdf，2019年8月閲覧より許諾を得て転載）

図1 LVOT狭窄の評価と治療

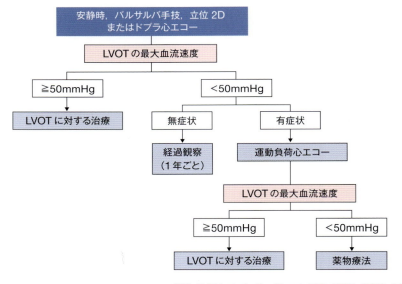

（Elliott PM, et al：Eur Heart J 35：2733-2779, 2014より改変引用）

通常は
壊死の拡大が伝導系細胞まで生じていることが推察された．PTSMAはアルコール注入直後に心筋および血管を直接壊死させるだけでなく，時間をおいて微小循環障害から梗塞が生じ，数日かけて壊死が進展するため，一時ペーシングの抜去と恒久ペースメーカの植え込み判断は慎重にするべきであると考えられた．

手技の実際について述べる（図4）．大腿部から一時ペースメーカを右室に留置して，房室ブロックに備え，バックアップペーシングを行う．ルートは動脈2本を穿刺

図2 当院におけるPTSMA後の剖検例

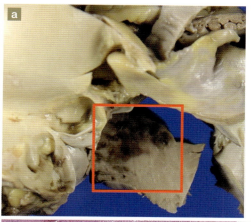
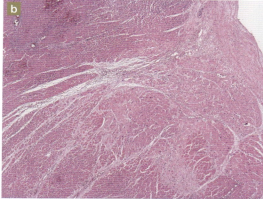
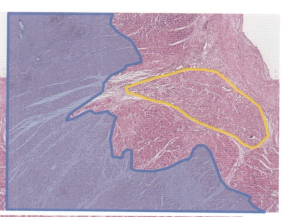
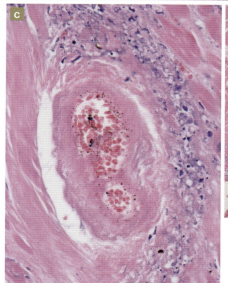
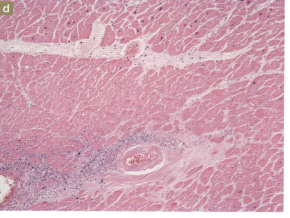

a：PTSMAによる心室中隔の壊死層（□）。
b：伝導系心筋組織（黄色枠内）近傍に広範囲な壊死心筋（青色枠内）を近接して認める。
c：冠動脈微小血管にはアルコールにより核の存在しない壊死細胞を認める。
d：下半分に核を認めない壊死細胞，血球を含む壊死した微小冠動脈を認める。壊死細胞には好中球の浸潤を認める。

図3 注意すべきPTSMA後の心電図変化

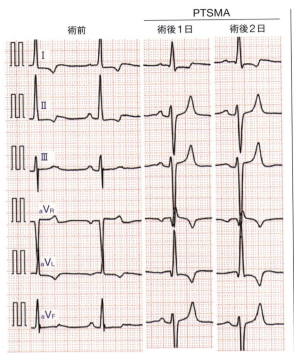
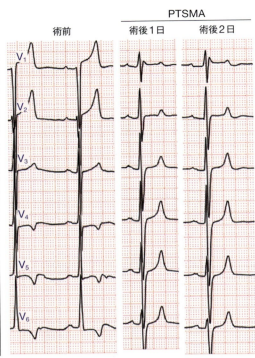

通常はし，左室内にピッグテールカテーテルを留置し，左冠動脈に6～7Frのガイディングカテーテルを挿入して，同時圧を測定する．この際，50mmHg以下である場合は，ニトログリセリン投与や心室性期外収縮後のBrockenbrough現象を試みて，術前の圧較差を確認する．術後にも施行し同様の効果判定を行う．この症例は中隔枝を2本認め，これらを標的とした．中隔枝のサイズに適したover the wire（OTW）タイプのPTCAバルーンとPCIガイドワイヤーにより中隔枝（1）を選択し，中隔枝をバルーンで拡張し閉鎖する（図4b）．ガイディングカテーテルから造影し，中隔枝が完全に閉塞していること（図4c），この時点で血行動態的に圧格差が改善する場合もあるので，同時圧も確認する．その後，術野外から心エコー図を施行し，ターゲットとなる中隔心筋へのコントラストエコーを施行する．術者はPCIガイドワイヤーを抜去し，造影剤を数mL，拡張させたOTWのPTCAバルーンのOTWルーメンから注入する．

透視で以下の3点を確認する．
(1) PTCAバルーンから逆行性に左前下行枝（LAD）本幹に造影剤が逆流しないこと
(2) 心筋が濃染して造影剤が閉じ込められていること
(3) 中隔枝同士のコネクションにより，LAD本幹や他のCTOへの側枝血行路として造影剤が逃げないこと

ターゲットの中隔心筋を灌流する枝は，必ずしも中隔枝だけではなく，対角枝，回旋枝，円錐枝から派生する場合もあるので注意を要する．コントラスト心エコー図で，ターゲットとなる心室中隔が染まっているのが確認できたら，無水エタノールを注入する．完全房室ブロックについては，注入したアルコール量と関連するという報

図 4 PTSMAの実際-1

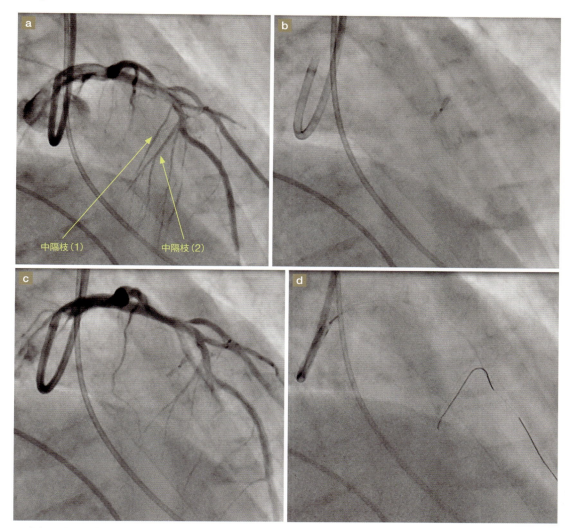

a：数本の中隔枝を認めた。　b：中隔枝(1)を1.5mmバルーンで遮断。
c：ガイディングカテーテルを造影し，中隔枝(1)が閉塞していることを確認。　d：中隔枝(2)へReverse wireを施行。

通常は 告があるため，当院では1手技2mL以下を原則とし，数本ターゲットとなる中隔枝があり，総エタノール量が多くなる場合は，段階治療を行っている。

また，エタノールの注入速度も極めてゆっくり（1mL/3分程度）行い，注入を終わったらしばらく待ってアルコールが浸透するのと，壊死させる時間を確保し，次にバックロックシリンジに変えて心筋内とバルーン内に残存するエタノールを20秒程度で除去した後，バルーンをデフレーション，そのままゆっくり，PCIガイドワイヤーを入れずにガイディングカテーテル内に回収している。造影剤，エタノール注入にて中隔心筋内の圧は高まることが予想される。いくら中隔枝をバルーンで閉鎖させているとはいえ，急激なエタノールの注入や，バルーンをデフレーションした瞬間にエタノールがLADに逆行する可能性がある。これを防ぐため，上記手技を慎重に

図 4 PTSMAの実際-1（続き）

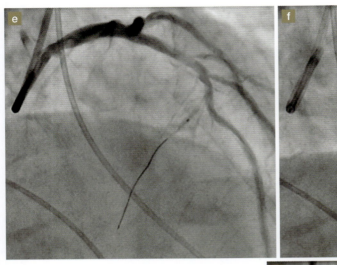
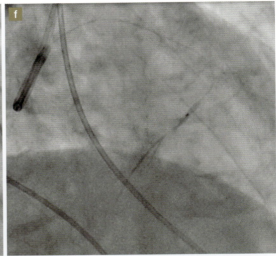
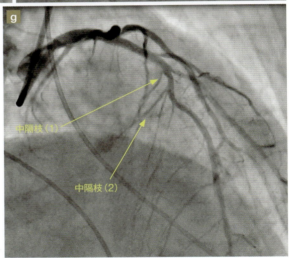

e：バルーン拡張。
f：先端造影を行い，コントラスト心エコー図を施行。
g：PTSMA施行後。

通常は施行している。図4dは中核枝（2）へのワイヤリングに難渋し，Reverse wireを施行している。CTOへのretrograde approachの際の中隔枝選択のように，解剖的にRWTを使用する機会もしばしばある。同様にバルーンで遮断して，造影剤でコントラスト心エコー図を行い，エタノールを1mL注入した。

最終造影像を示す（図4g）。前述の当院での剖検例（図2，3）で示すように，一時ペーシングは術中に一過性でも完全〜高度房室ブロックがあれば，数日間留置したほうが安全である。3束ブロックが生じた場合も注意を要する。術後のCKと12誘導心電図を毎日チェックし，病棟モニターでペーシング稼働の状況を注意深く観察する必要がある。迷った場合は，バックアップペーシングレートを下げて，Holter心電図を行い，恒久ペースメーカ植え込みの判断を慎重に行う。

裏技は

前述のようなPTCAバルーンを用いた方法以外に，マイクロカテーテルを使用する方法もある。ターゲットとする中隔枝が細くて，灌流域は狭いが複数あり，蛇行などによりOTWのPTCAバルーンがもち込めないような場合に有効である。

症例呈示（図5）

患者：80歳代，女性。

心室中部閉塞性心筋症（MVO），LADに冠動脈狭窄を合併した症例。

薬物療法でも労作時の息切れのためリハビリが進まず，近隣医療機関から紹介となった。手術ハイリスクのため，PCIおよびPTSMA施行となった。

LADに2カ所の有意狭窄と複数の中隔枝を認めた（図5a）。まず，最初の標的中隔枝（1）にCorsair（朝日インテック社）を進め，先端造影を行ったところ（図5b），ターゲットとする中隔心筋が染まったため（図5c），同部位に通常通り1.5mmのPTCAバルーンで閉鎖し，エタノールによるアブレーションを行った（図5d）。

次に，LADへ薬剤溶出性ステント（DES）を留置し，遠位部の標的中隔枝（2）から焼灼を試みた。入口部から屈曲を認め，通常のワイヤリングでは挿入できなかったため，RWTを使用してFielder FC（朝日インテック社）を挿入，PTCAバルーンでは通過が困難であったため，マイクロカーテルであるProminent® BTA（東海メディカルプロダクツ社）をゆっくり挿入した（図5f）。

その後，パーフュージョンバルーンであるRyusei（カネカ社）にてLAD側から，Prominent® BTAをjailし，LAD末梢への血流を確保しつつ，中隔枝を遮断，Prominent® BTAからの先端造影で，LADへの逆行性の血流がないことを確認した。コントラスト心エコー図では，さらに末梢側の中隔への灌流が確認できたため，エタノールをゆっくり注入した（図5h）。

次に，標的中隔枝（3），（4）に対しても同様のテクニックでアブレーションを行った（図5j〜m）。圧較差は，当初は140mmHg以上存在したが，LADへのPCIと合計4カ所の中隔枝の焼灼により，最終的には術直後で105mmHgまで改善した。本症例はLADへのPCI中のバルーン遮断により圧較差は減弱する傾向が認められた。

以上より，単独のLADへの血行再建により，心尖部の血流増加，冬眠心筋の改善は，さらなる圧較差の増悪をきたす可能性がある。本症例はPCIに加え，MVOへのPTSMA併用は有効と考えた。しかしMVOは，閉塞部位が通常の中隔基部のHOCMに比べ末梢にあることから，どうしても複数の細くて灌流域の大きくない中隔枝から養われている場合が多い。このため，このようなマイクロカテーテルとパーフュージョンバルーンを使用した方法を用いることは有効であるが，一方で1枝におけるアルコールの量自体を制限せざるをえず，基部のHOCMのように標的とする中隔枝を1〜2本確実に焼灼すれば劇的に圧較差が軽減する可能性は低いものと考えられた。本症例は，治療後，薬物療法を強化することで労作による息切れの軽減によるADLおよびQOLの改善を認めた。

図 5　PTSMAの実際-2

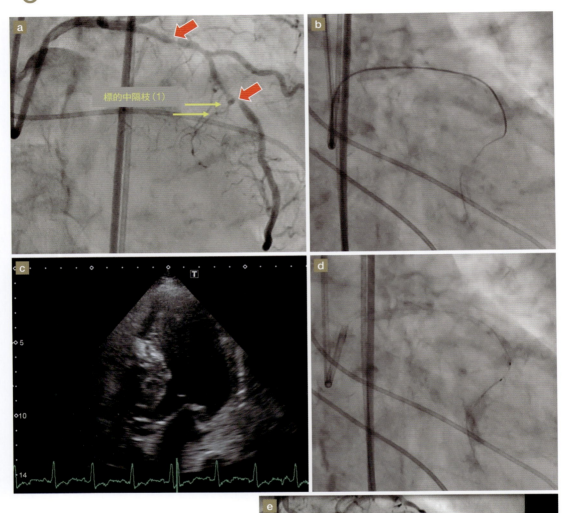

a：LADに2カ所の狭窄（→）を認めた。
b：中隔枝にCorsairを挿入し，造影を行った。
c：コントラスト心エコー図像。中隔の中間部が濃染している。
d：PTSMA施行。
e：その他の中隔枝。

図5 　PTSMAの実際-2（続き）

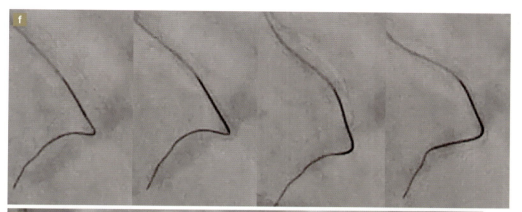

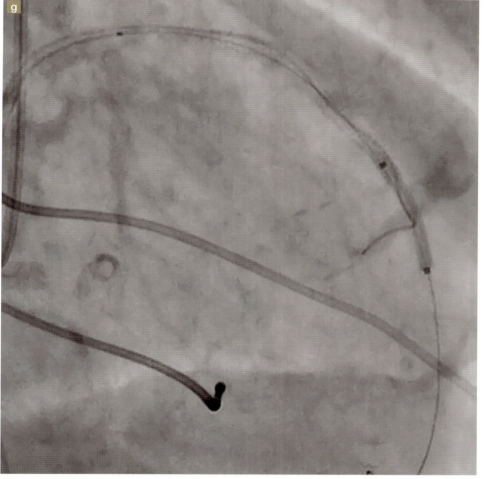

f：標的中隔枝（2）へワイヤリング施行。
g：マイクロカテーテル挿入とパーフュージョンバルーンでLADを拡張。

図 5 PTSMAの実際-2（続き）

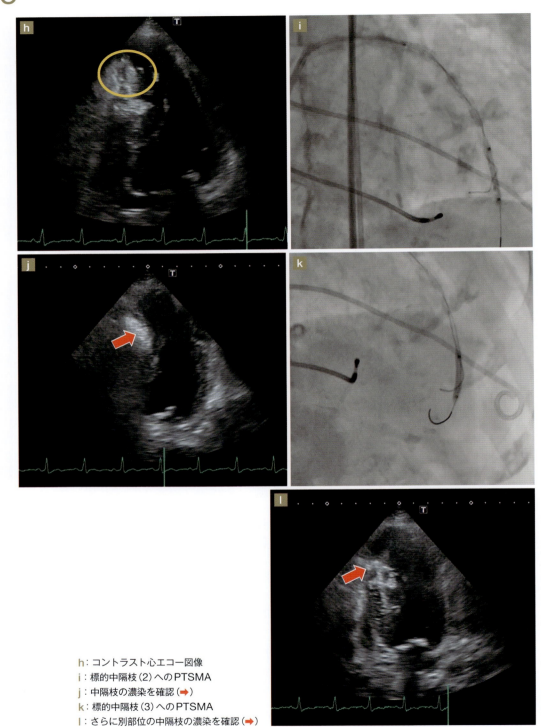

h：コントラスト心エコー図像
i：標的中隔枝（2）へのPTSMA
j：中隔枝の濃染を確認（➡）
k：標的中隔枝（3）へのPTSMA
l：さらに別部位の中隔枝の濃染を確認（➡）

文献

1）日本循環器病学会/日本心不全学会合同ガイドライン：心筋症診療ガイドライン（2018年改訂版）．2019年3月29日発行．http://www.j-circ.or.jp/guideline/pdf/JCS2018_tsutsui_kitaoka.p

XV. 特殊な病態や治療法

⑤King Ghidorahなんてできるの？

山脇 理弘

Point

- 側枝2枝とも臨床的には無視できないtrifurcationにおいて，King Ghidorah technique（KGT）が有効である。
- 側枝のバルーンは小さめを選択し，本幹近位部のステント端や側枝入口部の冠解離や過拡張による本幹の冠穿孔を避ける。
- 1つのインデフレーターで施行が可能である。

通常は（一般的には）

　Kissing balloon technique（KBT）は，分岐部治療において日常臨床に用いられるテクニックである。長期成績への有効性は，2ステントでは確立しているものの，1ステントでは，いまだ議論がある。一方，側枝閉塞は周術期心筋梗塞につながるため，避けるべき合併症の1つである。このため側枝を保護するという意味においては，KBTの果たす役割は大きい。

　しかし3分枝（trifurcation）の治療においては，KBTは必ずしも3枝とも一度に血行再建が可能なわけではなく，しばしばジレンマに陥ることがある。以下に症例を示す。

症例呈示

▶左回旋枝（LCX）のST上昇型心筋梗塞（STEMI）症例（図1〜4）

　房室ブロックのため一時ペーシングを挿入した。治療前の造影では＃12，13の中央に分枝（Br）を有し，3枝とも同等の灌流域であり，trifurcationに血栓を認めた（図1a）。＃12はTIMI 1，BrはTIMI 2であった（図1a）。血栓吸引を施行し，IVUSを行ったところ（図1b），＃12の入口部に血栓（図1b➡），その近位部にattenuated plaque，血栓を確認した。

　＃12は閉塞すると予想し，Brをワイヤーで保護しつつ，本幹に2.75mmの薬剤溶出性ステント（DES），＃12に1.5mmのPTCAバルーンでjailed balloon technique（JBT）を施行してステントを留置した（図2a）。その後のIVUSにて分岐部に不十分拡張，ステントの近位端は非圧着部位を確認した（図2b）。

　このため，3mmのバルーンでproximal optimization technique（POT）を施行した（図3a）。しかしPOT後，胸痛の訴えとSTの再上昇を認め造影したところ，＃12およびBrの閉塞を確認した（図3b）。ガイドワイヤーをBrおよび＃12にステント内から取り直し，1.5mmのバルーンで＃12を拡張し（図3c），TIMI 3の血流を得たが，Brは閉塞のままであった（図3d）。

図1 LCXのtrifurcation

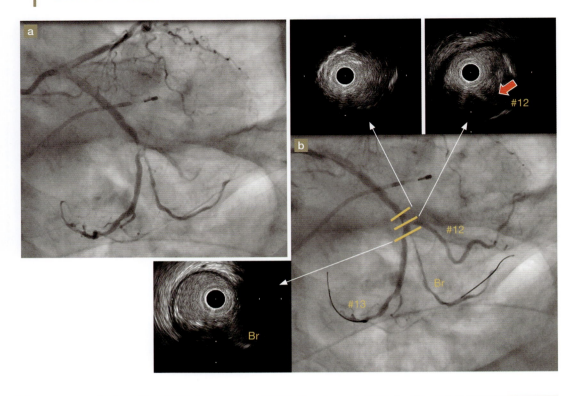

図2 ステントを留置

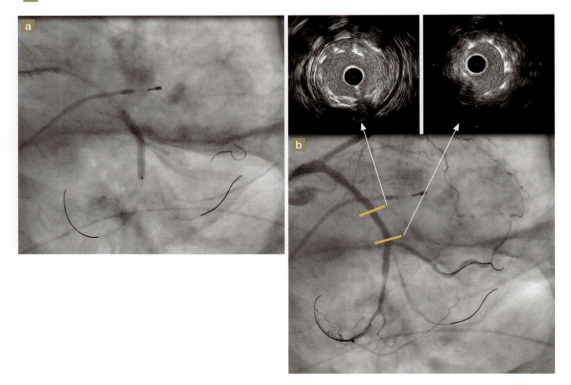

図3 POTを施行

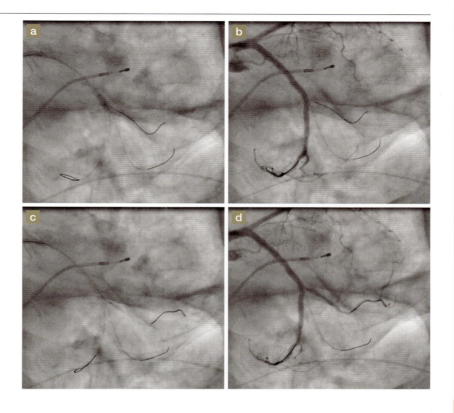

図4 治療に難渋

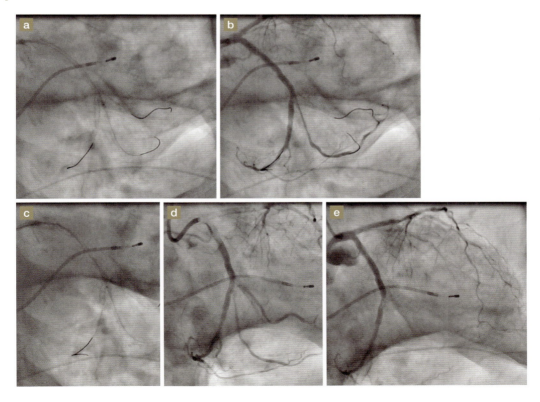

⑤ King Ghidorahなんてできるの？

通常は

Brを拡張すると（図4a），今度は#12が再閉塞し，再び胸痛とST再上昇をきたした（図4b）。Brと#12でKBTを施行し（図4c），3枝ともTIMI 3の良好な血流を得て（図4d），急性期はひとまず終了を考慮し，ガイドワイヤーを抜いてしばらくカテ室で経過をみていたが，5分後に再び胸痛とSTの再上昇をきたし，造影したところ，#12，Brの完全閉塞を確認した（図4e）。

裏技は

図1～4のような，JBT，KBTを使用しても枝の閉塞を引き起こすtrifurcation症例には，3つのバルーンを用いた同時拡張が有効である。もともと1993年に，最初に"Menage-a trios"として報告されたテクニックである[1]。ここ約10年はPTCAデバイスの進化によるlow profile化が得られ，0.010inchシステムとIKAZUCHI-X（カネカ社）を用いることで，6Frのガイディングにも3本のバルーンが使用可能となり，2008年にKing Ghidorah technique (KGT) として報告された[2]。しかし，2018年4月から0.010inchガイドワイヤーと対応バルーンの販売が中止となり，KGTを施行する場合は7Fr以上，スムーズに施行するためには8Frのガイディングカテーテルが必要である。

本幹，側枝バルーン径の選択に関しては，図5に示すような計算式で理論的には求められる（Mitsudo's formula）。KBTの場合，Mitsudo's ($R^2=D_1^2+D_2^2$)，Murray's ($R^3=D_1^3+D_2^3$)，Finet's [$R=0.678 \times (D_1+D_2)$] の3つが報告されており[3,4]，Finet'sの0.678を0.7に近似して，バルーン同士の径を足して0.7をかけ算するという方法が，カテ室内でhugging部分の径を理論上求めるには最も簡便である。

Finet'sの計算式は，IVUSのデータを基にした分岐部病変から算出されたため，trifurcationに関するKGTには使用できない。一般的には側枝の灌流域は，本幹よりも小さく，3枝あるとさらに，側枝2本それぞれの灌流域は小さくなるため，側枝入口部の狭窄率のエンドポイントは，残存狭窄をある程度残しても許容される。このため，本幹以外のバルーンサイズは，1ステントストラテジーで終了する場合は，安全性を考慮し，対象血管径よりも1/2～3/4程度の小さめでもよいと考えられるが，患者ごとに決定していく必要がある。

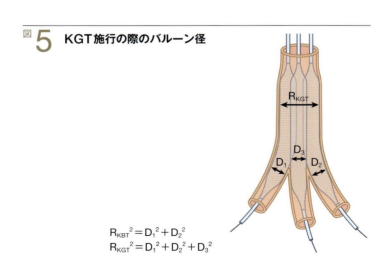

図5 KGT施行の際のバルーン径

$R_{KBT}^2 = D_1^2 + D_2^2$
$R_{KGT}^2 = D_1^2 + D_2^2 + D_3^2$

裏技は

症例呈示

▶主幹部（LMT）のtrifurcation lesionの症例（図6）

ガイドワイヤーで保護し，LMT～左前下行枝（LAD）へcrossover stentingを施行したところ（図6b），#11およびHLの入口部にカリーナシフトをきたした（図6c）。このため，KGTを施行した（図6d，e）。

筆者らは，図7のような連結式の三方活栓をドッキングして使用し，1つのインデフレーターで拡張している。

▶LCXのSTEMI症例（図1～4の続き）

血栓でステント内を吸引し（図8a），入口部がabruptになったため（図8b），IVUSを使用して入口部をマーキング後，Crusade（カネカ社）を使用してBrおよび#12へワイヤリングを行った（図8c）。

#12の閉塞が明らかにST上昇と胸痛再燃の原因であったため，KGTのみでは不十分と考えた。#11～12方向へDESを留置し（図8d），POT施行後（図9a），#13方向にリワイヤーしてfenestrationを行った（図9b）。Brのワイヤーはjailしたままであり，それをメルクマールに本幹からワイヤリングを行った。IVUSにてBrへは良好にカリーナ側からクロスされているのを確認後，3つのバルーンでKGTを行った（図9c ➡）。Brはび漫性であり，TIMI 3を目標に，1.5mmの小径バルーンを用いた。

最終造影とIVUS所見を示す（図9d）。良好な拡張を認めた。8カ月のフォローアップ造影では，3枝とも血流は良好で，狭窄を認めなかった（図9e）。

図6 LMTのtrifurcation

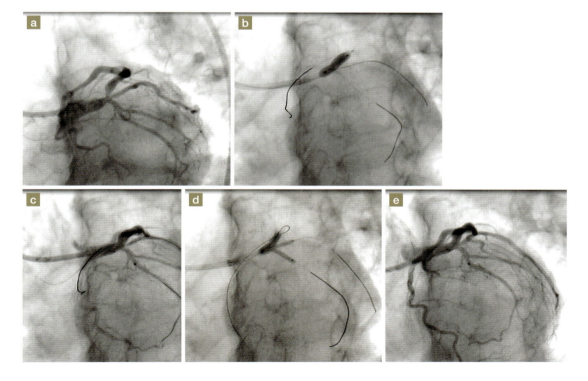

図7 三方活栓を利用

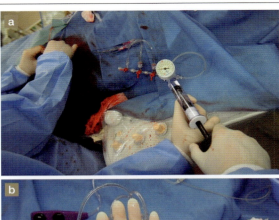
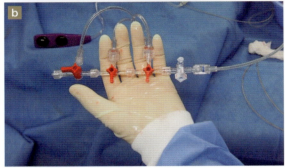

図8 追加治療開始

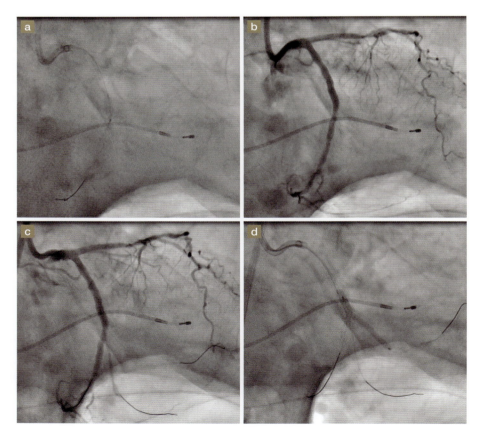

図 9 KGTを施行

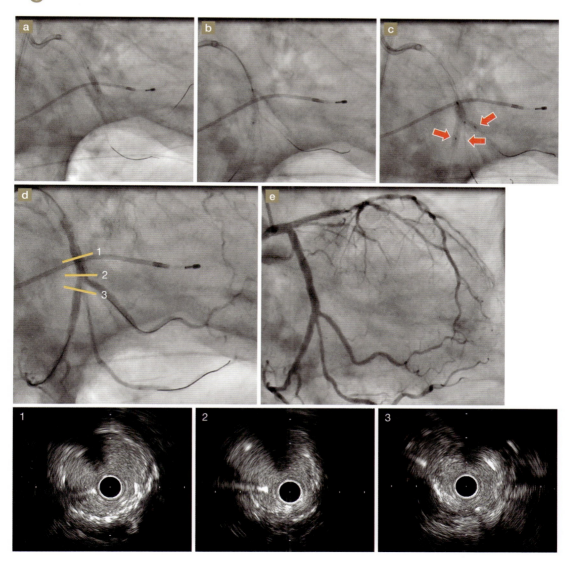

文献

1) Lindsey RL Jr, Saporito J, Kleist PC, et al : Triple balloon-on-a-wire or "menage a trois" coronary angioplasty. Cathet Cardiovasc Diagn 28 : 76-79, 1993.
2) Matsukage T, Masuda N, Ikari Y. Simultaneous triple-balloon inflation technique within a 6 Fr guiding catheter for a trifurcation lesion. J Invasive Cardiol 20 : E210-214, 2008.
3) Morino Y, Yamamoto H, Mitsudo K, et al : Functional formula to determine adequate balloon diameter of simultaneous kissing balloon technique for treatment of bifurcated coronary lesions: clinical validation by volumetric intravascular ultrasound analysis. Circ J 72 : 886-892, 2008.
4) Finet G, Gilard M, Perrenot B, et al : Fractal geometry of arterial coronary bifurcations : a quantitative coronary angiography and intravascular ultrasound analysis. EuroIntervention 3 : 490-498, 2008.

索　引

■ あ

アコーディオン現象	18
圧格差の軽減	385
アンカースリッピングテクニック	135
アンカーバルーンテクニック	134, 174
アンカーワイヤーテクニック	139
エコーガイド遠位橈骨動脈アプローチ	27
エコーガイド下圧迫止血	10
エコーガイド穿刺	7, 21, 27
遠位橈骨動脈アプローチ	24, 26

■ か

ガイディングカテーテルの特殊形状	45
ガイドエクステンションカテーテル	132, 140, 159, 160, 176, 205
ガイドワイヤーの操作感	129
ガイドワイヤーバイアス	285
カッティングバルーン	166, 168, 169
合併症の予測	220
冠動脈解離	323
冠動脈開口部狭窄	56
冠動脈起始異常	50, 53
冠動脈高位分岐	50
冠動脈重複起始	53
冠動脈穿孔	220, 311, 319, 346
冠動脈走行異常	50
冠動脈対側冠動脈洞分岐	52
冠動脈肺動脈分岐	52
冠動脈瘤	373

偽腔に迷入	229
緊急時の穿刺	6
屈曲病変	107, 207
経皮的中隔心筋焼灼術	385
経皮的トロンビン注入法	12
コイルワイヤー	58
交連部分岐	50
子カテ	140, 160, 169, 176

■ さ

左室流出路	385
サポートワイヤー	59
シェイピング	66, 73
自作ジグザグワイヤー	188
尺骨動脈アプローチ	21
出血合併症	9
スコアリングバルーン	166, 168, 169
スティッフワイヤー	17, 59
ステプティ®	23
ステントオーバーラップ	185, 186
ステントストラット	195
ステントデリバリー	130, 143
ステント周囲の造影剤染み出し所見への対応	380
石灰化の厚さ	270
石灰化病変	109, 169, 208, 259, 345, 380
——に対するステント留置	166
石灰化プラーク	307
穿刺部合併症	9

402

前方起始 ························· 39, 40, 41

■ た

耐キンクロングシース ················· 17
大腿動脈アプローチ ················· 2, 6
大腿動脈穿刺 ···················· 5, 6, 7
ダブルベントカーブ ··················· 68
ダブルルーメンカテーテル
　　········· 62, 73, 111, 131, 193, 199
ダブルワイヤー ····················· 130
単冠動脈 ··························· 52
低分子デキストラン L ················· 278
ディスエンゲージ ···················· 30
テーパータイプ ····················· 59
デフレーション ····················· 156
デフレクション ····················· 117
橈骨動脈アプローチ ················· 2, 6
橈骨動脈穿刺 ······················ 3, 4
同軸性 ························· 41, 173
ドリリング ························· 106
トルカー ······················ 96, 103

■ な

入口部病変 ························ 106
ノンテーパータイプ ·················· 59

■ は

バックアップ　32, 33, 41, 44, 172, 312, 330
パラレルアンカーテクニック ············· 135

パラレルワイヤー ················ 98, 121
バルーンスリッピングテクニック ··· 206, 210
バルーン圧迫止血 ···················· 11
左前下行枝に対するワイヤリング ········· 118
プラットホームの位置 ················· 317
フロッピーワイヤー ·············· 59, 103
分岐部病変 ············· 193, 199, 208
　　—— に対する IVUS ガイド PCI ······ 223
閉塞性肥大型心筋症 ·················· 385
方向性冠動脈粥腫切除術 ··············· 283
ポリマージャケットワイヤー ··· 58, 62, 70, 109

■ ま

マイクロカテーテルの種類 ·············· 331
慢性完全閉塞
　　······ 63, 76, 104, 141, 145, 244, 261
右冠動脈に対するフイヤリング ··········· 120

■ や

用手圧迫 ·························· 10

■ ら

ルーメンバイアス ··················· 287
ロータブレーター
　　········· 179, 259, 260, 266, 269,
　　　　　311, 323, 327, 330, 343
　　—— 施行の目的 ·················· 312
　　—— の合併症 ··················· 322

403

■ A～G

Amplatz left	29，39，43，145，160，172
Amplatz right	29
Angio co-registration	153，276
Angio-Seal®を用いた仮性瘤止血法	12
Antegrade approach	64
ATHEROCUT®	291，301，307
──の操作法のコツ	294
Burr サイズの選択	262
Carcified nodule	312，313，380
Channel tracking	114
CoKatte	215
Contrast less IVUS guide PCI	237
CTO	63，76，104，141，145，244，261
CTO-PCI	76，122，124，244
Deep engage	31，33，34，173
Diamondbacks360	339，343，349
──とロータブレーターの違い	343
──の欠点	350
──の利点	349
Dio	215
Donner artery occlusion technique	125
Externalization	150，358
Extra back up type	33，43，179
Flextome™	167，168
Gudezilla Ⅱ	219
Guideliner V3	219
GUIDEPLUS®	219

■ H～M

High speed ロータブレーター	328
HI-TORQUE WIGGLE®	4，65，176，187
HOCM	385

IVUS	220，223，229，237，244，266，274，283
──ガイドワイヤリング	230，246
──ガイド PCI のステント選択	275
──マーキング	181，183
──を用いたステント留置法	181
Jailed balloon technique	151
Judkins left	32，43，179
Judkins right	32，39，43，106，145，179
King Ghidorah technique	398
Kissing balloon technique	135，151，186，198，201，395
Lacrosse NSE ALPHA	166
Late incomplete stent apposition	380
Link connecting type	201
Link free type	201
Link free type and distal rewiring	201
Low speed ロータブレーター	328
LVOT	385
Malignant course	54
Minimum contrast PCI	223
Modified jailed balloon technique	151

■ O～X

OCT	260，266，274
──ガイド PCI のステント選択	275
──ガイドロータブレーター	260，269
OFDI	263，266
Over the wire type	215
Over the wire バルーン	331
PCI ガイドワイヤーの構造	58
PCI ガイドワイヤーの分類	59
Pecking motion	312，324
Penetration	116

Proximal optimization technique	152
PTSMA	385
Rapid exchange type	215, 216
Rendezvous	150, 359
Resolute Onyx™	185
Retrograde approach	64, 70
Retrograde guidewire cross	246
Reverse wire	73
Rota Wire™	145, 330, 332
ScoreFlex®NC	167
Septal surfing	125
Slow flow	322
Slow flow/no-reflow	220, 311, 312
——の予防	318
Slow movement and small pecking	317
Spasm	21
Spiral dissecition	366

Subintimal space	116, 121
Tornus Pro	331
Trifurcation	395, 398
Ultra SOUL technique	160, 162
ViperWire®	345, 346, 347
Wolverine™	167, 168, 169
XIENCE®	153
——シリーズ	199

■ 数字・記号

1st チョイスワイヤー	61
3D 理解	97, 121
3 分枝の治療	395
4Fr KIWAMI	216
5Fr ST01	216

PCI㊙裏技テクニック

2019 年 9 月 30 日　第 1 版第 1 刷発行
2022 年 8 月 20 日　　　　第 2 刷発行

■編　集　伊藤良明　いとう　よしあき

■発行者　吉田富生

■発行所　株式会社メジカルビュー社
　　　　　〒162-0845 東京都新宿区市谷本村町 2-30
　　　　　電話　03(5228)2050(代表)
　　　　　ホームページ http://www.medicalview.co.jp/

　　　　　営業部　FAX　03(5228)2059
　　　　　E-mail　eigyo@medicalview.co.jp

　　　　　編集部　FAX　03(5228)2062
　　　　　E-mail　ed@medicalview.co.jp

■印刷所　シナノ印刷株式会社

ISBN 978-4-7583-1960-7　C3047

©MEDICAL VIEW, 2019. Printed in Japan

・本書に掲載された著作物の複写・複製・転載・翻訳・データベースへの取り込みおよび送信（送信可能化権を含む）・上映・譲渡に関する許諾権は，（株）メジカルビュー社が保有しています．
・ JCOPY 〈出版者著作権管理機構 委託出版物〉
　本書の無断複製は著作権法上での例外を除き禁じられています．複製される場合は，そのつど事前に，出版者著作権管理機構（電話 03-5244-5088，FAX 03-5244-5089 e-mail：info@jcopy.or.jp）の許諾を得てください．
・本書をコピー，スキャン，デジタルデータ化するなどの複製を無許諾で行う行為は，著作権法上での限られた例外（「私的使用のための複製」など）を除き禁じられています．大学，病院，企業などにおいて，研究活動，診察を含み業務上使用する目的で上記の行為を行うことは私的使用には該当せず違法です．また私的使用のためであっても，代行業者等の第三者に依頼して上記の行為を行うことは違法となります．